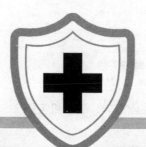

协和名医
女性健康必读

郎景和 主编

中国妇女出版社

图书在版编目（CIP）数据

协和名医·女性健康必读 / 郎景和主编. -- 北京：中国妇女出版社，2021.6

ISBN 978-7-5127-1915-6

Ⅰ.①协… Ⅱ.①郎… Ⅲ.①女性－保健－基本知识 Ⅳ.①R173

中国版本图书馆CIP数据核字（2020）第193675号

协和名医——女性健康必读

作　　者：郎景和　主编
责任编辑：陈经慧
封面设计：季晨设计工作室
责任印制：王卫东
出版发行：中国妇女出版社
地　　址：北京市东城区史家胡同甲24号　　邮政编码：100010
电　　话：（010）65133160（发行部）　　65133161（邮购）
网　　址：www.womenbooks.cn
法律顾问：北京市道可特律师事务所
经　　销：各地新华书店
印　　刷：北京中科印刷有限公司
开　　本：170×240　1/16
印　　张：21
字　　数：300千字
版　　次：2021年6月第1版
印　　次：2021年6月第1次
书　　号：ISBN 978-7-5127-1915-6
定　　价：59.80元

这套书是我院几位教授所著的"协和名医"系列，此次为再版。时隔几年，又发新声，可喜可贺！

我国发展进入了第十四个五年规划，"人人享有健康""健康中国"是我们的发展目标。对于女性同胞的健康，最重要的是预防疾病。以预防为主，科普宣传其实就是最好的预防。我们要注重身体检查，包括妇科检查，甚至要接受某些疾病的筛查。我们要树立把"医生让我去检查"，变成"我要找医生做检查"的理念。

作为医生，我们要对女性进行全生命周期的管理，或者一生的保健和诊治。从青少年、生育期，到围绝经期及老年期，都是我们要关注的阶段，也是每位女性都要留意的阶段。

这几本书主要讲述了与女性相关的健康与保健、疾病的预防与诊治、性生活常识等问题。这些都是我们广大女性非常渴望知道的，应该说也是必须知道的保健道理、防病治病与健康生活的常识。

这些年，妇产科学作为一门重要专业有了很大的发展。所以，这套书注入了很多新观念、新进展，甚至新技术、新方法，但是，我们给予大众的都是成熟的经验和成熟的认识。希望大家会从这几本书里获得裨益。

祝各位幸福安康！

郎景和

二〇二一年春

PART 1
妇科问题没有小问题

谈谈更年期综合征

科学应对子宫内膜异位症

常见妇科肿瘤释疑

女性的骨骼保健

PART 2
像对待朋友一样对待月经

正确应对痛经

常见月经疾病的中医调理

经期保健常识

经期饮食宜忌

PART 3
女性生殖健康科学谈

PART 4
女性日常生活养护常识

PART 1

妇科问题没有小问题

▶ 常见妇科感染释疑

怎样观察白带正常与否

女人的生殖器官在腹腔里，肉眼是看不到的，但是它有异常情况时会向我们发出信号。仔细观察自己的白带，我们能从它的变化提早知道一些生殖器官的信息。

白带由阴道、宫颈及子宫内膜分泌物混合而成，它的数量与质量还受雌激素的影响，所以能够反映子宫、阴道和内分泌健康与否。正常白带应该是乳白色或无色透明的，质地黏滑如鸡蛋清一般，量不多，略带腥味或没有什么气味。妊娠时，白带会增多，其原因与体内雌激素、孕激素水平的变化有关，是正常的生理现象。白带的色、质、量和气味的变化，常常预示着某种疾病的发生。

1.黄色泡沫状白带。白带呈黄色、灰黄色或黄绿色，像米汤样混有泡沫，味腥臭，量多，常常浸湿内裤，阴道或外阴常有瘙痒或烧灼感。这种白带多见于滴虫性阴道炎与细菌性阴道病，有时也见于子宫内膜炎或阴道异物。

2.白色豆腐渣样白带。白带为乳白色凝块状，呈豆腐渣样，量多，有时外阴也附有白色的膜状物且不易擦掉，伴有外阴瘙痒和灼痛。此类白带常见于真菌性阴道炎。

3.血性白带。白带内混有血液，血量多少不定，在房事或大便后出血有时会增多。这种白带常见于良性或恶性肿瘤，也可见于宫颈息肉、宫颈结核、宫颈炎、子宫内膜炎、老年性阴道炎及带环出血等病症。

4.汤水样白带。白带像黄水样或洗肉水样，也有的像米汤，绵绵不断，有恶臭味。这种白带常见于宫颈癌、子宫体癌、输卵管癌，有时也见于子宫黏膜下肌瘤、宫颈息肉合并感染。

5.脓性白带。像脓液一样，呈黄色或黄绿色，黏稠如鼻涕，有臭味，可伴有腹痛。这种白带多见于子宫内膜炎、急性盆腔炎、老年性阴道炎、宫颈结核、子宫黏膜下肌瘤、子宫翻出、阴道异物，有时也见于慢性宫颈炎。

此外，白带减少也是不正常的。如果育龄期女性白带减少到不能满足生理需要，经常感到外阴干涩不适，这就属于病态了，这是卵巢功能减退、性激素分泌减少引起的。绝经后女性常感觉外阴干涩、阴道无分泌物，这是缺乏雌激素的表现，是卵巢萎缩、性激素分泌明显减少所致。

如何看懂白带化验单

当你因某种不适去医院妇科看病时，医生可能会让你做白带检查。面对一张白带化验单，你或许会困惑不已。那么，怎样才能看懂化验单呢？

一般的白带常规化验单有以下几个检测项目。

1.pH值。反映阴道的酸碱度。正常白带应呈弱酸性，能防止致病菌在阴道内繁殖，这是阴道的自净作用，正常时pH值为4～4.5。患有滴虫性或细菌性阴道病时白带的pH值会上升。

2.阴道清洁度。反映阴道的细菌情况，一般分为Ⅳ度。Ⅰ度表示显微镜下见到大量阴道上皮细胞和大量阴道杆菌；Ⅱ度时镜下可见阴道上皮细胞，少量白细胞，有部分阴道杆菌，可有少许杂菌或脓细胞；Ⅲ度时镜下可见少量阴道杆菌，有大量脓细胞与杂菌；Ⅳ度表明镜下未见到阴道杆菌，除少量上皮细胞外主要是脓细胞与杂菌。Ⅰ~Ⅱ度属正常，Ⅲ~Ⅳ度为异常白带，表明阴道有炎症。

3.真菌与毛滴虫。这一项是为了了解阴道是否有真菌和毛滴虫存在。白带经过处理后，在显微镜下可以根据其形态观察有无毛滴虫或真菌，如存在毛滴虫或真菌，不论其数量多少均用"＋"来表示。"＋"这一符号只能说明感染了毛滴虫或真菌，并不能说明其感染的严重程度。

4.胺试验。检查白带中胺的含量。患细菌性阴道病时白带可发出鱼腥味。存在于白带中的胺，被氢氧化钾碱化后就会发出这种味道。

5.线索细胞。诊断细菌性阴道病。这是最敏感、最特异的体征，临床医生根据胺试验阳性及有线索细胞即可做出细菌性阴道病的诊断。

外阴瘙痒是怎么回事

外阴瘙痒是妇科很常见的症状，严重者可波及肛门周围。其症状时轻时重，常使患者坐卧不宁，甚至影响工作和生活。疾病发作时，若反复搔抓会出现皮肤增厚、抓痕、血痂及苔藓样硬化等情况。引起外阴瘙痒的原因有很多，如衣着材料的刺激、全身性疾病、外阴局部病变及感染等。症状表现如下：

1.真菌感染。常伴有白带增多、阴部灼热而痛、尿频、尿急、性交疼痛；白带多为黏稠状，呈白色豆腐渣样或乳凝状；小阴唇内侧及阴道黏膜附有白色片状薄膜，擦去后可见红肿的阴道黏膜。

2.毛滴虫感染。外阴灼热而痒，伴尿频、尿痛，偶有血尿；白带增多，为灰黄色、乳白色或黄白色，也有时为黄绿色脓性分泌物。

3.老年性阴道炎。炎症可波及尿道口周围黏膜，伴尿频、尿痛、尿失禁；腹部坠胀不适；白带增多且为黄水样。多见于更年期内分泌失调或已切除子宫的女性。

4.淋球菌感染。排尿烧灼样疼痛，伴尿频；白带明显增多，为脓性或黏液性。

5.阴虱感染。患者阴部瘙痒，局部可见丘疹或脓包，放大镜中可见阴虱。

6.蚧螨感染。多为夜间阵发性剧烈瘙痒，可并发于股部、腋部、腹部、乳房等处。

7.外阴局部病变。外阴皮肤病，如外阴湿疹、神经性皮炎、单纯性外阴炎、外阴白斑、外阴肿瘤等均能引起外阴瘙痒。

8.不良卫生习惯。平时不注意清洁外阴，使阴道分泌物或经血积存于阴部引起瘙痒。反之，每日数次清洗外阴，或经常使用碱性强的肥皂及高锰酸钾水泡洗外阴，致使外阴皮肤过于干燥，也会引起瘙痒。

9.衣着不适。喜欢穿化纤内裤，会使外阴部位通风不畅，汗渍浸泡皮肤，从而出现瘙痒。

10.过敏。全身或外阴局部用药过敏，会引起外阴瘙痒；对香皂，香粉，含香料的卫生纸、卫生垫，避孕套，避孕环等日常用品中的化学成分过敏也会引起外阴瘙痒。

11.全身性疾病。维生素A及B族维生素缺乏、黄疸、贫血、白血病等疾病引起的外阴瘙痒是全身瘙痒的一部分；糖尿病病人的糖尿会刺激外阴，也是引起瘙痒的常见因素；肥胖病人因皮脂腺、汗腺分泌旺盛，可刺激外阴，也会引起外阴瘙痒。

12.粪便、尿液刺激。极少数病人因患尿道阴道瘘，或因小便失禁、肛瘘，使粪便、尿液长期刺激外阴，引发瘙痒。

13.特发性外阴瘙痒症。原因不明，与情绪干扰或某些轻微刺激有关。

14.精神因素引起的外阴瘙痒。如情绪忧郁、紧张、烦躁，时常伴有外阴瘙痒。

15.少数病人在月经前或妊娠期会因外阴充血而出现瘙痒，临床检查无异常发现，不需要治疗。

外阴瘙痒的治疗原则是，先治疗导致瘙痒的全身性疾病或局部疾病，同时服用抗过敏药物，补充维生素 A、维生素 C 和维生素 E 等；日常生活中要避免精神刺激，减少抑郁和紧张；忌饮浓茶和酒，也不要吃辛辣食物；洗澡时不要用热水、肥皂水烫洗外阴；可用中药苦参30克、蛇床子15克、防风10克、野菊花20克，水煎后熏洗外阴，有较好的疗效；平时要注意外阴部的清洁，每天清洗外阴。

少女为什么会出现外阴瘙痒

处于青春期的少女代谢旺盛，汗腺分泌较多，阴唇皱襞部位容易积存污垢，加上卵巢功能十分活跃，白带随之增多，而外阴离尿道、肛门又很近，因而容易受到污染而引发瘙痒。少女月经初潮后如果不注意经期的阴部卫生，经血和阴道分泌物污染与刺激外阴部也可以引起瘙痒，甚至发展为炎症。

滴虫性外阴阴道炎的发病率在青春期后明显增多，主要通过公共浴池、浴盆、浴巾、坐便器、与患病亲属接触等间接途径感染所致。此外，湿疹、疥疮、接触性皮炎、肠道寄生虫（如蛲虫）等，都可以引起外阴瘙痒。另外,外阴瘙痒也可能是全身性疾患的症状之一,如黄疸、白血病、贫血症等。还有一种精神、神经性瘙痒,这类少女一般外阴皮肤无任何不良刺激,仅仅是自觉发痒而去抓挠痒处,结果越挠越痒。

中医认为,少女外阴瘙痒多是由于湿热下注,犯扰肝经,或洗浴不洁,感染病虫,虫蚀阴中所致。治宜清利湿热,兼以杀虫,可辨证用药,外用蛇床子、花椒、黄檗、地肤子、苦参各30克,白矾10克,水煎洗浴。

防治外阴瘙痒,首先,要注意外阴卫生,保持局部清洁,例如,月经期间要选用干净的卫生巾及消毒纸;穿柔软、吸水性强的棉质内裤,并要勤洗勤换;每天清洗阴部,但不要用热水或肥皂水烫洗。其次,要保持情绪稳定,尽量克制用手搔抓及摩擦患处,频繁搔抓会越挠越痒,还容易继发感染。最后,饮食要忌辛辣。

如何治疗阴虱

阴虱是一种寄生虫,它寄生于阴毛的根部,吸血,可引起人体的过敏反应,因此感染后瘙痒剧烈。阴虱一般通过公用被褥和密切接触传播;内裤、床垫或坐便器都可以成为间接传播阴虱的媒介;性生活也可以传染阴虱。

阴虱治疗包括以下几个步骤。

1.剃除阴毛并用火将阴毛烧毁,贴身穿的衣裤要高温消毒。

2.外用药物可用0.01%的二氯苯醚菊酯溶液。这是一种高效低毒杀虫剂,外搽时要保证阴毛全部湿润,3天后洗净即可。此药对阴虱卵也有灭杀作用,对人体无害,但务必注意不要误食或滴入眼内。用25%~50%的酒精浸液,每日外搽两次,连续3天,再用温米醋涂搽,可破坏阴虱卵与阴毛之间的黏着物，使阴虱卵彻底被除去。此外，25%的苯甲酸苄酯乳剂、1%的六氯苯霜、10%的硫黄软膏或优力肤霜等均可杀灭阴虱。

3.如有继发感染，可局部外用抗生素软膏。

4.性伴侣要共同治疗。

如用上述方法治疗后7～10天又有新的虱卵出现，应重复治疗1次。

宫颈炎与宫颈糜烂是一回事吗

宫颈是子宫的大门，它平时紧紧地关闭着，保护子宫免受细菌、病毒的侵犯。但是当女人经历分娩、流产或妇科手术时，宫颈会打开，如果它受到损伤，从阴道进来的病原体如葡萄球菌、链球菌、大肠杆菌、厌氧菌、淋病双球菌、结核杆菌、毛滴虫等就会从破损的地方进入宫颈深层，有可能导致宫颈糜烂、宫颈肥大、宫颈息肉、宫颈腺体囊肿和宫颈内膜炎等病变，这就是我们平时所说的宫颈炎。此外，性生活不注意卫生、月经过频、长期接触化学物质和放射线也可以引起上述反应。

那么，患了宫颈炎有哪些表现呢？白带异常是最明显的表现，患宫颈炎时白带增多，白带的颜色可呈乳白色黏液状，也可呈淡黄色脓性，有时呈血性。也可能出现性交后出血。炎症扩散至盆腔时还可以引发腰部酸痛及下腹部坠痛及痛经等。炎症常于月经、排便或性交时加重。妇科检查时可见宫颈有不同程度的糜烂、肥大、腺体囊肿或息肉。

新的观点认为，"宫颈糜烂"并非真正的病，它很可能是女性宫颈的生理改变，权威专家们甚至建议废弃"宫颈糜烂"这一疾病名称。临床上根据宫颈糜烂面积大小分为三度：轻度糜烂，指糜烂面积不超过整个宫颈面积的1/3；中度糜烂，指糜烂面积占整个宫颈面积的

1/3~2/3；重度糜烂，指糜烂面积占整个宫颈面积的2/3以上。如无明显症状，并不需要治疗。宫颈糜烂可分为三种类型。第一种是最常见的宫颈柱状上皮移位，这是一种生理现象，是宫颈在不同雌激素水平作用下的表现。第二种是各种物理、化学、生物因素引起的宫颈糜烂。第三种是由人乳头瘤病毒感染同时合并的宫颈糜烂。前两种不会发展为宫颈癌，但第三种如果得不到及时治疗可能引起癌变。子宫颈糜烂与早期宫颈癌常常难以鉴别，所以需要做宫颈刮片检查，必要时还要做活检以确定诊断。

患有宫颈炎的女性要定期做防癌检查。宫颈炎如症状较多，影响女性生活质量，应积极治疗。治疗以局部治疗为主，治疗前常规做宫颈刮片，以排除早期宫颈癌。治疗方法包括以下几种。

一、物理疗法

1.电熨疗法。在治疗时将电熨头接触宫颈的糜烂面并稍加压，由内向外左右来回移动，利用电熨头瞬间产生的高热效应，局部温度可到100℃，使宫颈糜烂表面病变凝固、坏死、结痂、脱落而修复。治疗一般在月经干净后3~7天内进行。

2.冷冻疗法。应用快速降温装置从组织中移除水分而形成冰晶，造成局部组织脱水及电解质浓缩的状态，达到破坏细胞的作用，使病变组织冷冻后坏死脱落。

3.激光疗法。利用激光的热凝固破坏病变组织的功能，使靶组织变成干燥、坚实的坏死凝固体；激光使糜烂组织碳化结痂，结痂脱落后创面被新生鳞状上皮覆盖，从而使糜烂面愈合；同时，激光的热凝固封闭有消炎、止痛和止血的作用。

4.凝固刀。是由计算机全程监控的介入疗法，超导针经由自然腔道进入体内直接作用于病灶部位，对宫颈糜烂、宫颈红肿、宫颈息肉、宫颈纳氏囊肿等疾病有良好的治疗效果。

二、药物治疗

上药之前，需清洗阴道。常用的方法有阴道抹洗、阴道冲洗或称阴道灌洗。清洗阴道的药可用洁尔阴、1∶2000的新洁尔灭或1∶5000的高锰酸钾液。外用药可使用氯已定栓（洗必泰栓），每晚1次，每次1枚，7天为1疗程；肤疾散，每天1次，10天为1疗程。

三、中药治疗

1.湿热下注型。带下量多，色黄白或为脓性，或带血丝；性交痛或性交后阴道出血；腰酸坠胀，腹胀下坠；或有小便频数疼痛、阴痒、口苦咽干、舌红苔黄腻、脉弦滑。可服用妇炎平胶囊、抗宫炎片、四妙丸、子宫丸等。

2.脾肾亏虚型。带下量多清稀，绵绵不断；食少神疲、腰膝酸软、面色无华；或大便稀溏，舌淡苔白或腻，脉濡缓。可服用止带丸。

外用药有苦参栓、妇宁栓等。

四、手术治疗

如有宫颈息肉，应手术切除。切除的息肉无论大小，都要做病理检查。息肉虽然被切除，但宫颈的炎症并未彻底消除，息肉还有可能复发，因此患者需要定期复查。对少数经上述方法久治不愈、症状严重或疑有癌变者，需做进一步检查，必要时可做手术治疗，将糜烂的宫颈做较大范围的圆锥形切除。

电疗、激光和手术治疗后2～3天，阴道会有较多的血性样或黄水样分泌物排出，常需要用卫生巾，一般3周左右停止。如果阴道分泌物过多，刺激外阴局部不适时，可用温水或1∶5000的高锰酸钾液清洗外阴，早晚各1次。同时禁房事1～2个月，1个月内不要游泳。

有些女性如果原来有宫颈糜烂，怀孕后由于激素的变化糜烂常常会加重，这时不要紧张。宫颈糜烂对胎儿基本没有什么影响，而且孕期不宜治疗。所以，如果怀孕前1年内检查过宫颈刮片为阴性，怀孕后发现宫颈糜烂不必在意。

预防宫颈炎，主要应注意以下几点：性生活要卫生，适当控制性生活，杜绝婚外性行为，避免经期性交；及时有效地采取避孕措施，降低人工流产、引产的发生率，以减少人为的创伤和细菌感染的机会；凡月经周期过短或月经期持续时间较长者，应积极治疗；定期做妇科检查，以便及时发现宫颈炎症，及时治疗。

得了盆腔炎怎么办

女性的子宫、卵巢、输卵管位于盆腔，当这里发生炎症时往往会波及周围的组织及盆腔腹膜，引起这些部位的炎症，医学上将上述部位的炎症统称为盆腔炎。

正常情况下，女性生殖系统有一套自然的防御体系，它能够充分抵御细菌病毒的侵袭，所以不会轻易患上盆腔炎。只有当机体的抵抗能力下降，或由于其他原因女性的自然防御机能遭到破坏时，才会导致盆腔炎症的发生。那么引起盆腔炎的因素有哪些呢？

1. 子宫的创伤引发的炎症，比如分娩、流产或剖宫产后，身体的抵抗力下降或手术消毒不彻底，使细菌病毒通过破损部位进入子宫、卵巢和输卵管，引发了这些部位的炎症。

2. 经期不注意卫生或男方有感染而在经期有性生活等，容易导致各种病原体感染，从而经阴道上行到子宫等生殖器官，引发炎症。

3. 放置宫内节育器、扩张术及刮宫术也会使局部炎症发生的机会增加。

4. 由于子宫和输卵管与腹腔相通，女性生殖器通过血液和淋巴管又与腹腔相联系，所以生殖器官的炎症会引起周围盆腔组织的炎症，反之，盆腔的感染也会引起生殖器官的炎症。因此，盆腔炎很少局限于一个部位，而是几个部位同时发病。

　　盆腔炎分急性和慢性两种。

　　急性盆腔炎包括急性子宫内膜炎、急性子宫肌炎、急性输卵管卵巢炎、急性盆腔结缔组织炎、急性盆腔腹膜炎等。常见的症状有高热（体温为38℃~40℃），寒战，头痛，食欲缺乏，下腹疼痛，腰酸，白带增多且呈脓性、有臭味等。有腹膜炎时可出现恶心、呕吐、腹胀、腹泻等症状。炎症刺激泌尿道可出现排尿困难、尿频、尿痛等症状；刺激直肠可出现腹泻和排便困难。医生检查时可发现下腹部肌肉紧张、有压痛，阴道内有大量脓性分泌物，子宫颈充血，子宫两侧可摸到肿块并有压痛。

　　得了急性盆腔炎应卧床休息，最好取半卧体位，有利于脓液积聚在一起而使炎症局限，还应给予充足的营养及水分。疼痛严重时可使用止痛药。高热时可用物理降温法。可根据感染细菌的种类使用抗菌药物，如青霉素、链霉素、氯霉素、红霉素、米诺环素、甲硝唑等。抗菌药物应足量，症状消失后应继续用药两周，以巩固疗效，防止形成慢性盆腔炎。有盆腔脓肿形成时应手术切开引流；经药物治疗无效，或疑有输卵管积脓、卵巢脓肿，也应手术治疗，还可以配合中药治疗。目前可通过腹腔镜检查引流、冲洗，效果不错，但需注意预防术中损伤。

　　急性盆腔炎未能恰当彻底地治疗，或病人体质差，病情迁延日久就会转成慢性盆腔炎。也有慢性盆腔炎并没有急性盆腔炎病史，一开始就呈慢性症状。慢性盆腔炎的全身症状不明显，有时可有低热、易感疲乏、精神不振、周身不适、失眠等。当病人抵抗力下降时，可急性发作。由于慢性炎症形成的瘢痕、粘连及盆腔充血，可引起下腹部坠胀、疼痛及腰部酸痛，常在劳累、性交后、排便时及月经期前后加重。由于盆腔瘀血，病人可能会出现月经和白带增多；卵巢功能受损害时可有月经失调；输卵管炎造成阻塞后可形成不孕。医生检查可发现子宫的位置后倾、活动受限或粘连固定，在子宫一侧或两侧可摸到条索状增粗的输卵管，并有轻度压痛。

慢性盆腔炎治疗需要时间，患者首先要消除顾虑，增强治疗信心；平时要注意增加营养，锻炼身体，注意劳逸结合，增强抵抗力。治疗上一般采用封闭疗法，以阻断恶性刺激，改善组织营养。每次用0.25%普鲁卡因40毫升在骶角前封闭，每周1~2次，4~5次为1疗程。使用短波、超短波、激光、音频、离子透入、蜡疗等物理疗法，可促进盆腔血液循环，改善组织营养状态，提高新陈代谢以利炎症吸收和消退。各种抗菌药物应根据细菌的敏感试验来选用，同时加用糜蛋白酶5毫克或透明质酸酶1500单位，肌肉注射，隔日1次，5~10次为1疗程，以利粘连和炎症的吸收。有明显肿块者可行手术切除。若有宫内避孕器应取出，治愈后再放入。

应用中药治疗慢性盆腔炎效果较好，湿热型以小腹疼痛拒按、腰骶疼痛、带下量多且色黄质稠或伴有低热为特点，可服用妇科千金片；寒湿兼瘀阻者以小腹冷痛、喜温喜按、腰骶酸痛、带下量多且色白质稀为特点，可服用少腹逐瘀丸；气滞血瘀者以小腹胀痛拒按，经前乳胀，行经腹痛加重，月经有血块、血块排出痛减为特征，可服用妇科回生丹。除服药外还可做外敷，炒大青盐500克，用布包敷于下腹部，还可用红藤煎100毫升做保留灌肠。慢性疼痛者，可使用散结镇痛胶囊对症处理，缓解疼痛。

盆腔炎可引起不孕，所以生育期女性预防盆腔炎是非常重要的。预防的具体措施有：人工流产后3周内、分娩6周内不要做宫腔手术，也不要性交、冲洗、游泳；避免在月经期性交；积极防治性传播疾病；平时做好避孕，少做或不做人工流产。被确诊为急性或亚急性盆腔炎患者，一定要遵医嘱积极配合治疗，以免转成慢性盆腔炎。慢性盆腔炎患者不要过度劳累，做到劳逸结合，节制房事，以避免症状加重。

未婚女孩为什么会得盆腔炎

一般而言，未婚女孩不易患内生殖器炎症，但这也不是绝对的。因为致病菌除了可以通过性交、妇科手术进入生殖器外，还可通过其他方式侵犯生殖器，例如：

1.不良生活习惯。经期盆浴是常见的诱因。月经期人体抵抗力下降，下身泡在水中，水中的致病菌可经阴道上行进入内生殖器引起炎症。

2.不洁的自慰。手指或器械表面常沾有致病菌，甚至可能有淋菌、支原体等性病病原体。用这些不洁物自慰，有可能将病菌带入生殖道内，招致炎症。

3.其他疾病。最常见的是阑尾炎。若阑尾炎就诊延迟，阑尾化脓，炎性渗出物可流入盆腔，引起输卵管炎。患急性肠炎时，肠道内的病菌可经淋巴管传至生殖器，从而引起生殖器炎症。肺结核的病菌可经血流进入盆腔，肠结核病菌则可直接侵犯生殖器，引起生殖器结核病。

什么是子宫内膜炎

子宫内膜炎是宫体部子宫内膜的炎症。当炎症发展至严重阶段时可影响子宫肌层，成为子宫肌炎，这是子宫内膜炎的延伸。

子宫内膜炎分急性和慢性两种。导致急性子宫内膜炎的主要原因有流产、产褥感染（产时或产后10天内生殖道受病原体感染）、子宫腔内安放避孕器、子宫颈扩张、诊断性刮宫以及物理治疗（例如宫颈电灼、激光治疗和微波治疗）等。性病等病原体上行性感染也可引起子宫内膜炎。此外，子宫内膜息肉、子宫黏膜下肌瘤等也常引起子宫内膜炎。慢性子宫内膜炎的病因基本与上述类同。子宫颈的阴道部分可以很光滑，仅见子宫颈口有脓性分泌物堵塞，有时黏膜增生，可见子宫颈口发红充血。

急性子宫内膜炎的主要表现为发热；下腹痛；白带增多，有时为血性伴有恶臭；有时子宫略大，子宫有触痛。慢性子宫内膜炎表现基本相同，也可有月经过多、下腹痛及腰腹胀明显。

治疗子宫内膜炎主要用广谱抗生素和甲硝唑，还需要除去发病诱因，如取出宫内避孕器，清除子宫腔残留的胎盘组织、子宫内膜息肉等。有子宫腔积脓者应予扩张宫颈口，促使脓液引流，待炎症控制后做诊断刮宫，排除早期子宫癌，以免将早期癌误认为炎症而延误治疗。慢性患者采用上述方法治疗同时也可考虑做理疗，如电烙治疗、冷冻疗法、激光治疗等。

急性子宫内膜炎切忌性生活，以免引起炎症进一步扩散。因阴道分泌物增多、腹痛、腰痛、坠胀等的存在，性兴趣下降属正常现象。即使炎症得到控制，刚恢复性生活也不宜次数过多，以免盆腔充血、抵抗力低下时再次发病。慢性患者由于平时腰背痛，性生活又会使症状加剧，如白带增多、腹痛、腰部坠胀加重等，因此性生活次数也不宜过多。另外，性生活后会引起盆腔充血，可能会促使症状重现或加重。性生活后出现上述现象应用抗生素治疗数天，性交后及时将阴道内分泌物及精液等排出体外，或性生活时使用避孕套，以防通过性活动摩擦等促使细菌进一步上行性扩散。为了减少性生活引发的盆腔充血状态，防止症状复发，利于控制疾病，性交姿势宜女上男下，由女方适当控制体力及性兴奋。

白带增多、外阴瘙痒该怎么办

处于生育期的女性如果出现白带增多、外阴瘙痒，很可能是患了阴道炎。有些人嫌麻烦，不愿意到医院检查，尤其是未婚女性，不好意思去妇科就诊，于是到药店买些药或是道听途说用一些治疗阴道炎的药，结果病情缠绵难愈。这是为什么呢？

首先，阴道炎的治疗不那么简单。引起阴道炎的病菌有多种且各不相同，治疗方法也不一样。当阴道内酸性减弱，处于偏碱性环境时，适合毛滴虫的生长，可引起滴虫性阴道炎，治疗时要使用杀灭滴虫的药物，外洗要使用酸性药物，通过改善阴道酸碱度来抑制滴虫生长；而患真菌性阴道炎时，阴道酸度增高，外洗时应使用碱性药物中和其酸性，并使用抑制真菌生长的药物治疗。如果用错了药，就会加重病情。还有一种细菌性阴道病，也会出现白带增多，但瘙痒不那么明显，所采取的治疗方法也与上述方法不尽相同。所以，如果没弄清楚自己患的是哪种阴道炎，就谈不上正确用药，如果用了不对症的药，怎么能取得好的效果呢？

其次，阴道炎用药后还要做妇科检查，只有连续3个月找不到病菌才算痊愈。如果自行用药单凭感觉很难确定是否已治愈。没有彻底治愈的阴道炎很容易复发，反复发作后可产生耐药性，使其成为难治之症，最终有可能影响生育。

未婚女性患阴道炎也不要讳疾忌医，医生可以在不损伤处女膜的情况下检查治疗。方法是用细长棉签由处女膜孔进入阴道底部，取白带检验即可确诊。治疗可用导尿管由处女膜孔插入阴道深部冲洗阴道，可以自己做，也可由医生操作。口服药的用法与已婚女性相同。

如何知道自己是否患了滴虫性阴道炎

滴虫性阴道炎是由阴道里的一种叫毛滴虫的微生物引起的阴道炎症。阴道毛滴虫喜欢待在温暖潮湿的环境中，女人的阴道最适合它生存。其实，某些健康女性阴道内就有毛滴虫，但并不会引起阴道的炎症，这是因为阴道内环境暂时不适合毛滴虫大量繁殖，或是毛滴虫毒力不强所致。但是当阴道内环境发生变化，酸性减弱时，则有利于毛滴虫大量繁殖，引起滴虫性阴道炎。女性在月经期、妊娠期和产后最容易发病，因为这些时期女性身体抵抗力差，阴道内酸度减弱，适宜毛滴虫的生长和繁殖。

毛滴虫可以通过性交直接传染，也可通过公共浴池、游泳池、游泳衣、坐便器等间接传染。公共浴池的座椅或公共厕所的坐便器如果被带虫者的分泌物污染，那么后来者如果直接坐在椅子上或坐便器上就有可能被传染。到公共浴池泡浴、到消毒不严的游泳池游泳等，都可能造成毛滴虫的传播。另外，家庭成员间互用洗浴盆、医源性交叉感染，也是导致毛滴虫间接传播的原因。

患滴虫性阴道炎后有哪些表现？最常见的症状是白带增多。急性期时大量的白带有可能湿透内裤，患者因此常常需要使用卫生巾。白带为黄绿色脓样、质稀、有特殊的臭味，可引起外阴瘙痒，常伴有外阴烧灼感、性交痛，以及尿频、尿急、尿痛等泌尿道症状。医生检查可见外阴有抓痕，小阴唇、阴道口充血水肿。由于白带较多，常见稀脓样白带自阴道口流出，阴道黏膜充血水肿，有大量的黄色脓性泡沫状白带积聚，宫颈充血。

急性滴虫性阴道炎未经治疗或治疗不彻底，可以转为慢性滴虫性阴道炎。这时的白带会比急性期有所减少，多为灰白色米泔样，仍有臭味。有泌尿道感染时会出现尿频、尿急、尿痛等症状。查看局部可见外阴、阴道黏膜色淡红或有轻度充血。

无论是急性还是慢性滴虫性阴道炎，最终都要借助实验室检查确诊。病人在检查前不要做阴道冲洗或阴道上药，24～48小时内不宜有性生活，这样检查才会准确。如果显微镜下找到活动的毛滴虫，当时即可确诊。如果患者临床症状可疑，多次检查都没有找到毛滴虫，可以做毛滴虫培养，准确率很高，可达98%以上。

治疗以全身用药和局部用药相结合的方式为主。

首先是全身用药。全身用药主要有甲硝唑，每次0.2克，每日3次，7天为1疗程。服用后若出现恶心、呕吐、厌食等消化道症状，可改为饭后服药；如果出现精神错乱、头晕、头痛等中枢神经系统症状，要立即停药。口服克林霉素，每次0.3克，每日2次，连服7天，孕妇慎用。全身用药亦可采用替硝唑2克，夫妇双方各顿服1次。如有性生活，务必使用安全套，可预防性伴侣间交叉传染。

其次是局部用药。毛滴虫适合生长的环境以pH值为5.5~6的环境为宜，因此使用醋酸氯已定溶液冲洗阴道，可以降低阴道pH值，抑制毛滴虫生长。也可使用1%乳酸或0.5%醋酸冲洗后，甲硝唑阴道泡腾片或甲硝唑片1片阴道上药，14天为1疗程。另有中药外洗方，蛇床子30克、花椒10克、白矾15克、白鲜皮30克、苦参30克、黄檗30克，煎汤趁热先熏后洗，每日2次。还可用六神丸15粒，塞入阴道内，每晚1次。治疗期间还可以辨证服用中成药。

治疗滴虫性阴道炎的特效药是甲硝唑（灭滴灵），但妊娠早期服用有可能引起胎儿畸形，甲硝唑还能够通过胎盘进入胎儿体内，故一般主张妊娠20周以前不应服用。治疗时可采用中药熏洗。处方为：蛇床子30克，百部30克，苦参50克，明矾15克，生大蒜2~3头（去皮拍散）。将上述药物放入纱布袋中，以水煎汤后取出药袋，将药汤倒入盆中，先熏患处，待药汤变温后洗浴5~10分钟，每日2次，7日为1疗程。

滴虫性阴道炎常于月经后复发，因毛滴虫易藏于阴道皱襞内，当月经后阴道酸度降低，毛滴虫可再度繁殖，故治疗后即使检查毛滴虫为阴性，仍要在下次月经干净后继续治疗1个疗程，并于每次月经后复查白带，3次阴性方可确认治愈。在治疗中还需注意避免重复感染，内裤及洗涤用毛巾应煮沸5～10分钟以消灭病原体。另外，因为毛滴虫不仅寄生于阴道，还常侵入尿道以及男性的包皮褶、前列腺液中，故对已婚者，男方需同时治疗。如果仅妻子治疗，丈夫不治，妻子即使治愈，也会通过性生活被丈夫再次传染。如此周而复始，双方的滴虫病都有可能顽固难愈。治疗期间要保持外阴清洁，以防继发细菌感染，每日清洗外阴，换洗内裤；急性期不要进食辛辣之物及饮酒；治疗期间禁止性生活。

有人担心此病对胎儿会有影响。到目前为止，毛滴虫感染在妊娠期并没有发病率增高的迹象，并且目前也没有资料证实毛滴虫感染会导致流产、早产或胎儿宫内发育迟缓等。但国外有报告说，毛滴虫患者在分娩时容易发生会阴部裂伤，产褥病的发病率也有所增高。至于新生儿在出生时是否会被感染，目前的观察资料显示，新生儿感染毛滴虫的可能性较小。

阴唇上有一层白色薄膜是怎么回事

有些人阴唇上常有一层白色薄膜，这是由白色念珠菌感染所致，医学上称为真菌性阴道炎，也叫念珠菌性阴道炎。

健康人体内本来就存有白色念珠菌，它与人体和平共处，不会引起疾病。只有在下列情况下，真菌性阴道炎才会发生：阴道内糖原增多，酸度增高，适合念珠菌繁殖，从而引起阴道炎症，多见于孕妇、糖尿病患者及接受大量雌激素治疗者；若长期使用抗生素，改变了阴道内微生物之间的相互制约关系，使阴道pH值低于4.5时，容易使念珠菌得以繁殖而引起感染；穿紧身牛仔裤或不透气的尼龙裤引起外阴温度和湿度升高，或者将洗过的内裤挂在阴暗潮湿处均有诱发真菌性阴道炎的可能；真菌易存在于肛门处，日常生活中有不良的卫生习惯，如排便后使用卫生纸应从肛门往尿道方向擦，会将肠道的真菌带到外阴，引起炎症；与真菌性阴道炎患者共用浴盆，也会造成交叉感染。另外，有些人过度讲究卫生，每天清洗外阴2～3次，每次还用冲洗器或手清洁阴道，其实这种做法是错误的。因为阴道内环境呈弱酸性，又有许多菌群共同存在，菌群间的相互制约作用能抑制某种菌属过度增长而致病，这是人体的一种自然防御系统，而过度清洗阴道无疑会将阴道的弱酸环境和菌属间的相互制约关系破坏，使阴道上皮的抗病力下降，从而引起念珠菌或其他细菌所致的阴道炎。

另有一小部分人的真菌性阴道炎是由足癣传染引起的。一般来说，真菌性阴道炎的发生与足癣关系不大。引起足癣的细菌主要为红色毛癣菌、石膏样毛癣菌、絮状表皮癣菌等，但有极少部分人的足癣是由白色念珠菌引起的，这些人如果在生活中不加以注意，内裤与袜子同洗，摸过脚后不洗手即上厕所，就会使白色念珠菌感染外阴、阴道，从而导致真菌性阴道炎的发生。

真菌性阴道炎最常见的症状就是外阴奇痒和烧灼样疼痛，瘙痒严重时坐卧不宁、寝食难安。炎症波及泌尿器官时还会出现尿频、尿痛和性交痛。白带增多是本病的另一个主要症状，白带可以呈豆腐渣样或乳凝块状。如果观察外阴局部，可以看到小阴唇、阴道黏膜有不同程度的充血，并伴有小阴唇水肿。阴道内有较多的黏稠白带，在阴唇内侧和阴道黏膜上有白膜覆盖，擦去白膜，可见暴露的黏膜红肿、糜烂或有表浅溃疡。白带检查可找到假菌丝及芽孢，如多次显微镜直接镜检未找到假菌丝，应做真菌培养。

治疗真菌性阴道炎可采用以下方法。

1.全身治疗。积极治疗可以引起真菌性阴道炎的疾病，如糖尿病；消除易感因素，如及时停用广谱抗生素、雌激素，克服不良生活习惯。另外，治愈前应禁止性生活。

2.改变阴道酸碱度。采用碱性溶液冲洗外阴、阴道，改变阴道的酸碱度，对真菌的生长繁殖会有抑制作用。可用2%～4%的碳酸钠溶液冲洗，每日1次，10天为1疗程。

3.外用杀真菌、止痒制剂。克霉唑栓每晚1粒，于冲洗后塞入阴道，10～14天为1疗程；达克宁栓每晚1粒，冲洗后阴道上药，7天为1疗程；制霉菌素栓剂或片剂，每晚1次，每次1粒，连用7～10日；阴道泡腾片，每晚1片，塞入阴道内，连用5日。另外，使用克霉唑软膏或达克宁软膏外涂，可以减轻外阴痒痛的症状，每日外涂数次，应用两周；益肤清软膏止痒效果也不错，对患真菌性外阴炎、阴道炎、外阴痒痛难耐者更适合。

4.口服用药。由于真菌感染可以通过性生活在夫妻间相互传染，因此可以通过口服用药对双方进行治疗，口服药同样可以抑制肠道真菌。可用氟康唑，口服，1次0.15克，顿服。也可用伊曲康唑口服，如为初次感染真菌性阴道炎，每次服0.2克，于早、晚饭后服用，服1天。如为复发性真菌性阴道炎，药量需加大，可每次服0.2克，每日1次，连服3天；也可每次服0.1克，每日2次，连服3天。均饭后服药。为防止肠道真菌对阴道的感染，可口服酮康唑每日0.2克～0.4克，7天为1疗程。

5.中草药治疗。使用具有清热解毒、杀虫止痒作用的中药煎水，熏洗外阴，既可以减轻症状，又能抑制甚至消灭真菌。处方为：苦参30克，蛇床子30克，黄连30克，黄檗30克，川椒10克，枯矾10克，冰片3克；或大蒜30克，煎水坐浴，每日1～2次，特别适用于真菌性阴道炎。

真菌性阴道炎若久治不愈应查尿糖、血糖，检查是否为糖尿病引起。有时真菌性阴道炎与滴虫性阴道炎同时存在，长时间治疗，化验已经转阴，但症状仍不消失，应检查有无滴虫感染。药物避孕的女性如果反复发生真菌性阴道炎，应停用避孕药，改用其他方法避孕。

孕妇患真菌性阴道炎，应避免感染新生儿，治疗以局部外用药物为主。孕期若反复发作，需反复治疗，一般产后即自然停止发作。

细菌性阴道病需要治疗吗

育龄期女性阴道内乳酸杆菌占优势，乳酸杆菌能利用阴道上皮内的糖原产生乳酸，使阴道的微环境呈酸性（pH值为4～4.5），这种酸性环境具有保护作用，在24小时内能杀灭进入阴道的细菌。但是，如果进入阴道的细菌毒力强，数量大，超过阴道自净能力，就会致病。细菌性阴道病是指阴道内乳酸菌减少或消失，代之以另外一些病菌，如加德纳杆菌、厌氧菌、支原体等。正常的阴道环境被破坏，阴道的pH值上升可达5.5左右。此时，阴道内可产生一种具有鱼腥味的胺类，这是一种令人很不愉快的气味，同时伴有白带增多，但是阴道并没有明显的炎症，所以称之为细菌性阴道病，而不是阴道炎。这与滴虫性阴道炎、老年性阴道炎等明显的阴道炎症不同。

细菌性阴道病多发生于性活跃的女性，可能与过频的性交有关。它的症状特点为阴道异常分泌物明显增多，呈稀薄均质状或稀糊状，为灰白色、灰黄色或乳黄色，带有特殊的鱼腥臭味。由于碱性前列腺液可造成胺类释放，故表现为性交时或性交后臭味加重。月经期阴道pH值升高，故经期时或经期后臭味也可加重。患者外阴有不适感，包括不同程度的外阴瘙痒，一般无明显时间性，但在休息状态及心情紧张状态下痒感更加明显，也可有不同程度的灼热感。有的患者会出现性交痛。极少数患者出现下腹疼痛、性交困难及排尿异常感。阴道黏膜上皮在发病时无明显充血表现。

如何诊断细菌性阴道病呢？以下4项具备其中3项即可确诊。

1.白带均匀地覆盖在阴道壁上形成薄薄的一层。

2.pH值升高，大于4.5。

3.胺试验阳性。即将阴道分泌物与盐水混匀后滴加10%氢氧化钾1~2滴，因产胺而释放出鱼腥样臭味。

4.线索细胞阳性。即将阴道分泌物与盐水混匀后镜检，可见阴道上皮细胞表面附有大量阴道细菌（主要为加德纳菌），使阴道上皮细胞呈颗粒状外观，细胞边界模糊不清。

细菌性阴道病虽不属于国内监测的性病，但是它在性病高危人群中多见，而且可增加艾滋病、淋病、非淋菌性尿道炎等性病的感染机会，所以一旦发现要积极治疗。

细菌性阴道病可采用下列方法治疗。

一、内服药物

甲硝唑片（灭滴灵）：每次口服0.4克，每日2次，7天为1疗程，最好连服3个疗程。还可口服替硝唑，服药期间常有恶心、呕吐、食欲减退、口腔金属味、头痛、头晕、尿色加深等不良反应，但大多可以耐受。治疗期间及治疗结束后24小时内禁服含酒精的饮料。

克林霉素：是甲硝唑的第一有效替代药物，适用于甲硝唑治疗失败者，或对甲硝唑过敏、不能耐受者。口服剂量为0.3克，每日2次，连服7天。可出现类似甲硝唑的胃肠道反应，偶见伪膜性肠炎、皮疹及肝功能轻度异常。

此外，尚可选用克林霉素或氨苄西林。但不主张长期大量应用广谱抗生素，以避免造成正常阴道菌群失调。

二、局部用药

用1%乳酸或醋酸溶液做阴道冲洗，以恢复正常生理环境，抑制细菌生长。爱宝疗是常用的药物，其有冲洗液和栓剂，除可增加阴道酸度外，还可使坏死或病变的炎性组织发生凝结而易于排出，方法为 1：5的爱宝疗液冲洗阴道，每日1次；爱宝疗栓剂阴道放药，隔日1次，6次为1疗程。还可将甲硝唑栓放入阴道内，每晚1个，共用1周。

三、孕妇的治疗

由于本病可能与一系列妊娠并发症有关，如胎膜早破、早产、绒毛膜羊膜炎、羊水感染等，故应密切观察。一般认为孕妇可在医生指导下局部外用甲硝唑、克林霉素治疗，也可口服克林霉素及氨苄西林，用法同前，但妊娠头3个月内禁服甲硝唑。

幼女为何会患阴道炎

幼女阴道炎多见于穿开裆裤的小女孩，发病原因是女孩在玩耍时坐在地上或在地上爬着玩，或手指直接捅进阴道，甚至置放异物，致使外阴、阴道受污染，诱发阴道炎。还有一种原因就是母亲患滴虫、真菌性阴道炎感染幼女所致。

幼女患阴道炎主要症状表现为外阴红肿，阴道内流水样分泌物，阴道灼痛或奇痛难忍。患儿会因外阴瘙痒疼痛而坐卧不安、哭闹不停，并不时搔抓外阴。检查可见：外阴红肿，皮肤可有抓破处，尿道口及阴道口黏膜充血、水肿，小阴唇可见粘连，有脓样分泌物自阴道口流出。出现上述症状后应到医院就诊，可取阴道分泌物检查诊断，或做分泌物培养，找出病原体。有时可查出阴道异物。

治疗可选用敏感的抗生素口服或将抗生素滴入阴道内。如有异物应尽早取出；用0.5%～1%的乳酸溶液进行阴道冲洗。如有阴唇粘连，可局部使用雌三醇或普罗雌烯，并由医生用医用棉签轻轻地分开。

若阴道炎系母亲引起，应对母亲进行治疗，并防止生活中感染，衣物、盆具、毛巾等要分开使用，不要用手接触女儿外阴，等等。

幼女患阴道炎若不及时治疗，幼儿的两侧小阴唇可相互粘连，掩盖阴道口、尿道口，而在粘连的上方或下方留有一小孔，尿液由此排出。如果阴道炎长期存在，还可能造成幼儿阴道粘连、阴道闭锁，影响日后的月经流出。

幼女阴道炎是可以预防的，做母亲的要注意保持女儿外阴清洁、干燥、减少摩擦；不要给女孩子穿开裆裤，改穿宽松易脱的闭裆裤；教育女孩讲究卫生，勿用手或异物触摸阴道；每晚给女孩清洗会阴。

老年性阴道炎有哪些表现

女性绝经后阴道内的pH值会上升，阴道黏膜的抗病力会下降，当有细菌感染时，很容易发生老年性阴道炎。而对于有阴道创伤或子宫内膜炎、盆腔炎的老年女性来说，就更容易发生阴道炎。

老年性阴道炎主要表现为外阴灼热，痒痛不适；白带增加，呈淡黄色，质稀，严重者可有血样脓性白带。炎症涉及泌尿器官时可有尿频、尿痛或小便失禁等症。妇科检查时可见外阴萎缩，双小阴唇内侧面可有充血；阴道黏膜变薄，皱襞消失，充血并有散在的小的出血点，或可见表浅的溃疡。如果阴道炎症久治不愈，有可能引起阴道粘连，重者引起阴道闭锁，炎性分泌物不能排出，从而发生阴道积脓或宫腔积脓。同样，溃疡面如果与对侧粘连，也可以引起阴道粘连等上述病症。

老年性阴道炎治疗应该从改善阴道环境、增加阴道黏膜的抵抗力和抑制细菌生长3方面入手。

目前临床上常用的药物有3种，一是含有雌激素和抗生素的阴道栓剂可宝净（氯喹那多/普罗雌烯），二是含有雌激素成分的更宝芬（普罗雌烯），三是倍美力或欧维婷外用软膏。上述阴道栓剂均可每日使用1次，症状缓解后应逐渐减量。上述药物均应在医生的指导下使用，用药前除了要做常规的妇科检查外，还应做宫颈防癌检查（宫颈涂片检查）、B超检查等，以排除子宫肌瘤、宫颈癌、子宫内膜癌以及乳腺癌等。

发生老年性阴道炎时不要因外阴瘙痒而用热水烫洗外阴，虽然这样做能暂时缓解外阴瘙痒，但会使外阴皮肤干燥粗糙，不久瘙痒会更明显；也不要为了"消毒杀菌"就使用肥皂或各种药液清洗外阴，因为老年女性的外阴皮肤一般干燥、萎缩，经常使用肥皂等刺激性强的清洁用品清洗外阴，会加重皮肤干燥，引起瘙痒，损伤外阴皮肤。清洗外阴时应用温开水，里面可以加少许食盐或食用醋。要勤换洗内裤。

绝经前后外阴出现不适时不要乱用药物，尤其不要乱用治疗真菌或滴虫的药物，更不要把外阴阴道炎当作外阴湿疹而乱用激素药膏，否则会适得其反。

中年以后女性阴道黏膜变薄，阴道内弹性组织减少，因此过性生活时有可能损伤阴道黏膜及黏膜内血管，使细菌乘机侵入。为减少不适，可于性生活前在阴道口涂少量润滑剂。

哪些妇科疾病可以引起腰痛

许多女性腰痛久治不愈很少想到与妇科疾病有关。女性生殖器官位于盆腔，与腰椎及腰肌相邻，月经病、妊娠病、妇科炎症及流产后等，均可引起炎症波及盆腔而出现腰痛。这些疾病如果按普通腰痛或风湿病治疗往往难以奏效；还有的女性确有腰部骨质增生、关节炎、腰肌劳损、腰椎间盘脱出症等疾病，但同时伴有妇科疾病，若不彻底治愈妇科疾病，腰痛也会长年反复发作。那么，引起腰痛的妇科原因有哪些呢？

一、子宫位置异常

因子宫位置后倾、后屈、脱垂可牵拉韧带，导致腰痛。此种腰痛经矫正子宫位置，改变体位可得到缓解。

二、盆腔炎

如患有慢性附件炎、盆腔炎、盆腔结缔组织炎症的病人，可因炎症刺激而引起腰痛。盆腔炎患者的腰骶痛常在过度劳累、性交后及月经前后加重，病人常有腰酸、背痛、下腹不适或胀痛、低热、易疲劳、食欲缺乏等全身症状。随着原发疾病的好转或治愈，腰痛症状可逐渐转轻甚至消失。

三、节育器异常

节育器异常包括其型号与宫腔不符，弹性过大或节育器位置异常等。由于上述原因，节育器嵌顿在子宫腔内，会刺激子宫壁，反射性地引起腰骶部疼痛。对此，可取出节育器，更换型号，重新放置。

四、盆腔肿瘤

如患有子宫肌瘤、宫颈癌、卵巢囊肿的病人，会由于肿瘤压迫神经或癌细胞浸润盆腔结缔组织而发生腰痛。该类患者在腰痛时，常伴有全腹广泛性疼痛，按腰痛做常规治疗常无效果。

五、骶棘韧带松弛

妊娠后可因胎儿的增大，腰部支撑力增加，导致骶棘韧带松弛，从而压迫盆腔神经、血管而引起腰痛。此种腰痛一般随着产后腰部肌力的恢复可逐渐消失。

六、内伤因素

生育过多、流产频繁及房事不节制，均可引起肾气亏虚而导致腰痛。这类腰痛有隐隐作痛、缠绵不愈的特点，中医治疗以滋补肝肾、强筋壮骨为主。

▶ 成也激素，败也激素

怎样评价卵巢的功能

卵巢是女性最重要的生殖器官之一，同时它也是女性最重要的内分泌器官，其功能对女性健康有多方面的影响和作用。有30%～40%的不孕和早期流产是卵巢功能不全引发的。卵巢功能不全会影响排卵或不能排卵，排卵不好或不排卵就无法正常怀孕。另外，怀孕早期必须有黄体酮的支持，而人体中的黄体酮主要来源于卵巢的黄体，因此，如果卵巢不能分泌足够的黄体酮，早期胚胎就很容易流产。

通过内分泌相关指标的测定，可以对卵巢功能进行评价，比如在月经第2～4天测定血液中卵泡雌激素和雌二醇的浓度，可以预测受孕能力，这对准备怀孕的女性非常重要。尤其对于不容易怀孕或年龄大想怀孕的女性来讲，激素水平过高或过低，都会影响受孕结果。另外，身体的一些状况也可以反映卵巢的功能，比如，月经周期规律，月经中期伴有轻度乳房肿胀、下腹疼痛等不适，这通常是有排卵的正常月经周期。女性自己也可通过测定基础体温来了解自己的卵巢功能。

哪些因素会影响卵巢的功能呢？首先是妇科疾病，如多囊卵巢综合征、高泌乳素血症、子宫内膜异位症、盆腔炎等；其次是年龄（超过35岁，卵巢功能会明显下降）、脑垂体及下丘脑肿瘤、肥胖、肾上腺机能异常、甲状腺疾病、糖尿病、过度劳累、生活压力大、吸烟等；最后，一些生殖器官的肿瘤能分泌雄性激素，从而破坏女性体内内分泌原有的平衡，最终导致卵巢功能异常。因此，卵巢功能的优劣是多种因素综合作用的结果。

妇科肿瘤与内分泌关系复杂

妇科肿瘤名目繁多，内分泌系统精微善变，两者之间既相互依存，也相互制约，其错综复杂的关系可以概括为以下两个方面。

其一，内分泌紊乱是多种妇科肿瘤的诱发因素。

子宫肌瘤是妇科临床的常见病，在育龄女性中十分高发，它的形成和发展与雌激素有着密切的关系；如果子宫内膜长时间受雌激素刺激而又缺乏孕激素，子宫内膜持续增厚不脱落，极有可能导致子宫内膜癌，而导致这种情况出现的最常见原因又是临床非常常见的多囊卵巢综合征；垂体分泌的促性腺激素有时会成为卵巢癌的"罪魁祸首"；孕期女性如果滥用人工合成的雌激素，其阴道的透明细胞癌就可能"找上门来"。

其二，妇科肿瘤分泌激素导致内分泌异常。

由于妇科肿瘤能够分泌激素，所以通过内分泌一些相关指标的检测，可以发现妇科肿瘤。比如，绒毛膜促性腺激素，不仅可以诊断早期妊娠，还可以诊断非妊娠绒癌。卵巢的恶性肿瘤能分泌雌激素，其所分泌的雌激素加上卵巢本身分泌的雌激素，必然导致高雌激素的体内环境，在这种环境中子宫内膜就会增厚并诱发子宫内膜癌。在那些因闭经、多毛、乳房和卵巢萎缩、声音粗重而就医的患者中，有些人就罹患了卵巢的恶性肿瘤，由于卵巢恶性肿瘤能分泌雄激素，所以才导致患者出现了上述症状。此外，有的卵巢肿瘤还能分泌甲状腺素，造成甲状腺功能亢进，分泌胰岛素导致糖尿病。

妇科肿瘤与内分泌如影相随，任何年龄段的女性朋友都应该了解这一点，因为它关系到健康维护与疾病治疗的方方面面。

女性哪些不适与癌症有关

女性身体的某些不适，往往是癌症的早期信号。

1.乳房压痛。如果按压乳房某一部位时感到疼痛，并且疼痛点有小的硬块，应警惕乳房肿瘤。

2.乳头溢液、溢血。如果挤压乳房时有乳汁流出，应警惕脑垂体微腺瘤的可能；如果有血性分泌物流出，可能是乳腺癌的早期征兆。

3.不易治愈的外阴瘙痒。如果有不易治愈的外阴瘙痒、外阴烧灼感、溃疡、流血、外阴结节、肿块，应警惕外阴鳞状细胞癌的可能。

4.外阴黑痣。如果小阴唇或阴蒂有隆起的病灶，其上有色素沉着、结节或表面有溃疡、出血并伴有瘙痒，应警惕外阴恶性黑色素瘤。

5.绝经后子宫肌瘤突然增大。肌瘤在短时间内迅速增大或伴有不规则出血，应考虑癌变的可能性。

6.阴道不规则出血伴排液。阴道不规则出血，量不多，伴阴道排液，或出现脓血性排液，应警惕子宫内膜癌。

7.下腹隆起。如果在仰卧时下腹明显隆起，用手掌按压、触摸时有块状物且有坚实感，应警惕卵巢肿瘤的可能。

8.性交后出血。非月经期或性交后出血，常常是宫颈癌或阴道肿瘤的早期信号，即使是极少量血，也应高度重视。

9.绝经后出血。绝经后出血、接触性出血，应警惕子宫颈癌、阴道恶性肿瘤及子宫肿瘤。

10.阴道排液。输卵管癌患者大多有阴道异常流水的现象；宫颈癌、子宫体癌的早期症状也是阴道有流水样分泌物。此外，子宫内膜的炎症也可出现水样或浆液性排液。

如果出现上述症状，应及时到医院进行检查，癌症的最终确诊，要依靠活组织病理检查。

多囊卵巢综合征为什么会导致不孕

多囊卵巢综合征（PCOS）是临床上常见的妇科内分泌疾病，也是育龄女性不孕的主要原因。其主要症状有月经稀发或闭经、多毛、肥胖，B超检查可见卵巢呈多囊性增大。其直接后果为不孕，所以前来就医的患者，多数是以生育为目的的。

多囊卵巢综合征为什么会导致不孕呢？

一、不排卵或稀发排卵

1.排卵障碍性异常子宫出血（AUB-O）：PCOS的月经常表现为周期不规律、月经稀发、量少或闭经，也可有经量过多及不可预测的经间期出血，可影响正常性生活。少数情况下，PCOS患者有规律月经周期，但因卵泡发育及成熟障碍而导致黄体功能异常。

2.不育：PCOS是不育症中无排卵的最常见原因。

3.子宫内膜增生、非典型增生及子宫内膜癌：PCOS患者由于长期无排卵或稀发排卵，子宫内膜受单一雌激素刺激而无孕激素拮抗，子宫内膜长期处于增生状态，甚至诱发癌变风险，PCOS患者患子宫内膜癌风险较正常女性增加2~6倍。子宫内膜异常也影响胚胎着床。

二、自然流产风险增加

PCOS患者存在性激素紊乱、代谢失调、肥胖等病理变化，其中高黄体生成素、高雄激素、高胰岛素/胰岛素抵抗（IR）、肥胖、泌乳素轻度升高，导致黄体功能不全和绒毛间隙血栓形成倾向等，被认为是PCOS自然流产率增高的高危因素。这些因素或独立或共同作用致使患者自然流产的发生。

1.高雄激素：高雄激素导致卵泡发育障碍、卵子质量下降、黄体功能不全、子宫内膜容受性异常等。

2.高胰岛素/胰岛素抵抗（IR）：引起流产的作用机制可能与胰岛素引起血浆纤溶酶原激活物抑制剂1（PAI-1）升高、高同型半胱氨酸相关，而高PAI-1被认为与复发性流产（Recurrent Spontaneous Abortion，RSA）密切相关；高胰岛素环境对卵母细胞和胚胎有着直接的损害。

3.肥胖：引起流产的可能机制为肥胖加重IR，影响卵母细胞和胚胎质量，从而导致正常受精率、临床妊娠率和活产率均显著降低，流产率显著升高。

4.黄体功能不全（Luteal Phase Deficiency，LPD）：PCOS患者因内分泌状态不平衡影响下丘脑-垂体-卵巢轴的功能，排卵后黄体不能正常发育而产生黄体缺陷，导致妊娠后LPD，继而引发流产。

5.血栓形成倾向：研究发现患复发性流产（Recurrent Spontaneous Abortion，RSA）的PCOS患者的易栓症发生率高达70.7%，可增加妊娠的丢失，尤其是早孕期妊娠丢失。

三、肥胖对生育的影响

通常用身体质量指数（BMI）作为衡量体内脂肪含量以及判断超重和肥胖的标准。我国将$24kg/m^2 \leqslant BMI < 28kg/m^2$定义为超重，$BMI \geqslant 28kg/m^2$定义为肥胖。肥胖可产生IR和高胰岛素血症，高雄激

素血症和生殖内分泌的紊乱也较明显，且存在严重的脂代谢紊乱。

（一）孕前

肥胖对孕前的影响主要表现在以下几方面。

1.高胰岛素血症/IR：肥胖型PCOS患者存在IR、高胰岛素血症，通过影响下丘脑-垂体-卵巢轴的功能，干扰促性腺激素（LH、FSH）的分泌，并刺激卵巢和肾上腺产生雄激素，使肝脏合成分泌性激素结合球蛋白（SHBG）减少、血游离睾酮水平升高，影响卵泡发育及成熟障碍，导致无排卵性不孕。

2.高雄激素：PCOS的高雄激素环境导致卵泡液中胰岛素样生长因子（IGF）-II水平降低，不能放大FSH诱导的雌二醇生成及颗粒细胞的增殖作用，进而影响优势卵泡形成，且会导致生长中的窦卵泡发育停滞而影响排卵。高雄激素刺激卵巢白膜胶原纤维增生，使白膜异常增厚，卵泡不易破裂，形成黄素化卵泡未破裂综合征（LUFS），增加不孕的概率。

3.瘦素抵抗和高瘦素血症：肥胖型PCOS患者存在瘦素抵抗和高瘦素血症，瘦素可直接作用于垂体，抑制LH及FSH的分泌，从而影响卵泡内激素合成，导致卵泡募集障碍、卵子质量下降；瘦素不但使卵泡发育至一定程度停滞，抑制卵泡进一步发育、排卵，导致生育能力降低，还可以促进脂肪合成、抑制脂肪分解，加重IR。

（二）孕期

包括孕前肥胖以及妊娠期间孕妇体重增加过度所引起的肥胖。我国的推荐值为孕期增重>15kg或孕期BMI增幅≥6kg/m²为孕期肥胖。

PCOS患者肥胖会引起流产率增加、活产率下降、妊娠并发症明显增加和不良的分娩结局。但引起自然流产的原因及机制尚不明确。

PCOS肥胖患者存在妊娠并发症的高危因素，如妊娠期糖代谢异常和妊娠期高血压疾病（如子痫前期和妊娠期高血压）发生率明显增加。肥胖型PCOS患者脂肪堆积，导致内分泌代谢紊乱，且妊娠中晚期妇女体内抗胰岛素样物质增加，如胎盘生乳素、雌激素、孕激素、胎盘胰岛素酶以及皮质醇等都具有拮抗胰岛素的作用。可使胰岛素敏感性下降、糖耐量降低，加重IR，最终导致胰岛β细胞失代偿，增加妊娠期糖尿病的发病风险。超重或肥胖PCOS患者的胆固醇水平较高，沉积在血管壁而造成血管内皮损伤，从而导致动脉粥样硬化引起血压升高，发生妊娠期高血压疾病。由于妊娠期高血压疾病还会导致胎盘早剥、子宫收缩乏力、胎儿生长受限、胎儿窘迫的发病率上升，为发生早产的重要因素。

此外，妊娠期血栓性疾病公认的发病机制为血液高凝、血流瘀滞及血管壁的损伤，PCOS肥胖可致血液黏稠度增高，肥胖孕妇在妊娠期和产后发生血栓性疾病的风险增加约1.4～5.3倍，值得重视。

由于孕前肥胖或孕期超重的孕妇盆腔脂肪堆积、腹壁脂肪增厚，导致腹壁肌、肛提肌收缩力量减弱，分娩时宫缩乏力，容易出现产程延长、胎头下降延缓及阻滞、胎儿娩出困难、胎儿宫内窘迫、阴道助产的失败率增加等问题。

（三）对子代的影响

PCOS肥胖患者对子代的影响是多方面的。近期而言，肥胖孕妇的妊娠并发症易造成胎儿宫内缺氧，引发新生儿窒息、死胎、死产等，可直接影响新生儿生命健康。此外，肥胖孕妇的剖宫产率较体重正常孕妇相对升高，与阴道分娩相比，剖宫产的新生儿窒息风险有所增加。孕期肥胖也是发生巨大儿的重要因素，且随着巨大儿的发生率增加，新生儿的低血糖发生率也相应上升。孕前PCOS的超重和肥胖可引发新生儿先天出生缺陷风险明显增加，包括胎儿神经管畸形、脊柱裂、脑积水、心血管畸形、唇腭裂、肛门闭锁、脑积水、少肢畸形风险等。

远期来看，妊娠前超重和肥胖孕妇的子代，发生肥胖和代谢综合征的风险显著增加。此外，子代成年期心血管疾病、冠心病及2型糖尿病风险均增加；可能造成子代远期发生行为、认知及情感障碍的风险增加。情感问题、社交问题、心理障碍、注意力不集中或多动症、自闭症或发育迟缓的风险较妊娠前BMI正常孕妇的子代显著上升。

四、IR对生育的影响

IR指各种原因导致的胰岛素不能有效地促进周围组织摄取葡萄糖及抑制肝脏葡萄糖输出。人群中发生IR的概率为10%～25%，而PCOS患者IR发生率高达50%～80%，使患者糖耐量降低，2型糖尿病及心血管疾病的风险增高。

IR对生育的影响最主要体现在对卵泡发育的影响，还对胚胎着床存在不利影响，降低女性的生育力。它对生育的另一个重要影响就是促排卵效果降低。对于PCOS患者，采用氯米芬促排卵是一线的治疗方案，但是合并IR的患者采用氯米芬促排卵的有效性和成功率明显降低，容易出现氯米芬（clomiphene citrate，CC）抵抗。

IR不仅影响卵泡发育，还对早孕期胎盘滋养层细胞有直接的毒性作用。高胰岛素血症可增加滋养层细胞的DNA损伤，降低增殖活性，促进凋亡，因此IR对早期胚胎的发育也存在不利影响，导致流产风险增加。

五、不良心理对生育的影响

PCOS患者大多存在精神心理方面的问题，其中以抑郁、焦虑为主。PCOS患者中度/重度抑郁症状增加，但机制尚未完全阐明。痤疮、多毛症、不孕症和BMI增加与PCOS患者的不良情绪和痛苦增加可能有关。其他潜在因素包括PCOS的慢性病程、复杂性和令人沮丧的治疗效果。

多毛严重影响PCOS患者的美观，常常让患者感觉自卑，并影响到性欲和生活质量，严重者甚至减少社交活动，继而导致心理疾病发生。除多毛外，痤疮会有损女性容貌，加重其精神压力，同时痤疮带来的面部皮损会加重焦虑及抑郁情况，形成恶性循环。

PCOS不孕是影响女性心理健康的重要因素。在重视种族繁衍的文化里，不孕容易导致家庭和婚姻关系的紧张，引起婚姻关系的不稳定，从而导致离婚率增加。长期的抑郁焦虑状态同样会加重神经内分泌功能紊乱，降低受孕的概率。虽然大多数PCOS引起的不孕，通过促排卵治疗妊娠结果很好，但不良心理可能会降低促排卵和辅助生殖技术治疗后的妊娠成功率。

PCOS具有慢性疾病的特点，慢性疾病长期的不良心理情绪可加重患者的内分泌应激异常，病理生理及病理心理因素相互作用，加重患者的精神症状和躯体症状。焦虑和抑郁共病的患者与非共病患者相比病情更重，复发和自杀风险增加，PCOS患者下丘脑-垂体-肾上腺轴可能处于高敏状态，对精神压力引起的皮质醇分泌更敏感。而血循环皮质醇增高和IR密切相关，IR又是2型糖尿病发生的重要原因。

患有PCOS的女性患更多的心理性性功能障碍，患病率从13.3%到62.5%不等，性觉醒、润滑、满意度和性高潮均受损。多毛、肥胖、月经不调和不孕等症状可能会导致PCOS患者产生身份丧失和缺乏吸引力的感觉，影响性行为，导致性生活满意度降低，性自我价值降低。

多囊卵巢综合征相关不孕的治疗

一、改善生活方式

生活方式改善与生活方式干预已成为PCOS治疗的普遍共识，被国内外列为PCOS的一线治疗。

1.肥胖型PCOS：以减重为目标的饮食、运动生活方式干预应该先于和/或伴随药物治疗；强调从认知行为上改变PCOS患者的思维模式是长期体重管理的关键。超重和肥胖的PCOS患者体重减轻5%～10%将有利于生殖、代谢指标的改善和心理健康。"饮食＋运动＋认知行为"生活方式干预可使PCOS女性体重降低、IR及高雄激素血症得到改善，从而恢复排卵功能。

在坚持减重期间，定期使用孕激素按时来月经，保护内膜，不仅可以为下步妊娠做好准备，也有助于增强患者康复的信心。常规剂量（10mg～20mg/d）地屈孕酮不会抑制排卵，简单方便。

2.非肥胖型PCOS：其生活方式干预的目标是防止体重增加，以增肌为主要目标的高蛋白饮食和肌力锻炼使患者骨骼肌含量增加后，患者IR可改善、并伴随排卵功能的恢复。

建议由经过适当培训的医生、护士、营养师、运动教练组成的多学科团队为PCOS患者提供有效的生活干预措施，适当增加增肌训练、力量训练。对于肥胖型的患者可以考虑简单易行的运动方案，如早晚2次，每次30分钟，形式不限，要求心率次数达到（140-年龄）/分钟。

二、促排卵治疗

（一）口服药物：适应证与禁忌证

在代谢紊乱改善后仍未恢复排卵的患者，可给予药物促排卵治疗。治疗前需排除配偶不育因素，用药前需排除妊娠。

1.来曲唑（letrozole，LE）：LE是第三代高选择性芳香化酶抑制剂，可抑制芳香化酶的活性，阻断雄激素向雌激素转化，从而解除雌激素对下丘脑-垂休的负反馈，使内源性促性腺激素增加，刺激卵泡生长发育。

LE目前已作为一线的促排卵药物用于无排卵或稀发排卵的PCOS患者。相较于氯米芬（CC），LE半衰期短，仅45小时，停药后雌激素水平可迅速恢复，对了宫内膜无明显抑制，因此更常用于CC抵抗或治疗失败的PCOS患者。近年来的研究发现，LE促排卵的妊娠率和活产率均高于CC，多胎妊娠率和出生缺陷发生率无明显差异。该药物FDA妊娠安全性分级为D级，孕妇禁用，使用前必须排除妊娠。

具体方案为：从自然月经或撤退性出血的第2～5天开始用药，2.5mg/d，共5天；若无排卵则下一周期递增2.5mg/d，直至用量达7.5mg/d。使用LE促排卵后仍需密切监测卵泡发育情况，监测方法与CC治疗相同。针对LE促排卵治疗的疗程，目前国内外学者尚无推荐。

来曲唑常见的不良反应有潮红、恶心、疲劳等，主要由于服药之后体内雌激素水平降低导致。严重肝肾功能损伤的患者需慎用此药。

2.氯米芬（CC）：通过与雌激素受体结合，解除雌激素对下丘脑-垂体的反馈作用，使垂体促性腺激素分泌增加，促使卵泡生长发育。大约60%～85%的患者在用药后有排卵，妊娠率约25%，活产率约18%。CC价格便宜，使用广泛。

具体方案为：从自然月经或撤退性出血的第2～5天开始用药，50mg/d，共5天；若无排卵则下一周期递增50mg/d，直至用量达150mg/d；若50mg/d的剂量对卵巢刺激过大导致多个卵泡发育，可减量至25mg/d。

氯米芬（CC）常见的不良反应包括：轻度卵巢过度刺激综合征（OHSS）、多胎妊娠、潮热、视觉干扰、腹部不适、乳房疼痛等。如患者有原因不明的不规则阴道出血、影像学检查提示子宫或卵巢占位但性质不明确者、肝功能损害、精神抑郁、血栓性静脉炎等，禁用此药。

PCOS患者使用CC后需采用基础体温、LH试纸或B超监测排卵，妊娠多发生于促排卵治疗的最初3～6个月。在监测卵泡发育过程中，如发现3枚及以上优势卵泡（卵泡直径≥14毫米），建议取消该周期治疗。由于CC的拮抗雌激素作用可抑制子宫内膜增生及宫颈黏液分泌，可能对妊娠产生不利影响。如CC成功诱导排卵3~4个周期仍未妊娠，建议进一步检查；CC促排卵治疗建议不超过6个月，如治疗6个月仍无效，应更换其他药物或及时转诊。

3.二甲双胍：二甲双胍被认为可使PCOS女性恢复排卵、提高妊娠，还可以降低血清雄激素水平和VEGF生成、减少OHSS的发生，因此2018年的国际循证指南认为该药是PCOS一线治疗用药之一，也可以与CC配合使用。此外，二甲双胍有改善代谢，协同促排卵药物改善妊娠结局的获益。加用二甲双胍后，OHSS风险、临床妊娠率、活产率和周期取消率可能有所改善，而促性腺激素用量、获卵数、流产率、多胎率无明显差异。

4.中医药促排卵：PCOS排卵障碍的中医病机主要是肾-天癸-冲任-胞宫生殖轴失常。有肾虚、肝经郁热、脾虚痰湿等症候。中医药在调经促排卵方面，强调"辨证论治"，即根据中医症候来确定治法方药。这是中医药的个体化治疗特色。

（1）肾虚证

主要症候：月经后期量少，色淡质稀，甚则闭经；或漏下不止，或经期延长，形体瘦弱，头晕耳鸣，腰膝酸软，带下量少，大便时有溏薄；舌质淡，苔薄或少苔，脉沉细或细数。

治法：补肾调经助孕。

方药：右归丸、滋肾育胎丸。

（2）肝经郁热

主要症候：月经稀发、量少，甚则闭经，或月经紊乱，淋漓不断；面部痤疮，毛发浓密，胸胁乳房胀痛，带下量多色黄，小便黄，大便秘结；舌红，苔黄腻，脉弦或弦数。

治法：疏肝清热，调经助孕。

方药：加味逍遥丸（丹栀逍遥丸）。

（3）脾虚痰湿

主要症候：月经后期量少，甚则闭经；形体肥胖，多毛，头晕胸闷，四肢倦怠，疲乏无力，带下量多；舌体胖大，色淡，苔厚腻，脉沉滑。

治法：健脾化痰，调经助孕。

方药：补中益气颗粒、苍附导痰丸（见《万氏妇人科》：苍术、香附、胆星、枳壳、制半夏、陈皮、茯苓、甘草、生姜）。

一般来说，高龄或病程较长、反复促排卵失败、卵巢低反应者，多表现为肾虚；高雄激素血症、痤疮较多，体形消瘦者，多表现为肝经郁热；IR或/和糖耐量异常、体形肥胖者，多表现为脾虚痰湿。

在临床上，以上各种症候可单独出现，也会相兼而见，如肾虚肝郁、脾肾两虚、脾虚肝郁等。用药可兼顾主要症候和次要症候，并根据月经周期进行周期性治疗。如肾虚肝郁症，在月经后用右归丸加逍遥丸，排卵后用滋肾育胎丸。脾肾两虚症，在月经后用苍附导痰丸，排卵后用滋肾育胎丸。脾虚肝郁症，月经结束后用苍附导痰丸加逍遥丸，排卵后用补中益气颗粒。

若促排卵后出现LUFS，往往多见于肝郁、肾虚肝郁和脾虚肝郁症，宜在卵泡期配合针灸治疗，在周期第7～16天，针刺取穴关元、中极、子宫、三阴交，每日1次或隔日1次，每次留针30分钟，平补平泻；或耳穴压豆：肾、肾上腺、内分泌、卵巢、神门。

（二）促性腺激素（Gn）

适应证：LE、CC抵抗；既往LE、CC促排卵方案下内膜发育不良（扳机日内膜厚度≤6mm）；LE、CC连续促排3个周期未孕且无其他不孕因素者。

禁忌证：有卵巢肿瘤者；甲亢或肾上腺功能异常；垂体肿瘤。

Gn是PCOS不孕患者的二线治疗方法之一，包括FSH、LH及

HMG。目前Gn的制剂多样，如HMG、尿源性FSH、基因重组FSH和基因重组LH。应用外源性Gn促排卵，应在有条件进行卵泡监测及处理并发症的医疗中心进行，避免多胎妊娠和OHSS发生。PCOS患者应用Gn易发生卵巢高反应，多推荐采用小剂量递增方案，虽然诱发排卵的时间较长，但OHSS发生率和多胎妊娠率显著降低。

小剂量递增方案常规方法：月经3～5天起始，Gn起始剂量为37.5～75U/d。B超监测卵泡发育情况，如卵泡增长明显，以每天1mm～2mm的速度增加，则维持原量；若卵泡生长缓慢则每3天递增37.5U或每5天增加75U，直到B超下见到不多于3个优势卵泡出现，最大剂量225U/d，至优势卵泡形成后注射HCG10000U；如卵泡多，有OHSS倾向，则注射HCG5000U或促性腺激素释放激素激动剂（GnRH-a）0.2mg，予以扳机，排卵后加用孕酮进行黄体支持。

为避免OHSS的发生，如果出现≥3个17mm以上的卵泡形成时应停用Gn，禁用HCG诱发排卵，可取消该周期或改行其他助孕方式。

伴雄激素和LH水平升高时，应用促性腺激素治疗的PCOS妇女多表现为卵巢高反应（一般指大于3个卵泡发育），OHSS及多胎妊娠发生率也较高。应用GnRH-a在促排卵前进行垂体降调节可增加治疗成功率，减少OHSS和多胎妊娠发生率和流产率。

（三）腹腔镜卵巢打孔术（Laparoscopic Ovarian Drilling，LOD）适应证与禁忌证

作为二线治疗，主要适于LE治疗无效、CC抵抗、顽固性LH分泌过多、因其他疾病需进行腹腔镜检查盆腔、随诊条件差不能进行促性腺激素治疗/监测者。建议选择BMI≤34kg/m^2、LH＞10U/L、游离睾酮升高的患者作为LOD治疗对象。

禁忌证：有腹腔镜手术禁忌者、疑有卵巢储备功能下降者、盆腔粘连严重者不宜行LOD。

三、辅助生育技术的选择

当应用一线、二线治疗失败或存在其他辅助生殖技术指征（如输卵管因素或男性因素等）时，应积极考虑助孕措施。

1.宫腔内人工授精（Intrauterine insemination, IUI）：IUI包括夫精人工授精（Artificial insemination with husband's sperm, AIH）和供精人工授精（Artificial insemination by donor, AID），必须在腹腔镜或子宫输卵管造影证实至少一侧输卵管通畅的情况下使用。IUI对于不明原因不孕或轻度少弱精子症患者的治疗作用已被广泛接受，但IUI对于排卵功能障碍性不孕患者的治疗效果尚不明确。目前缺乏在PCOS患者中比较单独排卵诱导和排卵诱导联合IUI后临床结局的RCT，因此PCOS患者在药物诱导排卵时是否要联合使用IUI应根据IUI指征，主要包括男性因素、宫颈因素、不明原因不孕、性功能障碍等。

2.体外受精－胚胎移植（IVF-ET）：参照《2018年国际循证指南：PCOS的评估和管理》和2016年WHO指南小组对于PCOS患者无排卵性不孕症管理的推荐意见，推荐如下流程图，在推荐不同的治疗方法时需要考虑到可获得性、费用和治疗风险。

PCOS女性与非PCOS女性进行IVF助孕的临床妊娠率和活产率相似，但存在OHSS、卵泡发育与子宫内膜成熟不同步、多胎妊娠、流产率增高、妊娠并发症增高等风险。可以通过改变促排卵和扳机方案、全胚冷冻和单胚胎移植来控制OHSS和多胎妊娠风险。

对于PCOS患者需权衡各种促排卵方案的有效性和安全性，进行个体化的控制性超促排卵治疗。

关于PCOS患者的扳机，应采用最低剂量HCG来避免OHSS风险，必要时应考虑进行选择性全胚冷冻。对于采用拮抗剂方案，并且为了预防OHSS而全胚冻的PCOS女性，可以考虑采用GnRH-a扳机；

但由于GnRH-a扳机后造成的黄体功能缺陷可降低新鲜移植周期的持续妊娠率和活产率、增加流产率，因此不推荐用于新鲜胚胎移植的扳机。

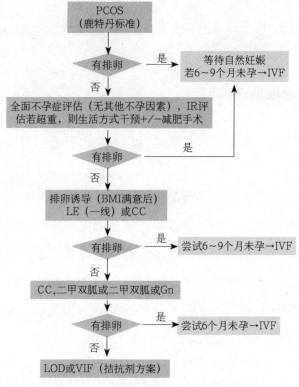

PCOS患者无排卵性不孕症管理流程图

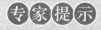

　　多囊卵巢综合征是青春期和育龄期女性常见的妇科内分泌疾病之一，发病率为6%~10%，它不仅涉及生殖系统，而且是一个复杂的多系统疾病。多囊卵巢综合征临床表现异质性强，远期并发症严重，对患者的健康危害大，所以不能掉以轻心，即使不

准备怀宝宝、做妈妈，也要"解近忧，去远虑"，积极进行正规治疗。多囊卵巢综合征近期的治疗目标为调节月经周期，治疗多毛和痤疮，控制体重；远期治疗目标是预防糖尿病，保护子宫内膜，预防子宫内膜癌、心血管疾病。

不孕不育要做哪些检查

患有不孕症，夫妻双方都要进行检查，以便查明原因，进行对症治疗。

1.全身检查。女性不孕症的检查，除了医生询问病史，进行一般的体格检查和妇科检查外，必要时还要化验血液常规，尿、便常规，血沉，血型，并拍摄胸部X光片，看看有没有可以造成不孕的全身性疾病，此外还需要了解家族史、放射线及毒物接触史、烟酒嗜好等。初诊怀疑有内分泌疾病时，需要做相关的内分泌检查，如性腺、甲状腺、肾上腺皮质、胰岛功能等。

2.生殖器一般检查。了解生殖器有无发育畸形、损伤、炎症、肿瘤等，还要检查白带有无炎症。

3.排卵功能检查。可通过检查黄体期孕酮测定、基础体温测定、B超监测或者使用排卵试纸，了解卵巢是否有排卵、确定排卵时间、了解黄体功能是否正常等。排卵功能有障碍的患者，还要做其他的试验检查，以明确原因。

4.输卵管通畅检查。输卵管通畅检查要在月经干净后至排卵前的这段时间做，常用的方法是输卵管通液术或子宫、输卵管造影术，了解输卵管是否通畅，找出阻塞的部位，明确是否存在子宫畸形、子宫黏膜下肌瘤以及子宫内膜和输卵管是否有结核等病变。

5.性交后试验。性交后试验一般在排卵期进行，目的是检查精子是否能够穿过宫颈黏液而进入子宫，同时也可以检查出有无抗精子抗体或宫颈病变。具体方法是，试验前3天禁止性交，然后在排卵期性交，性交后2～8小时取出阴道后穹隆液，看是否有活动的精子。若有精子，说明性交成功。然后取宫颈黏液，如果宫颈黏液拉丝长，放在玻璃片上干燥后，能形成典型羊齿状结晶，说明试验时间是合适的，再取宫颈黏液继续进行检查，如果高倍视野有20个活动精子为正常，少于20个则表示精子与宫颈黏液不相容。因此法较为复杂，不够准确，现仅在特殊的个别患者中进行。

6.宫腔镜检查。了解子宫腔内的情况，检查是否存在宫腔粘连、黏膜下肌瘤、内膜息肉、子宫畸形等病症，对找出不孕症的原因有一定的实用价值。

7.腹腔镜检查。如果上述诸项检查均正常，但是又不能怀孕，可以通过腹腔镜进一步直观检查输卵管、子宫、卵巢有无病变或粘连，同时做相应的治疗。约有70%的不孕症患者可以通过腹腔镜检查，发现不孕症的原因。

此外，不孕症患者必要时还可做免疫功能和染色体方面的检查。

专家提示

不孕症往往是男女双方多种因素相互影响的结果，所以除了女性所做的检查外，男方也应该积极配合，进行相关的医学检查。具体来讲，男方应做的检查包括：全身检查、外生殖器检查、精液检查、血液激素测定、生化检查、免疫学检查、精子功能检查。

测量基础体温很重要吗

基础体温在生殖内分泌疾病的治疗中具有十分重要的作用。尽管基础体温在对疾病的诊断和治疗中尚存在一些不足之处，如基础体温易受多种因素的影响，常常需要借助其他的检查手段才能对病症进行确诊，但基础体温确实能在某些方面反映出卵巢的功能状态，为医生诊断和治疗疾病提供一定的依据。

1.掌握排卵日。知道自己在哪一天排卵，对于女性的避孕与怀孕都很重要。精子在宫颈内可以存活5～7天，卵子一般能够存活24小时，掌握了排卵日期，避孕或受孕的机会就会提高很多。

2.反映黄体功能。基础体温不仅能反映出有无黄体，同时也能反映出黄体的功能状态。女性的月经周期会有长短的变化，所以卵泡期可长达数月，但黄体期却相当稳定，均在下次月经前12～16天。若基础体温黄体期少于12天，说明黄体功能不足。如果反复多次地出现黄体功能不足的情况，需要做进一步检查。

3.诊断早孕。黄体期延长、基础体温不下降是早孕的征象之一。如果黄体期基础体温上升20天就需要进一步确诊是否是早孕。月经失调的患者妊娠机会相对较少，流产机会可能更多，因此妊娠的早期诊断十分重要，可以及早采取必要的措施。

4.诱导排卵。治疗无排卵的患者或不育患者在诱导排卵时，都需要了解治疗效果，看看卵巢是否已经达到排卵的水平，这对于疾病的诊断和进一步治疗是十分重要的。测量基础体温是简便而有效的方法，可长期测量。若用药后出现双向体温，患者自己通过体温可以看到治疗效果，增加治疗信心。所以，进行诱导排卵治疗时应该有基础体温做参照。

5.协助诊断出血类型。在对不规则阴道出血的治疗中，仅凭患者的诉说很难区分出血与月经周期的关系，但基础体温可以反映整个周期的全貌，基础体温结合内膜检查，能更准确地区分出血类型。比如，在有排卵的出血患者中，当患者周期长短不一时，可以根据基础体温的变化区分什么时候是出血，什么时候是月经，因而准确地掌握出血与月经关系的规律。

6.反映低热。有些人低热了，自己却没什么感觉，但可以通过基础体温的测量反映出来。如果黄体期的体温高于37℃，即应视为低热，需要寻找低热的原因。但一些女性在服用避孕药或使用孕激素制剂时，基础体温也有适度的升高，应该注意区分它们之间的不同。

测量基础体温，既有临床意义，也有避孕与怀孕的实用价值，女性朋友不应小视它，应像关注其他健康指标那样关注它。

女孩唇部多毛是怎么回事

如果女孩唇部多毛，像是长出了"胡须"，不要以为仅仅是容貌问题，它除了能够表示体内雄激素水平过高外，还是某些疾病的常见症状。能引起女孩雄激素水平过高的主要因素有：大脑及下丘脑病变、脑垂体病变、甲状腺病变、肾上腺病变、卵巢病变以及用药不当等。此外还有一些原因，如妊娠、精神性厌食、精神紧张、局部长期受刺激等，对症消除病因，即可解决问题。

女孩唇部多毛与内分泌关系十分密切。如多囊卵巢综合征患者因内分泌失调、体内雄激素活性过高而多毛；卵巢肿瘤患者因肿瘤细胞分泌雄激素而多毛；长期服用某些药物也有多毛的不良反应，如苯妥英钠。

有些人雄激素水平并不高，但唇部的毛囊对雄激素异常敏感，使局部的汗毛长得过粗、过多，即"特发性多毛症"。对于不是由于疾病引发的唇部多毛，可采用脱毛的方法进行处理。

就一般状况而言，多毛通常只是一种症状，而不是疾病，需要找出病因，进行对症治疗。

为什么会出现复发性流产

流产是指妊娠20周前，胚胎或胎儿及其附属物排出母体。自然流产是一种优化手段，可以降低先天畸形的出生率。复发性流产是指连续2~3次以上、妊娠20周以前的自然流产，发生率约为1%。自然流产的常见原因有以下几种。

1.染色体异常。由于夫妻一方染色体数目或结构异常所导致的胚胎发育不良，是自然流产最常见的原因，尤其是怀孕前3个月内的流产。对于染色体异常造成的习惯性流产，目前除了让其继续尝试直至成功外，可选择精子或卵子捐赠，精子有问题接受精子捐赠，卵子有问题接受卵子捐赠。

2.外界不良因素的影响。大量吸烟（包括被动吸烟）、酗酒、接触化学性毒物、严重的噪声和震动、情绪异常变化、高温环境等，均可损伤胎盘或胎儿，从而导致流产。预防的方法是避免上述不良因素的刺激。

3.内分泌异常。一些常见的内分泌问题也是复发性流产的原因，如多囊卵巢综合征、高泌乳素血症、甲状腺功能异常以及黄体功能不全等，会使胚胎得不到孕激素的支持而流产，所以如果能对内分泌异常进行及时治疗，成功怀孕的机会还是很高的。

4.子宫异常。子宫异常可以通过子宫造影和宫腔镜进行诊断，如果发现有先天畸形，如双子宫、双角子宫、子宫中隔等，可以进行手术治疗；后天的子宫异常，如子宫宫腔粘连，可以用宫腔镜进行治疗。对于极少数因子宫肌瘤过大引发的习惯性流产，可以通过手术剔除肌瘤后再怀孕。

5.子宫颈闭锁不全。这一类患者流产的发生时间，通常是在怀孕13周以后，典型的症状是先破水，再阵痛。目前最有效的治疗方法是在妊娠的14～16周做宫颈内口环扎术，分娩前再拆除缝线，如果有临产征象要及时拆除缝线。

6.免疫因素。免疫方面的问题通常是母体自身免疫造成的，如系统性红斑狼疮、原发性血小板减少等，其流产率和胎儿死亡率都比较高，Rh及ABO血型不合也会引发反复流产。总之，复发性流产的免疫因素是母—胎之间的免疫不适应引起的母体对胎儿的排斥。这类患者可以进行免疫治疗，部分患者可以成功怀孕。

7.易栓症（即血栓前状态，prethrombotic state，PTS）。易栓症根据发病原因分为遗传性和获得性两种。遗传性PTS是指各种抗凝血因子或纤溶活性基因缺陷而导致易于血栓形成的一类遗传性疾病。遗传性PTS包括抗凝蛋白（蛋白C、蛋白S、抗AT）缺陷症、凝血因子V Leiden突变、遗传性高同型半胱氨酸血症（Hhcy）、凝血酶原基因突变等。遗传性PTS与深静脉血栓及妊娠中晚期胎儿丢失关系密切，与早期RSA关系尚不确定。获得性PTS主要包括APS、获得性Hhcy以及各种易于导致血栓形成的结缔组织病，如系统性红斑狼疮，病程较长且病情控制不良的高血压、糖尿病、慢性肾病、长期卧床、激素替代等。PTS在妊娠期可导致患者子宫螺旋动脉或绒毛血管微血栓形成，甚至形成多发性胎盘梗死灶，导致子宫-胎盘循环血液灌注不良，增加RSA和胎死宫内的危险。针对获得性PTS，目前的指南和共识均推荐筛查aPLs、血清同型半胱氨酸（hcy）等标志物。

8.生殖道感染。子宫内感染会导致孕卵不能着床而流产。生殖道内的病原体能直接导致胚胎死亡，或通过炎性反应使胚胎死亡。对生殖道感染的治疗最好在怀孕前进行，怀孕后则最好选择对胎儿无害的药物；与宠物密切接触者要检查有无弓形体感染。

9.精液因素。有关研究显示，有10%～15%的男性，其精液中含有一定数量的细菌，可以影响孕妇致其流产；近年来发现的无症状的菌精症也会导致孕妇流产。因此，计划生育前，男方要做生殖系统的检查，患有菌精症的，要治愈后再让妻子怀孕。

就目前的医疗水平，尚有一半的习惯性流产未找到原因。

一旦发生流产，半年以内要避孕，这样可以减少流产的发生。

介绍几种辅助生殖技术

一、人工授精

人工授精即用人工方法将男性精液注入女性的生殖道内，让女性得以妊娠的方法。根据所选精液的来源不同，人工授精可以分为丈夫精液人工授精和供精者精液人工授精。前者适用于男性性功能障碍（阳痿、尿道下裂、性交后试验异常而治疗无效）、女性宫颈狭窄、宫颈黏液有抗精子抗体而导致精子不能穿过；后者适用于男性无精症或男方携带不良遗传因子（白化病、家族性黑矇性痴呆），女方Rh阴性、男方Rh阳性，多次妊娠皆因新生儿溶血而死亡，可以选择Rh阴性男性的精液进行人工授精。

二、体外授精与胚胎移植

体外授精与胚胎移植，即试管婴儿。从女性体内取出卵子，放入试管内进行培养，与精子结合后，待发育至8～16个细胞胚胎时，再移植到子宫内使其着床，发育为胎儿。适用于输卵管性不孕的患者，如输卵管阻塞严重不宜做再通术，或者输卵管已经被切除。运用该项技术，需要具备一定的条件：女方年龄不宜超过40岁，身体健康，能够胜任妊娠；女方子宫腔基本正常，子宫内膜有周期性变化；男女双方无精神病史；至少有一侧卵巢功能正常。

三、配子输卵管内移植

配子输卵管内移植适用于输卵管正常的不孕患者，同样需要通过手术来完成。即将培养液中的卵子与经过处理的精子，一起注入双侧输卵管内，不需要实验室培养。

四、宫腔配子移植

宫腔配子移植适用于输卵管异常的不孕患者。具体做法是，将发育成熟的卵子与精子一起送入宫腔内，使之受精、着床。

五、显微注射授精技术

这是一项在试管婴儿基础之上发展起来的显微授精技术。此项技术，只需一条活精子即可使卵母细胞受精，因此十分适宜严重的男性原因造成的不孕，如少精、弱精、畸形精、完全不活动精子、阻塞性无精症以及免疫性不孕。

延伸阅读

"精子银行"

人体的许多组织器官，例如骨髓、血液、细胞、皮肤等可以像其他商品一样储存在仓库里，等待选择。精子也是可以存放的人体材料之一。医学上将超低温冷冻存放精子的地方和设备统称为"精子库"，也叫"精子银行"。"精子银行"在生殖医学研究和不育症治疗中起到了巨大的作用。

目前认为，"精子银行"主要适合于下列四种人：没有完成"传宗接代"任务而又处在"高危"因素笼罩下的男性；暂时不想生育，希望以后生育，在采用输精管结扎绝育前将精液冻存在"精子银行"，用于献精员的筛查和精子保存；用来治疗男性不育症。

▶ 内分泌与女性健康

什么是排卵障碍性异常子宫出血（AUB-O）

异常子宫出血（Abnormal uterine bleeding，AUB）是临床常见的影响患者身体健康和生活质量的疾病。出血是妇科临床的常见症状，也是患者就医的主要原因之一。AUB指与正常月经的周期频率、规律性、经期长度、经期出血量任何一项不符的、源自子宫腔的异常出血。对于育龄期（包括青春期、生育期及绝经过渡期），不包括青春期前和绝经后妇女及与妊娠相关的出血情况，目前国内外均采用国际妇产科联盟（FIGO）推荐的PALM-COEIN系统，其中排卵障碍所导致的异常子宫出血（AUB-Ovulatory dysfunction，AUB-O）最为常见，约占AUB的50%。

排卵障碍包括无排卵、稀发排卵与黄体功能不足。无排卵主要由下丘脑-垂体-卵巢轴（HPO轴）功能异常引起，常见于青春期、绝经过渡期，生育期亦可因多囊卵巢综合征、肥胖、高泌乳素血症、甲状腺及肾上腺疾病等引起。无排卵可以是持续的，也可以是间断或暂时的，临床常表现为不规律月经，经量、经期、频率、周期规律性均可异常。以往被称作功能失调性子宫出血，简称功血，现已建议放弃此名称。大多数AUB-O能通过药物取得良好的治疗效果。

AUB-O的治疗

AUB-O的治疗原则是急性出血期维持一般状况和生命体征,积极支持疗法(输液、输血),尽快止血并纠正贫血;血止后调整周期,预防子宫内膜增生和AUB复发。有生育要求者行诱导排卵治疗,完成生育后应长期随诊,进行相关科普教育。由于AUB-O涉及女性从初潮到绝经,不同年龄段的常见病因不同,临床表现多样,需求也不同,涉及发育、生殖和避孕等,治疗措施需全面考量。

一、急性AUB-O

指出现了严重的大出血,需要紧急处理以防进一步失血的AUB,其中以月经过多(Heavy Menstrual Bleeding,HMB)表现最为常见。重度及极重度贫血患者需要维持生命体征,及时输液输血治疗,建议收住院治疗。对于急性AUB-O的止血,除性激素治疗外,需同时配合止血药、抗贫血等辅助治疗手段,改善患者的一般情况,必要时考虑手术治疗。

1.复方口服避孕药(Combined oral contraceptives,COCs):需排除COCs的使用禁忌证。口服避孕药主要是通过让子宫内膜萎缩来达到止血的目的。其作用主要包括两个方面:一是通过抑制自身雌激素的产生来抑制子宫内膜的增生,二是对卵巢和子宫内膜进行直接抑制。雌激素水平降低与大剂量高活性孕激素的综合作用,子宫内膜会萎缩,出血就会迅速减少甚至停止。推荐新型复方短效口服避孕药,如屈螺酮炔雌醇片(Ⅱ)(优思悦)、屈螺酮炔雌醇片(优思明)、炔雌醇环丙孕酮片(达英-35)、去氧孕烯炔雌醇片(欣妈富隆)等,用于青春期与生育期患者,围绝经期不推荐使用大剂量COCs止血。用法如下：

　　每次1片，每8～12小时一次，直至血止3天后，仍无出血可开始减量，每次减少1片，减量到维持1片/d，维持至血红蛋白含量正常、希望月经来潮，停药即可。

　　2.高效合成孕激素：人工合成的高效孕激素转化子宫内膜的效能高，尤其适用于年龄大、血红蛋白<90g/L的患者。止血3天后可以逐步减量，一般每3天减量一次，减量不应超过1/3，直至维持剂量，维持至血红蛋白含量正常、希望月经来潮，停药即可。建议用法如下：

　　（1）炔诺酮：口服每次5mg～7.5mg，每8～12小时一次，直到血止，血止3天后开始减量，方法同上，维持量为5mg/d；

　　（2）甲羟孕酮：口服每次10mg～20mg，可每8小时一次，血止3天后开始减量，方法同上，维持量为6mg～8mg/d；

　　（3）左炔诺孕酮：口服每日1.5mg～2.25mg，血止3天后逐渐减量，方法同上，维持量为0.75mg/d。

　　3.子宫内膜脱落法：通过使用孕激素，让子宫内膜全部脱落后再次生长而达到止血的目的。适用于生命体征稳定、血红蛋白≥90g/L者。急性AUB推荐使用黄体酮针剂，20mg/d～40mg/d，肌肉注射，每日一次，共3天，促使内膜快速同步脱落以达到止血目的。口服孕激素需要较长用药时间。需告知有停药后阴道出血量偏多的可能，积极防治贫血。常配合使用丙酸睾酮，每个周期25mg～100mg/d，肌肉注射，每日1次，共3天，可减缓出血量。

　　4.子宫内膜修复法：使用大剂量雌激素治疗，雌激素能使子宫内膜生长、修复、止血。适用于出血时间长、量多致血红蛋白<90g/L的青春期患者。可用苯甲酸雌二醇，初始剂量2mg，6～8小时一次，肌内注射，若出血明显减少，则维持；若出血量未见减少，则加量至4～6小时一次，每日最大量一般不超过12mg。出血停止3天后开始减量，

通常以每3天递减1/3量为宜。但近年来不易购到此药。口服戊酸雌二醇（补佳乐）每次4mg～6mg，每4～6小时一次，血止3天后按每3天递减1/3量为宜。各种雌激素治疗过程中，当血红蛋白增加至90g/L以上后，均必须加用孕激素治疗，以达到撤退性出血的目的。

5.手术治疗：诊断性刮宫手术（诊刮）是急性出血的最为快速有效的止血方法，止血的同时还可以进行子宫内膜组织病理检查。因此，对于有诊刮指征或有药物治疗禁忌的患者，建议将诊刮（或宫腔镜检查直视下刮宫）作为急性AUB的治疗和诊断的首要选择；对于3～6个月内已通过内膜活检明确除外恶变或癌前病变者，不建议反复刮宫。对于难治的、无生育要求的患者，可考虑子宫全切除术。子宫内膜切除术或消融术不推荐作为AUB-O的手术方式。

手术适应证：年龄≥45岁、长期不规律子宫出血、有子宫内膜癌高危因素（如肥胖、糖尿病、高血压等）、B超检查提示子宫内膜过度增厚并且回声不均匀、药物治疗有禁忌证或治疗效果不满意者。

6.其他治疗：其他治疗对于维持一般状况和生命体征非常重要，联合性激素治疗可达到更好的止血效果，可酌情同时进行。

（1）止血药：如抗纤溶药物氨甲环酸（其他名称：妥塞敏），每次1g，2～3次/d，每月5～7天；

（2）贫血患者酌情选择口服或静脉铁剂、叶酸，纠正贫血；

（3）出血时间长、有感染征象者，应及时应用抗生素；

（4）中药：酌情选用。

对于难治性急性AUB-O，推荐使用促性腺激素释放激素激动剂（GnRH-a），通过对下丘脑-垂体-卵巢轴的降调节，抑制卵泡生长，使卵巢分泌雌激素和孕激素减少，导致闭经。这种方案在临床上并非常规治疗方法，但对于某些难治的、其他方法无效或有禁忌证时的AUB-O可作为备用方案，如近期发生或有静脉血栓反复发生史，服用抗凝药物引起凝血功能异常，合并肝、肾功能衰竭，年龄大，长期吸烟，重度肥胖或有其他性激素使用禁忌证的患者。用法：GnRH-a1支（如醋酸曲普瑞林/醋酸亮丙瑞林3.75mg或醋酸戈舍瑞林3.6mg），肌注或皮下注射。考虑到GnRH-a的价格与长期使用的副作用（如骨量下降、血管舒缩症状等），对于AUB-O的患者不建议长期使用，血止后积极进行周期调整，并长期管理。合并其他导致AUB的病因，如子宫肌瘤、子宫腺肌症等，可酌情延长GnRH-a治疗时间3~6个月。

二、慢性AUB-O

指近6个月内至少出现3次AUB-O。需分析病因，规范采取有效止血措施，同时纠正贫血，并对患者进行长期管理。对于慢性AUB-O患者应密切关注长期无排卵导致的子宫内膜增生甚至子宫内膜癌风险，长期进行管理以避免内膜病变的发生发展。可以通过基础体温（BBT）、卵泡监测，或者估计下次月经前5~9天（相当于黄体中期）进行血清P水平测定来明确患者是否有排卵及与AUB-O的关系。

无排卵或稀发排卵的患者因无排卵而缺乏孕激素，表现为不规律出血模式，无固定的周期和经期，出血量时多时少不定，慢性AUB-O多表现为月经淋漓不尽。治疗目的是止血，建立或恢复正常规律的月经模式，预防子宫内膜病变，对有生育需求者进行促排卵治疗。稀发排卵如不超过60天，可以随诊观察，但更长时间的稀发排卵处理与无排卵相似。

慢性AUB-O治疗方案如下。

1.复方口服避孕药：尤其适用于有避孕需求、经量多、伴痛经、经前期综合征、PCOS或有高雄表现的AUB-O患者。建议长期应用，避免慢性AUB的反复发作以及由此引起的贫血、子宫内膜病变风险。使用者需排除COCs的禁忌证，用法如下：

从药物撤退性出血或月经来潮第1~5天开始口服（有避孕要求的，建议月经第1天开始服用，月经第2~5天用药，前7天需增加屏障避孕），每天1片，连续使用21~28天，连用3个周期为一疗程。停药后病情复发或月经周期仍然不稳定、无排卵者可延长至6个周期或以上。

绝经过渡期患者如排除使用COCs的禁忌证，可在密切观察下使用常规剂量，应根据WHO对COCs的使用分级限制进行处方，并应告知并关注血栓风险。

2. 孕激素后半周期治疗：适用于阴道出血量不多，生命体征平稳、血红蛋白≥90g/L的患者。适合于各年龄段体内有一定雌激素水平、无排卵的患者，于月经周期或撤退性出血第11~15天起，使用口服孕激素，根据患者情况使用3~6个周期。建议首选天然或接近天然的孕激素。用法如下：

地屈孕酮：10mg~20mg/d，共10~14天；

微粒化黄体酮：200mg~300mg/d，共10~14天；

醋酸甲羟孕酮：4mg~10mg，每日1~2次，共10~14天。

3. 孕激素长周期治疗：适用于有排卵、月经过多的AUB-O患者，也适用于无不典型子宫内膜增生症的患者。从撤退出血或月经第5天开始用药，连续用药21~25天，根据患者情况使用3~6个周期。如AUB复发，可积极重新开始治疗，必要时再次评估内膜风险。用法如下：

地屈孕酮：10mg~20mg/d。

口服微粒化孕酮：200mg~300mg/d。

醋酸甲羟孕酮：8mg~10mg，每日1~2次。

炔诺酮：2.5mg~5mg，每日1~2次。

4. 有生育要求，诱导排卵治疗：

（1）来曲唑：从自然月经或撤退性出血的第2~5天开始，2.5mg/d，共5天；如无排卵则每周期增加2.5mg，直至5.0mg～7.5mg/d。

（2）氯米芬：从自然月经或撤退性出血的第2～5天开始，50mg/d，共5d；如无排卵则每周期增加50mg，直至150mg/d，如卵巢刺激过大可减量至25mg/d。单独氯米芬用药建议不超过6个周期。

有生育要求并伴有AUB-O的患者，促排卵效果不好的，可转生殖中心，积极进行促排卵治疗。

5.雌孕激素序贯治疗：适用于雌激素水平低下的AUB-O患者，常见于青春期HPO轴功能低下或者绝经过渡期有低雌激素症状的患者。对于绝经过渡期患者，采用雌孕激素序贯治疗还能缓解围绝经期症状，但不能有效避孕。对于青春期AUB-O患者，不推荐常规使用雌孕激素序贯疗法，仅在少见的情况，如孕激素治疗后不出现撤退性出血、考虑是内源性雌激素水平不足时使用。

药物及用法：可使用复合制剂，如戊酸雌二醇片/雌二醇环丙孕酮片（克龄蒙）、雌二醇片/雌二醇地屈孕酮片（芬吗通），按说明书应用。此外可配合雌孕激素序贯应用，用法从撤退性出血第1～5天起，使用口服雌激素如戊酸雌二醇或17-β雌二醇1mg～2mg/d，或结合雌激素（倍美力）0.625mg～1.25mg/d，或使用经皮吸收的雌二醇凝胶，剂量0.75mg～1.5mg/d，或雌二醇皮贴，剂量50μg～75μg/d，共21～28天，在使用雌激素第11～14天起加用孕激素12～14天，建议首选天然或接近天然的孕激素，剂量参照孕激素子宫内膜脱落法。连续用药3～6个周期为一疗程。

6.左炔诺孕酮宫内缓释系统（LNG-IUS）：商品名曼月乐，内含52mg左炔诺孕酮，宫腔局部释放量为20μg/d，尤其适用于长期（超过1年）无生育要求者及绝经过渡期的AUB-O患者，可显著减少月经出血量，并可长期、有效保护子宫内膜，减少子宫内膜病变的风险。

7.手术治疗：如药物治疗失败，或不能耐受药物治疗，或怀疑子宫有器质性疾病时应选择手术治疗，如宫腔镜检查、诊刮术，推荐宫腔镜检查。

青春期AUB-O

初潮是女孩子进入青春期的标志之一，但生殖功能不是瞬间就能够完善的，需要一个逐渐发育成熟的过程。在刚刚进入青春期的时候，女孩子的脑垂体与卵巢之间的调节关系并不稳定，非常容易受到外界因素的干扰而发生变化，如剧烈运动、精神紧张或疾病等，于是就会出现无规律的子宫出血。这种AUB-O，情况复杂多变，很让患者及家人焦虑。其一，出血间隔的时间有时很长，有时很短，短时不过几天，长时可达几个月甚至1年以上，有时还会被误诊为闭经；其二，出血持续的时间也有长有短，一般与生活中的某些重大事件有关，如考试、比赛、剧烈运动等；其三，出血量有时多，有时少，少时仅是点滴出血，多时可有大血块涌出，出血严重时会合并贫血，血红蛋白甚至低至30g/L～40g/L，同时伴有头晕、头昏、无力、食欲缺乏、失眠、多梦、乳房胀痛、面部与四肢水肿等症状。总结其治疗方法如下。

1.出血期止血：推荐孕激素内膜脱落法、短效COCs治疗。不推荐高效合成孕激素内膜萎缩法，因副反应较多；不推荐常规使用诊断性刮宫或宫腔镜检查，因子宫内膜病变风险不高，仅在药物治疗效果不好、怀疑子宫器质性改变的患者使用。

2.调整周期：推荐天然孕激素或地屈孕酮定期撤退法与短效COCs使用，可连续使用3～6个月作为一疗程，停药观察效果，如AUB复发，可积极重新开始治疗。不推荐常规使用雌孕激素序贯疗法，仅在少见的情况，如孕激素治疗后不出现撤退性出血、考虑是内源性雌激素水平不足时使用。

延伸
阅读

生育期AUB-O

生育期AUB-O的患者都是处于生殖旺盛期的女性，这种类型的出血可以是暂时的，一般都是对生活中的突发事件的应激反应，这时只要进行一次黄体撤退治疗，即足以使其自然恢复排卵而不再反复。

而长期排卵不好的常见原因是PCOS、高泌乳素血症、肥胖、甲状腺功能异常等。

1.出血期止血：推荐短效COCs治疗、孕激素内膜脱落法、高效合成孕激素内膜萎缩法。酌情将诊断性刮宫或宫腔镜检查、内膜病理检查作为出血量多、需尽快止血的重要方法，此方法止血或减少出血量速度快，并可明确是否有内膜病变，但不建议反复使用。

2.调整周期

（1）有生育要求者：希望尽快妊娠的可采用促排卵，包括口服氯米芬、来曲唑、中药等，如能排卵，即使暂时不能妊娠，排卵后产生的孕酮也有利于调整月经。推荐选择不影响妊娠的天然黄体酮或地屈孕酮定期撤退法，有研究显示，地屈孕酮10mg～20mg/d不抑制排卵。

（2）无生育要求者：短期内无生育要求者，推荐短效COCs，既可以避孕，又可调整月经，并有多种非避孕用途，如治疗痤疮、多毛，减少月经量，缓解痛经等。长期（超过1年以上）无生育要求者，推荐选择LNG-IUS。也可长期使用短效COCs，可减少子宫内膜癌、卵巢癌等多种恶性肿瘤的发生率，并可避免反复发作的AUB-O。生育期使用短效COCs推荐长期连续使用，不建议间歇使用。

绝经期与青春期AUB-O的区别

绝经过渡期的月经多数都是无排卵的，月经既不规律，出血量也很大，出血时间还很长，不少患者常常因此而贫血，困扰着很多更年期女性。

更年期功血与青春期无排卵功血有相似之处，如都与卵巢功能的变化有关系，但二者也有很多不同之处，如青春期功能失调性子宫出血的患者均是处于青春发育期的年轻女孩子，因生殖内分泌功能不完善而出血；绝经过渡期功能失调性子宫出血的患者皆为更年期女性，因卵巢功能逐渐衰退而出血，这些差异必然导致诊断方法与治疗手段的不同。

一、病因不同

就大多数女性而言，绝经是一个逐渐变化的生理过程，在绝经过渡期卵巢功能开始衰退，对脑垂体分泌的激素反应不良。周期开始出现不规律、提前或错后，月经量时多时少，经过数年过渡，直至绝经。在绝经过渡期，卵巢功能开始衰退，对垂体激素反应不良，卵泡发育推迟，于是就会出现排卵不好或无排卵周期。这与青春期刚好相反，在青春期是脑垂体与卵巢之间尚未建立稳定的调节关系。在绝经过渡期，无排卵月经和无排卵功血会间断出现，一旦卵泡耗竭，月经也就停止了。一般在绝经前最后几个周期多数是无排卵的。

二、诊断方法不同

绝经过渡期与青春期AUB-O的诊断方法是不一样的。处于青春期的女孩子患器质性病变的概率很低，一般都是功能性的，而处于绝经过渡期的更年期女性患器质性病变的风险要高很多，一旦发生绝经过渡期出血应首先考虑排除器质性病变，如子宫肌瘤、子宫腺肌病、子宫内膜异位症、子宫内膜息肉等，在排除器质性病变和恶性肿瘤后，才可以认为是AUB-O。

诊断是否为AUB-O要做相关检查，除了详细询问病史外，要看子宫是否增大、有无异位囊肿等；阴道超声检查可以协助了解有无器质性病变；诊断性刮宫可以排除子宫内膜的器质性病变，内膜病检对绝经过渡期十分重要，与青春期亦有所不同。

三、治疗手段不同

1.出血期止血：推荐使用孕激素内膜脱落法、高效合成孕激素内膜萎缩法，相对比较安全。不推荐大剂量（2~3片/天）短效COCs止血，因可能增加此年龄段患者的血栓发生风险。推荐将诊断性刮宫或宫腔镜检查、内膜病理检查作为首次止血的治疗选择；对近期已做过内膜检查、排除恶性情况者不必反复刮宫。

2.调整周期。具体治疗方法如下。

（1）左炔诺孕酮宫内缓释系统（LNG-IUS）：可长期、有效保护子宫内膜、显著减少月经出血量，并有安全可靠的避孕效果，全身的副作用较少。一次放置可维持5年，达到长期管理的效果，可作为绝经过渡期患者的长期、安全、简便选择，尤其适用于月经量过多患者。对此年龄段较常合并的子宫内膜息肉、子宫肌瘤、子宫腺肌症、子宫内膜增生症等有额外的治疗益处。

（2）孕激素定期撤退法：推荐使用天然孕激素或地屈孕酮，不增加心血管疾病和乳腺癌的风险或风险较低。方法同青春期与育龄期。需长期管理，定期撤退出血，直到使用孕激素不能撤退出血、自然绝经为止。

（3）伴有明确雌激素缺乏症状者，没有性激素治疗禁忌证，可启动性激素补充治疗（Hormone Replacement Therapy，HRT），推荐天然雌激素与孕激素或地屈孕酮序贯治疗，有规律性地撤退出血，同时缓解围绝经期症状。

（4）短效COCs：适用于月经量多、有避孕需求、没有使用禁忌证的患者，慎用。用法为每天1片，连用21～24天，规范使用。

经间期出血的原因与治疗

经间期出血95%有排卵，是指有规律、在可预期的月经之间发生的出血，包括随机出现和每个周期固定时间出现的出血。按出血时间可分为卵泡期出血、围排卵期出血、黄体期出血、无规律出血。

对于经间期出血，首先要明确患者是否有排卵，最简单的检测手段为测定基础体温（BBT），通过BBT不仅可以了解患者是否有排卵，更重要的还可以了解不规则出血与排卵的关系。建议对患者进行1～2个周期的观察，测定BBT。多数女性无须药物治疗能够自愈，调整生活规律、心理调节等可能有益。找到规律后，可选择药物治疗。

1.卵泡期出血：也称月经期延长，BBT高温相结束后开始出血并如月经量，约7天后持续少量出血。

主要考虑因卵泡发育不佳、子宫内膜修复不良所致，可在少量出血期间使用雌激素，如戊酸雌二醇1mg～2mg/d，连续3～5天，帮助修复子宫内膜，血止后停药；

如有生育要求：促排卵治疗，改善卵泡发育，方法同前；

如无生育要求：复方短效口服避孕药，方法同前。

2.围排卵期出血：原因不明，可能与排卵前后雌激素水平波动有关，子宫内膜对此时血中雌二醇的波动过度敏感，此时不属于AUB-O。但围排卵期出血不一定均有排卵，对于无排卵的患者，参照AUB-O相关处理。与排卵有关的出血，可考虑下列治疗方法：

出血量少，不影响生活，可观察。

对症止血：口服止血药，如氨甲环酸（妥塞敏）。

补充雌激素：在围排卵期口服小剂量雌激素，如戊酸雌二醇1mg～2mg/d，共3～7天。

如无生育要求：复方短效口服避孕药，用法同前。

3.黄体期出血：也称经前期出血，先少量出血数天，再正常如月经量出血。BBT双相型，升温短于10天，考虑黄体功能不足引起。

无生育要求：复方短效口服避孕药，用法同前。

孕激素定期撤退法：用法同孕激素后半期治疗。

有生育要求：可在卵泡成熟后，给予肌注HCG5000～10000U一次，改善黄体功能。

促排卵治疗：来曲唑、氯米芬，用法同前。

4.经间期无规律出血：需除外无排卵或来自其他部位和生殖系统其他部位的出血，可通过妇科检查、辅助检查了解病因，可试用短效COC治疗或氨甲环酸治疗，效果仍不好时，建议宫腔镜检查、送病理检查，寻找、分析出血原因，止血。

延伸阅读

怎样测量基础体温（BBT）

人的体温受身体内外多种因素影响。在睡眠6～8小时后，无任何干扰因素，如起立、行动、进食等，立即测量舌下体温，即为基础体温。基础体温是基础状态下较为稳定与准确的体温。

基础体温可以间接反映女性的卵巢功能。处于生殖期的健康女性，其基础体温在经期后略低，排卵日可能更低或不低，排卵后由于卵泡产生黄体，基础体温就会升高，直至下一次经期又重复下降。

测定基础体温可以了解有无黄体及黄体功能，从而了解有无排卵及估计排卵日期，对卵巢功能失调及不孕不育等患者的诊断治疗及观察疗效是十分重要的。

基础体温的测量方法如下：

1.准备一支摄氏体温表，并熟练掌握读表的方法，一定要精确。

2.将体温表放在床边，每晚临睡前将水银柱甩到最低点。

3.早晨醒来后，马上将体温表放在舌下测量5分钟，测量出的数值就是基础体温。需要注意的是，最好每天在同一时间进行测量，测量前严禁起床、大小便、吸烟、进食、谈话等活动。

4.测量表内除了记录基础体温外，还应在备注栏内注明是否有以下情况：

（1）性生活；

（2）感冒、饮酒、迟睡、失眠；

（3）周期中短暂的下腹隐痛、阴道点滴出血、白带突然增多、性欲增强或其他异常情况；

（4）检查、治疗、服药开始及停止的日期。

多长时间不来月经才算是闭经

一般情况下，月经应该月月如期而至，假如迟迟不来，一定是患了某种与之相关的疾病。闭经既是疾病，也是症状，需要提醒的是，千万别把偶然的一次停经当作闭经。

闭经有很多种类型，既有生理性的，也有病理性的。生理性闭经在青春期前、妊娠期、哺乳期都会发生，病理性闭经的患者中有相当一部分患有先天性疾病，如各种性发育异常等。

病理性闭经又包括原发闭经与继发闭经两种。如果一个女孩年龄超过14岁，第二性征未发育（无乳房发育），或年龄超过16岁，第二性征已发育，月经还未来潮，即为原发闭经；如果已经建立正常月经周期而停经6个月以上，或者原为月经稀发停经3个周期以上，即为继发闭经。停经时间达不到上述标准的有可能是月经稀发。

闭经的常见原因有哪些呢？

下丘脑-垂体-卵巢，这3个环节构成了一个相互联系、畅通有序的信息管理系统，控制着月经，支配着月经来潮，如果其中的任何一个环节出了问题，都会影响月经的周期，甚至导致闭经。即使上面的环节没有问题，而接收信息的子宫出了问题，如人流刮宫过度引起损伤、子宫内膜炎、子宫肿瘤等也都会导致闭经。影响月经周期的另外一个因素是中枢神经系统。由于下丘脑受神经系统的支配，人一旦受到精神打击、环境突变、情绪紧张等因素的影响时，下丘脑与神经系统之间的关系就会紊乱，继而引发脑垂体和卵巢功能异常，影响雌激素的正常分泌，进而影响月经。此外，长期服药、过度减肥、神经性厌食、消耗性疾病及内分泌系统疾病，如闭经泌乳综合征、肾上腺皮质机能亢进、甲状腺功能减弱或亢进等，均有可能引起闭经。

闭经怎么治疗？

闭经的治疗并不复杂，关键是要明确闭经的原因，找到原因，也就明确了闭经的类型，然后针对病因进行治疗就可以了。

1.激素补充疗法。激素水平过低是导致闭经的常见原因之一。此类患者需要补充雌激素与孕激素，这不仅能维持女性特征与生理功能，更重要的是能提高女性的生活质量。年轻女性一般都希望月经能月月如期到来，雌、孕激素周期疗法是不错的选择。临床医生会根据不同患者的不同情况制订个性化方案。

2.排卵治疗。闭经会导致不孕。除了发育异常导致的闭经外，有卵子的闭经患者可以通过促进排卵达到怀孕的目的。常用药物是克罗米芬和促性腺激素，可以刺激卵子发育、排卵而受孕。假如患者的卵子根本不发育，雌激素水平很低，刺激卵泡发育并排卵是比较困难的，需要用雌、孕激素刺激子宫发育成熟后，再做促排卵治疗。此类患者应用促性腺激素，可能一次就能成功排卵，甚或可以怀孕，但以后还会闭经，因此排卵治疗的原则是一样的，即都是诱导排卵，但具体治疗方案是因人而异的。

3.手术治疗。下生殖道发育异常，子宫内膜损伤、盆腔炎症、垂体瘤等导致的闭经需要进行手术治疗，如通过腹腔镜手术解决输卵管与盆腔的粘连问题。因患泌乳素腺瘤导致的闭经，若用药物治疗，首选溴隐亭，但需要终生服药；不愿意终生服药的患者可以选择手术治疗，如果瘤体不大，经手术切除肿瘤，疗效还是比较理想的。

专家提示

虽然闭经暂时不会对女性构成生命威胁，但危害有很多，如长期的雌激素水平过低，不仅会让更年期症状提早出现，还会引发骨质疏松等相关疾病；孕激素不足，子宫内膜不能按时脱落，会增加子宫内膜癌的患病风险；雄激素过高，糖尿病和心血管疾病可能也会接踵而至。此外，一些炎症和肿瘤也都是健康隐患。所以对待闭经不能掉以轻心，应该积极治疗，提高生命质量。

经前紧张综合征是病吗

简单地说，经前紧张综合征主要是指女性在月经前7天左右出现的生理、心理和行为方面的变化，是常见的妇科疾病。

经前紧张综合征在生理方面的主要症状有乳房痛、全身痛、头痛、腰背痛、下腹绞痛、腹胀、面部肿胀、上下肢肿胀等；在心理方面的主要表现包括情绪不稳、抑郁悲伤、紧张、易怒、焦虑不安、攻击性强、脾气暴躁等；在行为方式方面的表现有爱哭泣、疲乏、失眠、喜食甜或咸、食欲增加或下降等。这些症状均会在月经来潮后减轻或消失。

目前妇科临床对经前紧张综合征的病因尚未完全明确，已确定的因素有：

1.水钠潴留。患者在月经前醛固酮分泌增多，造成水钠潴留导致水肿、腹胀。

2.激素影响。月经前患者体内雌激素水平过高，而孕激素相对不足，人体的神经系统对这一变化十分敏感，因而导致情绪发生明显变化；同时催乳素水平升高又会导致乳房胀痛。

3.精神神经因素。经前紧张综合征在平时易紧张、工作压力大的人群中十分高发，这与个体差异、性格特质、生活经历、健康状况等诸多因素有关。

4.维生素缺乏。如果人体内维生素A和B族维生素含量不足，会影响雌激素在肝脏的代谢，由此导致雌激素的不平衡。

经前紧张综合征常令患者身心痛苦，不仅严重影响生活质量，还在一定程度上影响家庭和睦，并导致工作效率降低，如果反复发作，还易引发别的疾病，所以患者及家庭成员应保持良好的精神状态，建立自信心，及早进行正规治疗。目前临床上常用的治疗方法是服用利尿剂、抗抑郁类药物和激素。服用利尿剂可以纠正水钠潴留，减轻水肿；服用抗抑郁类药物可以控制情绪，改善睡眠；服用天然孕激素可以抵消过量的雌激素，服用含屈螺酮的口服避孕药（优思明、优思悦）也可显著改善经前紧张综合征。此外，患者还应积极锻炼身体，限制盐、蛋白质的摄入，矫正水及盐的失调；限制摄入刺激性食物，如咖啡、酒等。必要的治疗加上健康的生活方式，能使女性朋友远离经前紧张综合征。

患有经前紧张综合征的女性会不由自主地痛恨月经，这种心理只会加重不适的症状。不要以为月经是一件很麻烦的事情，它的根本意义在于代表一种女性的特质与能力。如期而至的月经是身体健康、功能健全的标志。

卵巢为什么会早衰

卵巢早衰是指40岁以前已建立规律月经的女性，由于卵巢功能衰退而出现的持续性闭经和性器官萎缩，常有促性腺激素水平的上升和雌激素水平的下降，现多用早发性卵巢功能不足（POI）来描述。临床上表现为闭经、少经，并伴有不同程度的多汗、潮热、心烦、失眠、阴道干涩、性欲下降等绝经前后的症状，使患者未老先衰，给其身心健康和夫妻生活带来极大影响。发病率在一般人群中占1%～3%。诊断标准为年龄<40岁，月经稀发/闭经至少4个月，FSH水平>25IU/L，测定间隔至少4周以上。

卵巢早衰的主要原因有哪些?

卵巢早衰是一种病因复杂的妇科内分泌疾病，目前其确切原因尚不清楚，可能与下列因素有关。

1.精神压力过大。有些女性，尤其是白领女性，长期处于工作、社会、家庭等多方面的压力之中，以致自主神经紊乱，干扰中枢神经系统与下丘脑的功能，影响人体的内分泌调节，从而出现疲劳、月经不调等症状，致使卵巢功能下降，激素水平降低或突然消失，更年期提前。

2.遗传。卵巢早衰也可能与患者染色体异常的遗传因素有关。

3.性腺感染。病毒感染也可能是卵巢早衰的诱因之一。目前已发现，幼年患过病毒性腮腺炎的人易发生卵巢早衰。病毒会侵害卵巢的细胞和组织，导致卵巢功能下降，生殖器官萎缩。

4.自身免疫性疾病。卵巢功能过早衰退可能是免疫系统错误地将卵巢组织内的生殖细胞当作外来异物进行攻击、杀戮的结果，如甲状腺炎、类风湿病等。

5.基因异常。如决定性腺分化的X染色体上基因异常而影响性腺发育。

6.药物毒性作用。长期服用某些影响卵巢功能药物的女性，其卵巢功能长期受到抑制，继而功能紊乱，无法正常分泌性激素，也无法正常排卵，最终导致卵巢功能衰退。

目前对卵巢早衰的治疗主要是对症治疗，补充缺乏的性激素。应用雌激素，可以降低促性腺激素的水平，减少促性腺激素对卵巢的调节作用，从而减少卵巢抗原的产生。这种治疗方法能使部分患者恢复自然排卵，甚至可以妊娠。同时，一定水平的雌激素可以改善外阴、阴道的生理状态，延缓生殖器官的退行性改变，使绝经后的女性维持正常的性生活。此外，补充雌激素、孕激素对维持骨和脂肪的正常代谢，预防骨质疏松、动脉硬化和冠心病的发生也大有裨益。

对于卵巢功能衰竭又有生育要求的患者，可以采用辅助生育技术，帮助其受孕，具体做法是"赠卵—试管婴儿"，即将别人的卵子在体外受精后移植到患者的子宫内。在移植前，患者要接受类固醇激素替代治疗，以促进子宫内膜的发育，改善机体的内分泌环境，使之具备接受孕卵的能力，妊娠后也要继续治疗。

患了卵巢早衰要以积极的心态应对，既不能过度紧张，也不宜任其自然。除了积极就医外，还要做好保健，一旦发现症状，不要自寻烦恼乱投医，要到正规医院接受专业医生的治疗，切不可听信偏方、秘方，或自行服用激素类的药品。此外，还要积极锻炼身体，保持良好的心态。

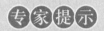

专家提示

　　不要只凭个人的感觉就断定自己卵巢早衰，要进行相关的医学检查后才能确诊。有些人出现了一些更年期症状，就觉得自己是卵巢早衰，这种主观臆断是不科学的。最近的统计资料显示，卵巢早衰的发病率并未提高，发病年龄也没有明显提前，所以即使有了一些症状，也大可不必紧张。临床上常发现一些怀疑自己卵巢早衰前来就诊的患者，经检查，其实是精神上的抑郁情绪造成的。即使被确诊为卵巢早衰，也应以积极的心态面对，随着医学的不断进步，再加上临床医学对卵巢早衰的治疗手段也很完善，该病都可以得到有效治疗。

怎样避开不适宜的月经

　　一般身体健康的女性都会有规律的月经，它会如期而至。有时候，月经来临时除了身体会有不适外，也常带来诸多的麻烦，特别是一些重要的场合和活动，有月经相随，常常令人尴尬，比如，月经期与高考相遇；月经期碰上新婚、外出旅游等；分居两地的夫妻，在探亲之时如果正值月经来潮，难免使人心情欠佳。况且，在月经前后的一段时间里，女性的心情和身体一般不会处于最佳状态。月经前，许多女性朋友都会精神紧张、易疲劳、抑郁、焦虑、倦怠；月经期间腰腹部会酸胀不适、头晕头痛、郁闷、心悸等，处于生理周期的低潮。所以，有些时候采用科学的方法，避开不适宜的月经也是有必要的。

避开不适宜的月经有两种方法，一是让月经提前，二是让月经推迟。这两种方法都必须在医生的指导下，通过使用药物来实现。

1.提前法。在月经前15天，即两次月经的中间，口服或注射孕激素3～5天，一般停药4～7天，月经即可来潮。

2.推迟法。从月经来潮的第3～5天开始持续用药。临床上常用孕激素或口服避孕药，通过推迟子宫内膜的脱落来推迟月经。

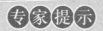

专家提示

从医学的角度看，月经周期受人体内分泌系统的调节，自有其规律，不宜人为打破它，只有在十分必要时才考虑用药物调整月经的周期，并且必须在专业医生的指导下用药。即使如此，也不宜频繁使用，否则极易导致内分泌紊乱，引发相关疾病，所以应该慎用。

服用避孕药后不来月经怎么办

服用避孕药是常用的避孕方法，但有些人在服用避孕药后，月经却不来了，遇到这种情况难免会忧心忡忡，不敢再服用。其实，大可不必紧张。

避孕药都含有激素，当外源性的激素进入人体后，内分泌会发生相应的改变，如果用药时间不长，内分泌的改变仅仅会导致子宫内膜增长不良，会有点滴出血；如果长时间用药，会造成子宫内膜萎缩、反应差，导致闭经。但这些现象都不是疾病，绝大多数人在停用避孕药后，月经会自然恢复。如果服完21片短效避孕药后，停药8天不来月经，可以在8天后继续服用下一个周期的药，但是如果连续两个月不来月经，应该找医生咨询，以排除怀孕的可能性；如果连续3个月不来月经，就应该停药了，待月经恢复正常后再用药。

同样，如果口服长效避孕药或注射复方长效避孕针后没有月经，只要经医生检查没有怀孕，是可以继续服药或打针的。孕激素避孕针或埋植剂引起的闭经，只要没有体重过度增加等不良反应，可以继续使用，但如果闭经时间过长或出现了其他不良反应，应该积极就医，明确停经的原因，然后再进行有针对性的处理。总之，这一切都应在医生指导下进行。

▶ 谈谈更年期综合征

更年期与更年期综合征

更年期，通常意义上是指女性从生殖期过渡到非生殖期的年龄阶段，也是人体由成熟走向衰老的阶段，从时间上包括围绝经期前后的一段时间。女性一般在40岁以后进入围绝经期，此时卵巢功能开始逐步衰退，月经渐渐减少以至紊乱，大约经过10年的时间，到50岁左右绝经，这是不以人的意志为转移的生理现象。

女性体内的多个器官和组织都需要雌激素的刺激。随着更年期的到来，女性体内的激素水平逐渐下降，这些器官和组织会因为代谢发生变化而出现一系列的相关症状，这就是更年期的近期、中期和远期并发症。这些并发症可以分为五大类，即更年期综合征、泌尿生殖道萎缩、骨质疏松、心脑血管疾病与老年痴呆。同时，随着年龄的增加，患者可合并或出现一些器官退化的问题。所以，更年期又被称为"多事之秋"，一是指更年期的确处于人生的秋季，二是指更年期易发多种疾病。

更年期综合征是更年期常见的症状之一。

更年期综合征有哪些常见症状

一、潮热、多汗

潮热，在医学上又被称为血管舒缩症，是更年期的标志之一。其表现为患者突然感到上半身发热，特别是脸、颈及胸部阵阵发热，继而出现出汗、脸红、寒战、冷湿、焦虑等症状，偶尔会颤抖。一次潮热通常可持续1~5分钟，发作的频率及持续的时间因人而异，一般情况下，晚间比白天发生的次数要多，常常影响睡眠。

多数更年期女性的潮热和多汗会在末次月经后的1~2年内达到高峰，有些人甚至会持续10多年，但不是每个女性都会发生潮热。一般来讲，手术切除双卵巢的女性，她们的症状更多、更严重、来得更快。有些人在更年期前也会出现类似潮热的症状，所以雌激素水平下降并不是导致潮热的唯一原因。

目前，对于导致潮热发生的确切原因尚不十分清楚，但多项研究资料表明，更年期体温调节机制的改变是引发潮热的重要因素之一。进入更年期后，女性机体调节体温的能力有所改变，对体温的轻微变化会表现得非常敏感，即使是体温略微升高，血管也会马上扩张，于是就会出现潮热、出汗、心慌、烦躁等症状。潮热还会导致皮肤抵抗力下降。此外，应激反应也会导致潮热。

二、情绪改变

更年期女性性腺功能的改变会引发多脏器的功能失调，首先出现的就是神经、精神症状，表现为活动稳定性的减弱，所以不少女性一进入更年期，性格就会发生很大变化，情绪波动大，易感伤、焦虑、烦躁，像是"换了一个人"。尽管有研究表明，抑郁、忧虑或激动与绝经之间没有必然的联系，但多数更年期综合征患者确实存在很多情绪问题。在一些更年期专科门诊，常见到这些患者相互交流彼此的感受，说到动情处泪水涟涟，不仅个人精神压力大，还会给社会和家庭带来一定的负担。

抑郁是一种常见的心理问题，对于更年期女性而言，抑郁除了与性激素水平下降有关外，更多地取决于其他社会因素，如离开工作岗位后的心理落差、经济收入的减少、与同龄人攀比后的心理不平衡、长期被某种慢性病所困扰、配偶或子女死亡以及以往的抑郁史等。所以，更年期的不良情绪反应，在某种程度上，也是多种不良因素综合作用的结果。

三、睡眠障碍

高压力、快节奏的现代生活在一定程度上影响了人们的睡眠质量。据统计，在45～49岁的女性中，超过20%的人有睡眠障碍；随着年龄的增长，如50岁以上的人群，失眠的人接近40%。睡眠障碍主要表现为难以入睡、睡不深、易醒、多梦，严重者甚至通宵不寐。

很多女性绝经后都会出现睡眠问题，睡眠不好又会引发别的身体不适，如血压不稳定、头痛、消化不良、免疫力下降等，让更年期女性苦不堪言，四处求医，生活质量大幅降低。除了激素水平的下降外，抑郁、慢性疼痛及其他与健康相关的情况均会对睡眠造成负面影响。一些情绪问题，如忧虑增加，精力不支也会影响睡眠质量。如何解除睡眠障碍，不仅需要多学科的共同努力，也需要患者、家庭及社会各方面的积极配合，这是一个社会化的系统工程。

更年期因人而异，有些人能平稳过渡，有些人症状频频、患病不断。除了上面所说的潮热、情绪改变、睡眠障碍外，更年期还会出现泌尿生殖系统的萎缩、骨质疏松、性功能下降、记忆力减退等问题，这些问题有些与更年期有关，有些则是自然衰老所导致的。当然，更年期也是自然衰老的表现形式之一，只不过它表现得比较特异罢了。

激素补充治疗的四大作用

近些年，医学研究发现，女性绝经后除更年期综合征与泌尿生殖道萎缩之外，骨质疏松、骨折、心脑血管疾病以及老年痴呆等疾病也日益增多，不仅严重影响个人生活质量，也给社会和家庭带来了很大的压力和负担。于是在20世纪60年代，激素补充治疗（Hormone Replacement Therapy，HRT）便应运而生了，它对缓解更年期综合征，减少骨质疏松与骨折，预防心脑血管疾病和老年痴呆，改善女性的生活质量，减轻社会、家庭的压力和负担起了十分重要的作用。但是近些年，激素补充治疗受到不少非议，它能导致发胖、有依赖性，特别是其中的"致癌"一说令很多女性"望而生畏"。因此很多人宁可忍受更年期的诸多不适或选择中医调理，也不愿意接受激素补充治疗。其实，在专业医生的指导下，合理使用雌激素，不仅能缓解更年期症状，还能有效预防多种疾病。

一、可处理绝经后的相关问题

更年期综合征一般出现在绝经前、后的一段时间内，除了潮热、多汗等特异症状外，还有抑郁、烦躁、乏力、睡眠障碍等问题。如果症状较轻，不用服药；如果症状较重，则需要用较大剂量的药物帮助缓解、控制症状。

更年期综合征的程度和持续的时间因人而异，症状能严重到何等程度、最长能持续多久，目前临床上没有确切的统计数字。但值得欣慰的是，更年期症状会在一段时间后消失，并且很少反复发作。

客观地讲，雌激素不是治疗更年期综合征的万能药，对一些新出现的非特异性问题，如眼干、口干、耳鸣等问题，在排除眼科、五官科器质性病变后，如果在短期试用较大剂量的雌激素治疗后，治疗效果仍然不理想，应该考虑选择其他的治疗方法，比如充分发挥我国宝贵和丰富的中医药资源，有时能取得良好的治疗效果；对抑郁、烦躁、焦虑、睡眠障碍等症状较重的患者，应与神经内科和精神科医生共同协作，进行抗抑郁、抗焦虑及镇静治疗，以取得满意的治疗效果，从而改善更年期女性的生存状态。

二、可治疗月经紊乱与泌尿生殖道萎缩

更年期的月经紊乱通常表现为周期的延长或缩短，持续时间的延长或缩短，以及阴道出血淋漓不尽，严重时可导致严重的贫血。对这些患者，在排除器质性病变和禁忌证的情况下，可以采用性激素进行治疗。临床上对阴道出血淋漓不尽者，一般采用定期孕激素撤退的方法，帮助女性由围绝经期平稳过渡到绝经期。如果治疗效果不佳，应进一步检查是否患有其他内分泌疾病或妇科的器质性病变。

更年期女性泌尿生殖道萎缩是随年龄的增加而逐渐加重的，并伴随萎缩性炎症，如阴道干燥、性交痛、瘙痒、白带过少或增多，并伴有异味、反复发作的下尿路感染、尿道炎等，如果及时治疗，在专业医师的指导下合理补充雌激素，就能增强泌尿生殖道的抵抗力，从而减少炎症的发生。目前常用的方法是小剂量、间断的局部用药或全身用药；或单纯采用雌三醇制剂局部用药，由于剂量小、全身吸收少，对子宫内膜和乳腺的刺激性也小，但停药后容易复发。对不能或不愿意服用雌激素的患者，一般通过间断阴道局部应用甲硝唑泡腾片等缓解症状。

三、可预防骨质疏松

骨质疏松会随年龄的增长而加重。据统计，女性骨质疏松性骨折所致的死亡率超过乳腺癌、宫颈癌和子宫内膜癌的总和。人体中的骨质从胎儿起是逐年增加的，到35岁左右达到最高值。此后，骨量随年龄增大而逐渐丢失，直至生命结束。女性绝经后由于雌激素和雄激素水平的逐渐下降，骨量丢失的速度不仅比男性快，而且丢失的数量

也多，所以更易发生骨质疏松和骨折，即使不发生骨折，也常出现骨与关节的疼痛、驼背或者个子变矮。由骨量丢失导致的骨小梁断裂后的畸形是无法挽回的，但却是可以预防的。因此，绝经后防治骨量丢失是绝经后防治骨质疏松的重要预防措施之一。骨质疏松的高危因素包括：有骨质疏松家族史、钙摄入不足、素食、缺乏体力活动者，大量吸烟、嗜酒，高龄，绝经早（40岁前绝经），绝经前双卵巢被切除、长期服用肾上腺皮质激素和抗凝剂等。用激素补充治疗防治骨质疏松，应从绝经早期时开始。小剂量雌激素能够预防骨量丢失，大剂量雌激素可以治疗骨质疏松。临床上常用的利维爱是一种具有雌激素、孕激素、雄激素作用的药物，患者小剂量地服用后就能有效增加骨量。除性激素外，已患有骨质疏松或骨质疏松性骨折的女性，还可有针对性地选用二磷酸盐（如福善美、固邦等）、氟化物（如特乐定）、雌激素受体调节物（如易维特）、甲状旁腺素、降钙素、锶盐等进行协助治疗，以增加骨量，减少骨折的发生概率。

四、可降低心脑血管疾病的患病风险

临床医学证明，女性进入更年期后，罹患心脑血管疾病的风险会显著提高。流行病学调查显示，心脑血管疾病的死亡率居绝经后女性死亡率之首，美国有46%的女性死于心脑血管疾病。女性一生中死于心梗的危险性是23%，而令人谈之"色变"的乳腺癌死亡率只有4%，女性死于心脑血管疾病的人数明显多于男性。

罹患心脑血管疾病的重要因素是动脉血管粥样硬化的改变。一旦动脉血管粥样斑块形成，治疗起来很困难，有的甚至不能治愈，因此预防十分重要。雌二醇能增强血脂代谢、减轻高脂血症、改善血液循环，从而减少动脉粥样硬化斑块的形成，减少心脑血管疾病的发生。但是如果开始使用者的年龄过大（＞60岁，或绝经＞10年）、肥胖，并且患有高血压、糖尿病，或者是过量使用孕激素，那么效果则不明显，不良作用反而会增加。所以，目前国际上不主张将激素补充治疗用于心脑血管疾病的一级预防和二级预防。此外，心脑血管疾病和老年性痴呆的危险因素是多方面的，包括吸烟、酗酒、饮食不科学、肥胖、缺乏运动、高血压、糖尿病、血脂异常、家族史等。所以对于心脑血管疾病和老年性痴呆的防治，需要多方面共同努力，激素补充治疗仅仅是其中的一个方面。虽然HRT对心血管疾病的研究显示，在绝经后的窗口期使用，利远大于弊，但目前HRT仍不是治疗心血管疾病的指征，应结合其他指征考虑使用。

怎样进行激素补充治疗

雌激素对缓解更年期综合征具有特异作用，有时甚至是不可替代的，但要严格掌握适应证及禁忌证，进行规范化的治疗，要个性化（包括剂量、剂型、配伍方案等），以最低有效剂量为原则，寻找到每一个患者的最佳、有效的用药方法，并根据使用的效果、时间长短和个体的具体情况不断进行调整，还要定期随诊监测。

一、明确使用对象和禁忌证

简单地讲，任何年龄的围绝经和绝经后的女性，只要有激素替代治疗的适应证而无禁忌证均可使用。使用的最佳时机是从绝经过渡期开始，这样可以取得全方位的、最好的防治疗效。错过这一时间段，激素治疗的作用会受到影响，甚至增加风险。

激素补充治疗的禁忌证包括：患有性激素依赖的肿瘤，如乳腺癌和子宫内膜癌；原因不明的阴道出血；血栓性疾病，严重的肝、肾疾病；耳硬化症、血卟啉症、系统性红斑狼疮和脑膜瘤等。下列患者则应慎用激素补充治疗：子宫肌瘤、子宫内膜异位症患者；尚未控制的高血压和糖尿病患者；有血栓栓塞史及血栓形成倾向者；胆囊疾病、偏头痛、癫痫、哮喘、高泌乳素血症；乳腺良性疾病，有乳腺癌家族史。

长期大剂量应用激素治疗有可能增加乳腺癌、心脑血管疾病（包括卒中和心脏病发作）、静脉血栓、胆囊炎等疾病的发作危险，单独使用雌激素可能增加子宫内膜癌的患病危险。

二、激素补充治疗的使用原则和方案

激素补充疗法的方案选择，包括剂量、用药途径、配伍、用法，应综合考虑患者的年龄、症状、治疗要求、肝肾功能、血脂水平等相关情况。一般情况下，症状轻、年龄大的患者以小剂量、持续用药为宜；症状重、年纪轻的患者可以从较大剂量开始，待症状控制较满意后逐渐减少剂量，维持在较小剂量而无明显症状的状态。

就剂型而言，口服制剂使用方便，但要经过肝肾代谢；而经皮肤吸收的贴剂，由于不经过肝肾代谢，适用于有胃肠道、肝胆胰疾患及与肝代谢有关的疾病的患者使用。

阴道用药则因剂量小，局部起效快，适用于以泌尿生殖道萎缩症状为主的患者。

已切除子宫的女性，用雌激素时不必加用孕激素，因为孕激素对心血管、神经系统和乳腺均可能有不良的作用。

有子宫的女性，采用序贯治疗的，孕激素使用时间应达到12～14天，以便足以抑制子宫内膜的增生。采用雌孕激素序贯疗法，阴道出血率高但较规律，适用于年龄较轻、绝经早期、愿意有周期性阴道出血的女性。

雌、孕激素每日联合使用，适应于年龄较大、绝经时间长、不愿有周期性阴道出血的女性。

潮热、多汗、睡眠障碍多是雌激素缺乏的表现，应适当增加雌激素的剂量；精力不佳、乏力、性欲下降等可能更多与雄激素缺乏有关，除补充雌激素外，应适当补充雄激素，如服用利维爱，效果将更佳。

尽管临床医学对激素补充治疗的使用期限暂无明确的定论，但从已获得的统计资料看，一般5年之内则是安全和有效的；即使用药时间超过5年，也不必过度紧张，因为个体使用激素治疗的风险非常小，只要有用药的指征和必要，定期随诊、严密观察，在医生的指导下用药，仍是非常安全的。

三、激素补充治疗常见问题答疑

1.卵巢功能衰退或衰竭患者怎样使用激素补充治疗？

卵巢功能衰退或衰竭是激素补充治疗的主要适应证之一。使用激素补充治疗之前，医生应对患者的卵巢功能进行评价，评价的主要依据是患者的年龄、病史（月经变化、症状）、生殖道萎缩的状态以及激素测定（主要是FSH和雌二醇水平，可有很大波动，仅供参考）的结果。此外，还必须进行乳腺和盆腔的B超检查（子宫和乳腺是雌激素的主要靶器官），酌情进行肝肾功能、血脂、血糖、凝血因子、血尿常规等检查；有条件的甚至应进行骨密度检查，尤其是绝经时间长、有骨质疏松表现的患者，而且要定期复查（半年到一年，有问题的酌情缩短复查时间）。每一个患者应个体化用药，定期随诊、监测，如果做不到这些，应慎用或者不用。

卵巢功能衰退或衰竭的女性在选择激素补充治疗前，应该熟知上述情况，并反复与医生商量、权衡利弊，慎重决定。

2.子宫肌瘤患者能用激素补充治疗吗？

子宫肌瘤和子宫内膜异位症让很多女性朋友身心备受折磨，同时也令妇科临床医生十分头痛。子宫肌瘤和子宫内膜异位症均属良性病变，是否采用激素补充治疗，应考虑两个关键因素，其一是病情的严重程度；其二是患者是否愿意承担切除子宫的风险。如果想要保留子宫，则需慎重使用激素补充治疗。

临床上常常遇到一些子宫肌瘤和子宫内膜异位症患者，既想保留子宫，又强烈要求使用激素补充治疗，"权宜之计"是在密切随访的情况下服用小剂量的雌激素。这类患者一旦病情加重，要及时与医生商定下一步治疗方案。

此外，临床实践证明，子宫内膜异位症患者采用持续、小剂量的雌激素、孕激素联合用药或用利维爱治疗，比周期性用药的效果要好。

3.乳腺癌、子宫内膜癌患者能选用激素补充治疗吗？

目前对乳腺癌患者，激素补充治疗仍是绝对禁忌证。至于子宫内膜癌患者，目前虽仍是激素补充治疗的禁忌证，但近年来由于此类患者年龄相对年轻，又是早期发现、早期治疗，所以对于手术后经一段时间的随访，没有复发迹象，患者绝经症状比较重，有强烈要求和随诊条件，可以在医生的严密监测下慎重使用。国际上的小规模资料显示，激素补充治疗不会增加子宫内膜癌患者的肿瘤复发率，但可显著改善患者的生活质量。

其他妇科肿瘤，如宫颈癌、输卵管癌、外阴癌和阴道癌与激素治疗的关系不大，如患者有要求，可在定期随诊下使用小剂量的雌激素。绝经后偶有阴道出血的女性，经医学检查没有性激素依赖的肿瘤，也可开始激素替代治疗；对反复发作的原因不明的绝经后阴道出血，经积极检查和治疗后仍有反复出血的，可考虑手术切除子宫和双卵巢后再进行激素替代治疗。

总而言之，激素补充治疗不仅可以解决更年期女性的痛苦和烦恼，还能有效预防更年期的相关疾病。掌握得当、控制合理，是一门"艺术"，可以让更多的更年期女性在激素补充治疗的保护下，精力充沛、健康愉快、身心幸福地度过更年期和人生的后半生，既有利于家庭的稳定，也减少了社会的负担，可谓两全其美。

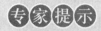

专家提示

　　对于更年期女性来说，针对雌激素水平下降给身体带来的诸多不适，用激素补充疗法进行治疗是需要一些勇气的，因为在我们周围，毕竟有那么多关于激素致癌的传言。相对于潮热、失眠、烦躁、头痛、月经不调等症状，癌症带来的痛苦与绝望往往是致命的，如果两者必选其一，绝大多数人肯定选择前者，更何况还有那么多的"养生专家"不断推出"食疗""运动""瑜伽""排毒""按摩"等手段。问题是，名目繁多的保健手段是否足够"到位"？因为确实有些人不仅症状会持续存在，与更年期有关的疾病还会接踵而至。临床医学的大量资料已经证实，在专业医师的指导下，合理使用激素补充疗法，严格、密切检测指标，是十分安全的。

　　国际绝经学会早在2004年和2005年就多次指出：

　　1.继续推荐临床使用激素补充治疗。

　　2.没有新的理由对激素补充治疗的期限做强行限制。

　　3.对个体是否要用以及是否继续用激素仍然没有绝对标准。

　　4.老年男女应用激素或激素替代物将是延缓衰老和提高生活质量的重要措施之一。

更年期综合征的非激素治疗

一、植物雌激素治疗

　　顾名思义，植物雌激素就是在植物中发现的、天然的雌激素，它与人体内的雌二醇结构和功能都很相似，有弱的活性。植物雌激素主要包含4类物质，即来自大豆及其产物的异黄酮，来自大麦和富含油质植物的木脂体，来自一些水果和蔬菜的类黄酮以及来自豆类的芽孢和紫花苜蓿的香豆雌酚类，其中又以大豆异黄酮的知名度最高，很受更年期女性的青睐。

植物中的雌激素在被人体吸收之前，必须经过肠道微生物的发酵和代谢，才能发挥其一定的雌激素活性。人体中受雌激素影响的细胞、组织等与植物雌激素的结合能力很弱，一般不到雌二醇结合力的1%，活性在1%～1‰，但如果大量摄入富含异黄酮的食物，人体内的异黄酮浓度就会很高，甚至会高于人体内雌激素的浓度，高浓度的异黄酮可产生较强的雌激素活性。

植物雌激素只有在人体内达到足够高的浓度时才会对健康产生影响，其最小的剂量大约为每天34毫克。目前，国际、国内均无植物雌激素类的药品，只有保健品，但在提纯植物雌激素做保健食品时，其含量会发生很大变化，很难准确评价其剂量、疗效以及不良反应等，需要进行大量而长期的人体研究，才能证明它的临床作用。

二、中医药治疗

中医认为，一般情况下，更年期综合征多以虚证为主，肾虚为本，涉及心、肝、脾脏，并认为女性"阴常不足，阳常有余"，临床以肾阴虚居多。治疗上应治本与治标相兼顾，补肾为本、调肝为标、化瘀相辅。

研究发现，补肾药物能使子宫雌激素受体含量增加，甚至接近正常水平；补肾药物还能提高雌激素与雌激素受体的亲和力，使更年期综合征患者的雌二醇水平明显增高。临床应用较多的如坤宝丸、逍遥丸等，在缓解更年期症状方面还是有效的。其他的中医治疗手段包括针灸、按摩、理疗、药膳等，都可用于辅助治疗更年期综合征，能明显减轻患者的症状。

三、植物药治疗

植物药是一类来自天然植物,经过物理、化学提取分离过程,定向获得和浓缩植物中的某一种或多种有效成分,制剂而成的药物。使用现代检测技术,有明确的定量指标,采用现代工业分离技术,使有效成分被浓缩到一定的高含量,这是现代植物药的技术枢纽,如黑升麻异丙醇萃取物(莉芙敏)每片含20毫克生药、1毫克三萜类活性成分。经过这些过程,有害成分大部分被去掉,从而在安全性上大大提高,成为国内外共享的药物。植物药对缓解更年期症状,如潮热、多汗、情绪异常、睡眠障碍等都有良好的作用。但目前认为,植物药不是通过雌激素途径发挥作用的,它可能是直接作用于中枢神经系统而发挥作用,因此对于一些不适合使用雌激素或对雌激素有顾虑的患者,如乳腺癌或妇科肿瘤术后、子宫内膜异位症的患者,是一个很好的选择。

四、抗抑郁治疗

主要用于那些更年期症状严重,但靠雌激素治疗效果不佳的患者,常用的治疗方法是使用镇静剂和抗抑郁药物。

1.镇静剂。适用于失眠较重的患者,随着睡眠质量的提高,其精神及体力状况将会有所改善。一般于睡前服药,可选用安定10毫克,或艾司唑仑1毫克~2毫克,或思诺思5毫克~10毫克。如果日间常表现为躁动不安,精力不支但又不能安静休息的话,也可以在白天分次服药,但剂量要减半。

2.抗抑郁药。有研究报告显示,百忧解、怡诺思等可以减少40%的更年期症状的发作频率,减轻60%的症状程度。其不良反应包括口干、暂时性恶心和食欲轻度下降等。

3.可乐定。α-肾上腺激动剂,0.1毫克~0.2毫克,一日2次,可使潮热降低30%~40%。为避免不良反应,一般初用量为0.05毫克,一日2次，逐渐增加至0.1毫克，一日2次。这些药物的作用是稳定调温中枢，或可能直接作用于周围血管，阻滞血管扩张，这样潮热自然就会消失。它的不良反应主要是头晕及口干。

此外，通过呼吸调整和放松训练亦可减少40%的更年期症状。

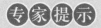专家提示

　　绝经是不以人的意志为转移的自然生理现象，更年期是人生旅途不可或缺的一部分。所谓永葆青春、返老还童不过是人们一厢情愿的美好愿望而已。临床医学应用激素补充疗法不是阻止更年期的到来，而是防治与此有关的疾病，接受激素补充疗法的患者应该十分清醒地认识这一点。

▶ 科学应对子宫内膜异位症

什么是子宫内膜异位症

子宫内膜异位症是常见的妇科疾病，发病率为15%，其变幻莫测的特性，使其仍然是医学界的一个难题。子宫内膜异位症有着多种疾病的"面孔"，如具有充血、水肿等炎症特征；从异位内膜的出血直接导致病灶的进展这一点来看，又与出血性类疾病相似；子宫内膜异位症可以通过抑制雌激素的分泌缓解症状，这说明它还是一种激素依赖性疾病；也有人认为，子宫内膜异位症是一种器官依赖性疾病，因为切除子宫后可明显改善症状，并可有效减少复发；此外，子宫内膜异位症还表现出遗传性疾病和免疫性疾病的特点。

总而言之，子宫内膜异位症就是子宫内膜"跑"到了子宫以外的地方，子宫内膜"离家出走"了。在正常情况下，子宫内膜覆盖在宫腔表面，通过雌激素、孕激素的调控发生周期性的改变。如果没有受孕，子宫内膜则定期脱落，与经血一起经阴道排出体外，成为月经。但有些子宫内膜并未随着经血流到体外，而是自输卵管倒流至盆腔，在盆腔腹膜、卵巢、子宫表面以及宫骶韧带等部位"安营扎寨"，成为异位的子宫内膜，由此引发一系列症状，如疼痛、包块、异常出血和不孕等，这就是子宫内膜异位症（简称内异症）。

子宫内膜异位症有哪些症状

子宫内膜异位症的主要症状是疼痛和不孕。

疼痛可表现为痛经、慢性盆腔疼痛、性交痛等。表现为经期下腹部或者腰骶部的疼痛，有些人的疼痛是持续性的，有些人的疼痛是阵发性的，有时能放射到臀部、大腿和下肢。痛经较轻时，只是略感不适，不影响正常工作；疼痛严重时可伴有恶心呕吐，需要服用止痛药或者卧床休息，严重影响生活质量、工作和学习。由于子宫内膜异位症常合并卵巢排卵功能障碍，所以子宫内膜异位症常常会导致不孕。

子宫内膜异位症与炎性病变、盆腔结核及恶性肿瘤都有类似的症状，临床诊断时需要借助血清肿瘤标记物以及影像学检查等手段进行区分。当然，最准确的诊断还是手术和病理检查。

哪些子宫内膜异位症患者可以进行药物治疗

仅有轻度痛经，未合并不孕和盆腔包块，只是在妇科检查时发现子宫后壁或者宫骶韧带有触痛小结节的子宫内膜异位症患者，或者是有中度以上的痛经但没有合并盆腔包块和不孕的患者，均可以用药物进行治疗，如止痛药、避孕药。

除了止痛外，子宫内膜异位症的药物治疗，主要是激素治疗，通过服用高效的孕激素，如炔诺孕酮、甲羟孕酮、达那唑、地诺孕素等，造成"假孕"和"假绝经"，从而抑制排卵，让异位的子宫内膜萎缩、退化，以此缓解症状，但肝功能异常的患者禁止使用。

哪些子宫内膜异位症患者需要手术治疗

需要手术治疗子宫内膜异位症的情况大概有下面几种。

1.药物治疗效果不明显或者开始有效，以后变成无效，可以考虑手术治疗。

2.不明原因的不孕症患者，如果怀疑患有子宫内膜异位症，应及早手术。手术能显著提高早期子宫内膜异位症患者的妊娠率。

3.重度子宫内膜异位症患者也需要通过手术，恢复或重建生育功能。

4.合并盆腔包块的患者，首选手术治疗，因为卵巢巧克力囊肿合并其他类型的卵巢肿瘤的概率比较高，而且还有1%的恶变机会，对药物治疗反应差，应该早做诊断早治疗。

为什么说子宫内膜异位症手术治疗首选腹腔镜

子宫内膜异位症病变广泛，临床症状不特异，所以诊断还是比较困难的。腹腔镜可以直接观察到盆腔的各个部位，并发现子宫内膜异位症的早期病变，对可疑的病灶还可以取活检进行病理分析。进行腹腔镜检查时，镜头靠近组织有明显的放大作用，可以发现较小的病灶。另外，腹腔镜手术时患者取头低脚高位，肠管在重力作用下移向上腹部，盆腔没有肠管的遮挡，更容易显露病灶，所以腹腔镜是诊断子宫内膜异位症最好的方法。

腹腔镜在诊断的同时，可以进行治疗。

腹腔镜手术有以下优点。

1.微创。切口小，术后恢复快。

2.有放大作用。当10毫米的腹腔镜距离组织≤1厘米时，可放大10倍，这有利于辨认较小的病灶，从而达到减灭病灶的目的。

3.粘连少。与传统的开腹手术比较，腹腔镜手术后粘连的发生率较低，不仅对生育有利，还能减少慢性盆腔疼痛和肠梗阻等的发生。

4.可以重复。子宫内膜异位症术后容易复发，再次手术的可能性较大。腹腔镜手术后粘连的发生率较低，故再次手术时因手术粘连造成的手术困难、手术时间长等相关问题都可相应减少。

延伸
阅读

腹腔镜是一种什么样的手术

与开腹手术不同，腹腔镜手术是借助摄像系统、光源及特殊设计的器械进行操作的微创手术。具体说来，腹腔镜不需要做大的切口，只是在腹壁上打几个小孔就能完成操作。一般在肚脐部的小孔放置一个微型摄像镜头，以显示盆腹腔的情况。下腹两侧的小孔是放置操作器械的，故称操作孔。操作孔一般为2个，根据操作的需要，也可增加至3~4个。腹腔镜的特殊之处是在手术操作之前先要在腹腔内充一定量的CO_2气体，使腹壁隆起，扩大内部空间以更有利于手术操作。这个过程称人工气腹。

腹腔镜手术中，患者取头低脚高位，这样肠管移向上腹腔，既有利于手术视野的扩展，也利于避免肠管损伤。

腹腔镜手术属于微创手术，有切口小、损伤小、出血少、病人痛苦少、手术效果好、术后恢复快等优点，是外科手术的重大进步，或者说是革命性突破。

怎样预防子宫内膜异位症

子宫内膜异位症不仅可以造成痛经、性交痛，还能导致不孕，治疗起来颇费周折，怎样才能预防呢？

其实，只要你注意以下几点，患病概率就会大大降低。

1.减少医源性创伤的机会。月经期间不要做妇科检查，尽量避免人工流产，月经量过多的人不要用普通宫内节育器避孕；月经前最好不做妇科的治疗，如宫颈冷冻、电烙钳切等治疗手段；应选择自然分娩的方式，如果剖宫产处理不当，极易将子宫内膜残片带入损伤的组织中，引起子宫内膜种植。

2.预防高危因素。有家族病史的女性应定期做妇科检查，以便及时发现病情，及早治疗；晚婚，但应适时生育。

3.注意经期卫生和性卫生。月经期间尽量避免登山、骑自行车、长跑等能加重腹压的运动；禁止月经期间过性生活。这在很大程度上可以避免经血倒流。另外，不要有多个性伴侣。

4.积极预防相关疾病。如果患有处女膜闭锁、宫颈狭窄、生殖道梗阻等疾病，一经确诊，要积极治疗，以免月经血淤积在子宫中，并逆行到输卵管和盆腔，引发子宫内膜异位症。

5.口服避孕药。对于不想怀孕的女性，口服避孕药是预防子宫内膜异位症的有效方法，如果已经患上子宫内膜异位症，口服避孕药可以缓解症状。

6.科学的体育运动。积极锻炼身体，可以提高人体的免疫功能，减少子宫内膜异位症的发生机会。

专家提示

　　随着剖宫产率的上升，腹壁伤口子宫内膜异位症的发生率近年来呈逐渐上升的趋势。患者多在剖宫产术后1个月至数年内发病，主要症状为月经期间腹壁病灶疼痛进行性加重，出现逐渐增大的触痛结节或包块，月经后疼痛缓解，肿块缩小。此病严重影响患者的工作和生活，少数病变会恶变为癌肉瘤或腺癌。

　　如何减少甚至消灭因腹部手术引起的医源性子宫内膜异位症？除了医疗技术的精进以外，恐怕增强自然分娩的信心、降低剖宫产的概率是首选之举。

▶ 常见妇科肿瘤释疑

肿瘤有良、恶之分

妇科肿瘤是女性的常见病、多发病，从幼女到老妇皆难完全幸免。肿瘤可以生长在生殖器官的任何部位，有良性的，也有恶性的。肿瘤会影响女性成长发育和结婚生育，从而对女性的生命健康和生活质量构成严重威胁。

肿瘤就是人体的组织器官生出了肿块，大多数是良性的，有一部分是恶性的。来源于上皮组织的恶性肿瘤又叫癌，如宫颈癌、卵巢癌、胃癌等；来源于其他组织，诸如肌肉、淋巴等间质组织的恶性肿瘤叫肉瘤，如平滑肌肉瘤等。子宫肌瘤是良性的，非常多见，成年女性每5人中就有1人罹患肌瘤，像脸上有个小疙瘩那么寻常。女性生殖器官的解剖顺序是：从外向内、先是外阴，包括尿道口、阴道口和肛门——泌尿生殖道和消化道的排出门户；进而是阴道——这以内，我们从人体外部就看不到了。医生通过窥具可以深入检查到，还可以看到子宫颈。子宫体在腹腔里，子宫体的两侧是附件，包括卵巢和输卵管。我们用宫腔镜可以看到宫腔，用腹腔镜可以观察子宫和附件。这些影像检查的图像，当然也是很有用的检查形态的手段。一般所说的妇科肿瘤就是指女性生殖器官肿瘤，就是这些部位的肿瘤。有的国家，有的医疗单位，将乳腺肿瘤也归入妇科肿瘤。当然乳腺肿瘤主要发生在女性身上，但男性也有乳腺，并非女性所独有。还有一种绒毛膜癌，本是女性妊娠后发生的极度恶性肿瘤，男性也可以发生。在男性身上发生的绒癌，属于原发性，当然是非妊娠性的，是一种畸胎瘤，非常少见。

妇科肿瘤的四大征兆

妇科肿瘤的四大征兆为：

1.血。血是指各种不正常的阴道出血，如月经增多、周期紊乱、绝经后出血、接触后出血等。常常由子宫颈或子宫体（或是子宫内膜，或是子宫肌肉）发生肿瘤所引起，卵巢肿瘤也可以引起内分泌变化而表现为月经紊乱和不正常出血。因此，我们可以说，正常的月经是女性健康的重要标志。除此以外的出血都要究其缘由。

有人问：什么叫绝经后出血？是指绝经一年后的阴道出血。不论出血量多寡、次数多少、持续时间多长，都是不正常的，不可轻视。有人问：接触后出血是什么意思？乃性交后出血之雅称也，即性交之后阴道有出血，往往是点滴少量，应引起重视，是宫颈病变的主要症状。有时医生用窥具检查，也会发现某些病人的宫颈容易出血。宫颈血管丰富，组织糟脆，要考虑是否有宫颈癌。又有人问：50岁的女性月经紊乱不是功血吗？功血就是功能性子宫出血，的确是更年期女性常见的疾病，但在诊断功血之前必须排除器质性病变。病人首先要去看医生，而不是自己用些调经药、止血药了事。

2.带。带是指各种不正常的质与量的阴道分泌物。正常的白带是少量的白色略显黏稠的分泌物，其量和稀薄度会随着月经周期发生轻微变化。但脓性白带、血性白带、米泔样白带、水样白带等都是不正常的。脓性白带是感染之兆；血性白带应注意毛病在宫颈；晚期宫颈癌可有米泔样或淘米水样白带，并有恶臭；输卵管癌是少见的妇科癌瘤，它有一个很特别的症状，就是伴有大量的水样分泌物。水样白带真可谓水流如注，常弄湿内裤，十分恼人，及时就诊可早期发现病源。

3.块。块就是盆腔或下腹部的包块，或者被自己偶然发现，或者由医生查体得出，或者为影像检测证实。包块是肿瘤的实体，它的发现和证实最有价值。有人急切地问："我们怎么能自己发现肚子里的包块呢？"是很难，特别是当肿瘤很小的时候，自己察觉和摸到是不可能的。自己能摸到肿瘤，说明瘤子已经相当大了，比如子宫肌瘤、卵巢肿瘤至少要10厘米以上才有可能从腹部摸到。我们要养成自我检查的习惯，像自我检查乳腺一样，在清晨，空腹，排解完小便，平卧于床，略弯双膝，放松腹部，用双手在下腹部按触，由轻浅到重深，由右及左，由上至下，有时是可以发现肿物的。当然，最可靠的方法是定期到医院接受检查。如果有腹胀、腹痛、小便频繁、大便困难等，说明可能有肿物压迫或刺激，应及时请医生查明原因。

4.痛。下腹部、腰背部、骶尾部疼痛，性交痛，或某一局部疼痛。通常，疼痛不是肿瘤的早期症状，只有当肿瘤体积相当大，或侵犯相当深的时候，才会引起疼痛。疼痛是个严重的警示，是病人无可奈何时向医生的陈诉。有的时候，疼痛是肿瘤特殊情况的"自我暴露"——肿瘤发生蒂扭转、破裂，或者变性。蒂扭转多发生于子宫浆膜下肌瘤、卵巢肿瘤。肿瘤常为中等大小（5厘米～10厘米），蒂长而软，妊娠期更易发生。卵巢囊肿破裂亦不乏遇到。而变性多在子宫肌瘤，如所谓"红色变性"可并发疼痛和发热。这时病人往往是紧急求诊而得以发现，是坏事，也是好事。

血、带、块、痛四大征兆在女性中颇为常见。以下面几句话做结尾：一个妇科肿瘤的存在总会在上述4个字上有所表现，或早或晚，或轻或重，或占其一二，或四项兼具。但是，有了上述表现不一定都是肿瘤，其他某些妇科疾病也可如是表现。然而有一点是可以肯定的，那就是：不正常。因此，你必须重视它，去医院检查，并且一定要找出原因。如果是其他原因，那就解决它；如果是肿瘤，还可能处于早期，岂不幸甚！

癌瘤是可以治愈的，只要我们能早一点儿发现它。

专家提示

肿瘤的诊断需要做影像检查，比如X线摄片可以明确地显示卵巢畸胎瘤的骨片牙齿影；B超可以把浆膜下肌瘤与卵巢肿瘤分别开；CT可以发现小的淋巴结转移瘤等。但一味追求高级的、现代的检查有悖于国情，也有悖于医学原则。

如何查出癌瘤以及诊断并不完全是医生的事，也需要病人尽自己所能。这不仅需要病人提供重要的主诉症状，还需要她们配合检查。

肿瘤会遗传吗

有些妇科癌瘤有明显的家族倾向，或明确的遗传因素。比如卵巢癌，家族中没有卵巢癌患者的女性一生罹患这种癌瘤的危险不到1/70；若有1名直系亲属患病，则危险增至5%；有2名这样的亲属患病，危险为7%。这还只能算家族倾向，而有些卵巢癌却是有遗传性的，即这样的家族里可以有很多人患卵巢癌、乳腺癌、结肠直肠癌。科学家发现她们的遗传基因有问题，这就是所谓的遗传性卵巢癌综合征。若有这种综合征的女性，患癌危险高达50%，并随年龄增长而增加。我们曾调查了这种情况的几个家系，她们都很合作，愿意听从我们的忠告。有一位确诊为遗传性卵巢癌综合征的家族成员，在她完成了生育计划，且已是42岁的年龄时，施行了预防性卵巢切除。这一事件曾在病房家属中引起了骚动，"风声鹤唳，草木皆兵"，很多人要求切除卵巢。其实，这是多虑了，真正能被确诊为这种综合征的人是少数。

哪些肿瘤喜欢"按时赴约"

女性的生殖器官可因其衰老而失却功能，但并不因此而不长肿瘤。任何年龄的女性都可能患上妇科肿瘤。请记住三句话：

第一，女性生殖系统是些功能活跃的器官，也是肿瘤的高发"地带"，可谓"是非之地"。

第二，妇科肿瘤可以发生在女性一生的任何时期，但以40～60岁为高危年龄组，我们叫它"多事之秋"。

第三，在妇科肿瘤中，以子宫和卵巢上的肿瘤最为常见，也最轻视不得。女性的各个年龄阶段，罹患妇科肿瘤的情况是不同的，可以说各有重点，即某年龄段容易患什么肿瘤，不容易患什么肿瘤。知道这些，对于我们考虑问题是有帮助的。将女性常见生殖器官肿瘤的年龄分布按老、中、青说来，具有以下特征。

1.青少年，以卵巢肿瘤最为多见。

2.生育年龄，即20～40岁，子宫肌瘤、卵巢肿瘤都较常见，但多属良性。这个时期，与妊娠有关的肿瘤，如葡萄胎、恶性葡萄胎、绒毛膜癌也值得重视。

3.进入更年期以后，长的瘤子则以恶性居多，如宫颈癌、子宫内膜癌、卵巢癌、外阴癌等，容易集中在这个"多事之秋"。

这里讲的是通常估计，而不是绝对的。老年人想的可能是几个恶性肿瘤的幢幢魔影，中年人顾虑的是未来人生道路还会荆棘丛生，青年女性也许会被这些稀奇古怪的病名给弄糊涂，所以要做进一步解释。要知道，肿瘤有良性和恶性之分，良性为多，我们要警惕恶性。之所以强调恶性，就是要提高我们的警觉。恶性肿瘤有早、晚期之别，而只有医生和病人的高度警觉，才能发现早期癌瘤。再者，良性和恶性有时是不易分清的，所以对看似良性的肿瘤也不可掉以轻心。当然是比较而言。良性肿瘤，手术切除就没事了；而恶性肿瘤，切除了还不够，常常要辅加其他一些治疗，如化学治疗、放射治疗、免疫治疗等。

肿瘤标记物

肿瘤标记物，即通过生物化学、免疫学原理，检测某种肿瘤的"标记"物质，对于诊断、治疗后追踪随访颇为有用，如滋养细胞肿瘤的绒毛膜促性腺激素（HCG）、卵巢浆液性囊腺癌的CA125、卵巢内胚窦瘤的甲胎蛋白（AFP）等。

宫颈癌是"第一杀手"

在女性生殖道肿瘤中，宫颈癌的威胁最大，可谓女性"第一杀手"，多发于50岁左右的女性。如果得到及时诊断，早期宫颈癌是可以治愈的，特别是在年纪较轻时，对宫颈癌前病变进行积极治疗是预防宫颈癌的重要措施。

宫颈癌的发病原因现在已经明确，即人乳头瘤病毒（HPV）感染，这一发现可谓21世纪癌症研究的重大突破。德国科学家哈拉尔德·楚尔·豪森因此获得2008年诺贝尔医学奖。人乳头瘤病毒的检测是宫颈癌和癌前病变筛查的重要手段。

25~29岁女性仅进行宫颈细胞学筛查，每3年一次。30岁以下不必进行联合筛查，也不必每年进行筛查。30~65岁女性推荐每3~5年进行一次细胞学加HPV检测的联合筛查，每3年进行一次细胞学筛查也是可以的，不推荐单独HPV筛查。对于此前筛查结果为明确阴性且无CIN2或更高级别病变病史的女性，65岁以后可停止所有筛查。此前筛查结果为明确阴性是指细胞学结果连续三次阴性或最近10年内两次连续的联合筛查结果阴性，但最近一次筛查应在5年内。

30岁及以上的女性中，联合检测结果细胞学为阴性、HPV阳性者应按照下述两种方案之一进行。12个月后重复进行联合检测。如果复查细胞学结果为ASC-US及以上异常，或HPV检测仍为阳性，则应进行阴道镜检查，否则第3年进行一次联合筛查。也可以立即行HPV基因分型检测查HPV-16及HPV-18感染情况。两种HPV基因型任一阳性者应直接进行阴道镜检查。两种HPV型均阴性者应在12个月后进行联合筛查。

必须澄清的是人乳头瘤病毒阳性的情况。宫颈癌与人乳头瘤病毒感染有关，但有人乳头瘤病毒感染并不意味着就患了宫颈癌或宫颈病变了。人群中大约有25%的女性都有人乳头瘤病毒感染，而女性终身感染人乳头瘤病毒的平均概率高达70%，可见这个病毒的感染有多么常见。此外，绝大多数人乳头瘤病毒检查阳性的患者体内的病毒能在两年之内被身体的防御系统自然清除，所以大可不必为偶然的一次阳性而忧心忡忡，甚至无端背上"癌"的包袱。如果同时进行的细胞学检查也没有明显异常，一年后复查即可。但如果人乳头瘤病毒检测持续阳性，就需要注意了。医生会结合细胞学检查的结果建议必要的进一步检查或更为密切的随诊。

此外，人乳头瘤病毒感染的影响因素之一是性行为，即多性伴侣；当然，性生活开始的年龄、机体的免疫状态等也会有影响。这给我们两个提示，一个就是我们又要提到的，从健康和预防疾病的角度讲，健康的性行为非常重要；二是人乳头瘤病毒感染是一个常见的状态，瞬时感染很多人都会有，就如同患感冒一样。所以面对一个人乳头瘤病毒阳性的检查报告，患者大可不必将其视为"道德问题"，从而背上沉重的心理负担，而医生、家庭、社会若将人乳头瘤病毒感染或患宫颈癌直接与"性行为不端"画等号，也是大错特错的。

目前，宫颈癌的发病率和死亡率有明显下降的趋势，在很大程度上要归功于对宫颈癌前病变和早期宫颈癌的及时发现和规范治疗。

延伸
阅读

如何进行宫颈癌筛查

对于小于30周岁，已到法定年龄的已婚女性或者有性生活的年轻女性，建议采用细胞学筛查，每3年筛查一次。

对于30～65岁的女性，建议每5年进行一次细胞学+HPV联合筛查，或者每3年进行一次单独细胞学筛查。对于这一年龄段的女性，如果联合筛查结果为双阴性，未来4～6年发生高度病变的概率较低。

对于超过65岁的老年女性，原则上如果在过去10年连续3次细胞学筛查结果为阴性或者连续2次联合筛查结果为阴性，同时，最近一次筛查是在5年之内，且没有过高级病变（CIN2-3）的病史，可以停止筛查。

滋养细胞肿瘤可以痊愈

滋养细胞就是妊娠后胚泡外围的细胞。滋养细胞恶变就是滋养细胞肿瘤。从良性葡萄胎、恶性葡萄胎到绒癌，它们的发生都是在一次妊娠之后，算是在"营造"新生命伊始。经过差不多半个世纪的艰苦探索，医学家们攻克了这个顽固地喷射死亡火舌的"堡垒"。20世纪中叶，绒癌的死亡率几乎是100%。而今，恶性葡萄胎的治愈率已接近100%，绒癌的治愈率现今也达80%以上。有的年轻患者有可能保留生育功能，从而生育正常、健康的孩子。滋养细胞肿瘤的治疗以化疗为主，用药必须达到病人的最大耐受剂量才能杀伤癌细胞，同时又要保护病人，减少药物的不良反应。

第一期的病变局限于子宫，没有转移时治疗效果最好。第二期则是宫旁、附件或阴道转移，阴道转移往往会引起大出血。第三期是肺转移，比较常见，有时可能被误认为是肺结核、肺癌等。肺转移又是脑转移等的高度潜在危险。第四期表明病变转移至脑、肝、肠、肾等器官，以及全身各部位——当然是晚期的，治愈率也下降到50%。因此，要早发现、早治疗——这是我们医治任何一种癌瘤时都要强调的。还是要说那几句话，产后脑中要有根"弦"，要特别注意产后流血淋漓、咯血、尿与血HCG（人绒毛膜促性腺激素）不降及肺部摄片等。正像上面说的，滋养细胞肿瘤的治疗是以大剂量化疗为特色，病人要与医生配合，树立信心，坚持化疗。用药方法有静脉点滴、局部注射、口服、脊髓鞘内注射（对于脑转移者）等。因为药量比较大，反应也较重，例如皮肤发黑、头发脱落、黏膜溃疡、恶心呕吐、腹泻、肝功能损害以及白细胞、血小板减少等。在医护人员的照料下，可以减轻不良反应，使之尽快恢复，病人体重会增加，皮肤会变白，还会长出乌黑的头发，重要的是可获痊愈。

输卵管癌和卵巢癌有相似症状

输卵管癌的症状和卵巢癌差不多，主要是胃肠道不适，腹胀、腹痛。阴道流水的表现很特殊，值得警惕。发病人群都是40～60岁的中老年女性，一般都可以查出盆腔包块。但输卵管癌毕竟是相对少见的妇科癌瘤，常常被人忽略，据统计术前诊断率只有30%。

也许输卵管癌太难诊断了，也许我们太强调阴道流水症状了，所以虽然这病较少见，但一旦阴道有流水症状会让人特别敏感。有一个病例：48岁，近半年月经不规则，时有阴道流液，伴有下腹隐痛。检查见子宫稍大，左侧附件增厚，似有不规整团块，但不甚明确；B超见左侧有4厘米×5厘米×3厘米肿物。病人不以为然，医生却有些顾虑，怕她输卵管有问题。首先做了一次诊断性刮宫，内膜无增生和癌变。为了弄清左附件肿物，医生建议她做腹腔镜检查，她同意了。腹腔镜检发现子宫正常，右侧输卵管及卵巢无异常，左侧卵巢外观也正常，但输卵管呈腊肠状，有粘连，是为输卵管炎、输卵管积水；在腹腔镜下做了左侧附件切除，将取下的输卵管切开证实是积水，无肿物。手术告终，解除了病人的症状，也消除了医生的担心。

输卵管癌的发生原因目前尚不清楚，有说和慢性输卵管炎有关，但输卵管炎非常多见，而输卵管癌却十分少见。有一点很有意思，即输卵管癌瘤使输卵管腔闭塞，大量渗液不是经伞端溢向腹腔，而是流向宫腔，经阴道而出，表现为阴道流水或水性分泌物的症状。因此，输卵管癌虽然也是附件癌瘤，但较少有腹水，除非很晚期者。这和卵巢癌有所不同。

输卵管癌的治疗方案与卵巢癌相同，也是以手术为主，而且手术要尽量彻底，将肉眼所见病灶切除殆尽；术后要坚持抗癌药的化学治疗，在第一年至少要进行8个疗程，其预后要比卵巢癌好些。

诊断性刮宫与我们平时所说的刮宫有什么不同

刮宫是妇产科最常见的手术操作之一。刮宫就是清除子宫腔内容物及子宫内膜，其目的和具体方法有所不同。常用的有人工流产或不全流产所施行的刮宫；有因月经不调或闭经等，为了解子宫内膜变化及卵巢功能情况所做的刮宫；也有为了解子宫内膜增生、癌变而进行的刮宫。最后一种便是以明确诊断为目的的诊断性刮宫，要将子宫颈管和子宫腔的组织分别采取、标记及送检。它不仅可以明确诊断疾病，还可以判断恶性程度及是否侵及宫颈，对治疗也会有所帮助。无论是做B超，还是做CT、磁共振，要确诊只能靠诊断性刮宫的病理结果。这些影像检查当然也能帮助我们了解宫腔内病变的情况，是否有子宫肌层的浸润，对选择治疗有一定帮助。

帮你认识子宫内膜癌

子宫内膜增生与子宫内膜癌关系密切。

子宫内膜增生有多种情况，从单纯增生、复杂增生到不典型增生，顾名思义，这是逐步升级的增生状态。应该说，任何增生都有发展为癌的机会，癌变率依次为1%、3%和29%。不典型增生又有轻度、中度和重度之分，其癌变率分别为15%、24%和45%。重度不典型增生有时与癌很难区分。

一、子宫内膜癌的高危因素

1.体重超标。

2.未孕。

3.绝经晚（晚于52岁）。

4.糖尿病。

5.高血压。

6.使用雌激素不当。

我们将肥胖、高血压和糖尿病合并存在称为子宫内膜癌的"三联征",即子宫内膜癌患者常是上述三症兼而有之。此外,子宫内膜癌还与雌激素的应用关系密切。应用雌激素会增加子宫内膜癌的危险性,使用超过7年,危险性增加14倍。当然,这种危险性与用药剂量大小、时间长短、是否合并应用孕激素、是否中间停药以及病人特点有关。其原则是在医生的指导下,用尽可能小的剂量,或合并应用孕激素,并进行医疗监督,可以完全避免单用雌激素所引起的子宫内膜病变。

二、子宫内膜癌的治疗

子宫内膜癌以手术治疗为主,佐以放射治疗和激素治疗。治疗的选择主要根据期别和其他情况。简单地说,子宫内膜癌灶局限于子宫是Ⅰ期;向下侵犯宫颈是Ⅱ期;向外穿破了子宫或累及附件是Ⅲ期;侵犯膀胱达肠及远处转移是Ⅳ期。我们只能说Ⅰ期是早期,其余皆难言早。这要看病变是否侵及了子宫壁的深层以及瘤细胞的分化程度——表明恶性程度。如果没有深肌层浸润,或者细胞分化尚好,则不必再用放疗和孕激素,否则需要再加用这些进行辅助治疗。

三、子宫内膜癌的预后

子宫内膜癌由于发展较慢、转移发生晚、症状明显,较易早期发现,在妇科恶性肿瘤中其治疗效果是比较好的。总的来说,子宫内膜癌的5年生存率在60%~70%,或者可达80%左右。疾病处于何期是最重要的影响因素,比如Ⅰ期5年存活率可高达90%以上,而Ⅱ期就急转直下到50%了。如果Ⅰ期,病变已侵及子宫壁深层,要加用放疗,给孕激素。子宫内膜癌对抗癌药不敏感,而孕激素类药都可发挥抑制癌细胞的作用。这些孕激素用于避孕,大家都较熟悉,如妇宁片(甲地孕酮）、妇康片（炔诺酮）、长效避孕针 I 号（己酸孕酮）等；还有新近启用的高效孕激素（甲羟孕酮或宜利治）。一般用量要远远大于避孕用量，时间也要长，这要由医生根据病情而定。子宫内膜癌一定要坚持严密随诊，观察疗效，预防和早期发现复发。本病复发率是10%～20%。

子宫内膜癌术后随诊要做以下4件事。

1.全身检查，特别是妇科盆腔检查。

2.阴道残端细胞涂片查癌细胞。

3.盆腔上腹B超扫描及胸部摄片。

4.血液检查CA125。

卵巢肿瘤要警惕

一、卵巢肿瘤一共有多少种

由于卵巢在胚胎发生方面有其特殊性，它的组织结构与成分都很复杂，所发生的肿瘤种类相当繁杂多样，竟有几十种。世界卫生组织将其划分为9大类，其实比较常见的卵巢肿瘤有5大类，即卵巢上皮性肿瘤、性腺间质肿瘤、生殖细胞肿瘤、继发性（或转移性）肿瘤和瘤样病变。卵巢上皮性肿瘤是最常见的卵巢肿瘤，约占卵巢良性肿瘤的50%，占卵巢恶性肿瘤的70%，以40～60岁的女性为多见。这类肿瘤来自卵巢表面上皮，与腹腔的间皮接续，来源一致，又可以分出各种细胞成分的肿瘤：浆液性、黏液性、子宫内膜样、透明细胞、移行细胞……卵巢生殖细胞肿瘤也较常见，占卵巢肿瘤的20%～30%。不知为什么，中国人的这类肿瘤发生比例高于西方人。生殖细胞肿瘤好发于年轻人，而且年龄越小，恶性的可能性越大。畸胎瘤、无性细胞瘤、内胚窦瘤等也许是人们略知一二的这类肿瘤之常见者。

二、什么是转移性卵巢肿瘤

一切从其他器官肿瘤转移至卵巢的肿瘤，都叫作转移性卵巢肿瘤或继发性卵巢肿瘤，当然都是恶性的。它有个洋名字，叫库肯勃氏瘤，因1896年德国人库肯勃首先报告了这类肿瘤，故以此命名。以前，学者们认为本身具有产生肿瘤巨大潜能的器官，不易成为转移瘤的好发部位，比如卵巢。可是，此言差矣。人们后来发现，卵巢有丰富的淋巴和血运，这种特征为转移来的恶性肿瘤提供了繁殖的"土壤"，适宜转移瘤的生存，甚至有"癌库"之称，特别是胃肠道和乳腺的癌瘤，其转移首先会想到这块"是非之地"。

三、什么是卵巢瘤样病变

顾名思义，这类瘤名曰为瘤，其实并非瘤，如妊娠黄体瘤、子宫内膜异位囊肿（俗称"巧克力囊肿"）、单纯性囊肿、卵巢冠囊肿等，它们形成附件包块，术前很难确定其性质，也常常要经手术才能识别其真面目。尽管它们都是良性的，但确诊性的腹腔镜检查是值得做的。如果你能记住下面这几条，那你对卵巢肿瘤的性质、种类及易发年龄的了解就足够了。

1.青春期前卵巢增大都是不正常的，以生殖细胞肿瘤为多见，要注意恶性情况。

2.青春期后可有卵巢生理性增大，也可多见卵巢瘤样病变。

3.生育年龄之后的实性肿瘤要想到性腺间质肿瘤，有胃肠道和乳腺癌瘤的女性要警惕卵巢转移瘤。

4.更年期后的卵巢肿瘤基本上是上皮性瘤，双侧或实性的是恶性之兆。

四、卵巢恶性肿瘤是怎样分期的

所谓卵巢恶性肿瘤的分期，是指其侵犯、转移与播散的范围，有4期，以罗马数字表示：Ⅰ期，病变局限于卵巢；Ⅱ期，盆腔内转移；

Ⅲ期，向盆腔以外，腹腔广泛转移；Ⅳ期，向远处转移，如肝脏、胸腔等。当然，每一期也都有许多详细的解释和进一步的亚分期，那是妇科肿瘤医生的事。除Ⅰ期以外，其他几期都不能算早期。我们说过，70%的卵巢恶性肿瘤是Ⅲ期或Ⅳ期，这便是卵巢恶性肿瘤难治、预后不佳的道理。期别的划定也是治疗选择的依据。

另一个重要的表明恶性肿瘤恶性程度的指标是癌细胞的分化，以阿拉伯数字表示：1级是高分化或分化好的，较接近正常细胞；2级是中分化，或分化中等；3级是低分化，或分化差的。不难理解，分化越差，恶性情况越严重。根据卵巢肿瘤的种类、期别和细胞分化的程度，我们便可以心中有数、运筹帷幄了。

五、卵巢手术后是否影响性欲

卵巢的切除会降低雌激素水平，影响阴道的分泌物，但不直接影响性欲。因此，雌激素的补充不会增加性欲，也和达到性高潮的能力无关，但对润滑阴道有好处。卵巢切除后的某些性问题也主要是心理因素造成的。总之，对性问题不应讳莫如深。一些病人的病痛和烦忧可以在性生活的乐趣中得到缓解，也会增加术后恢复的自信；另一些人会因为能继续进行性生活而减轻情绪紧张，增进夫妇关系。即使对一个因疾病而不能性交的病人来说，拥抱、接触和相互亲昵也是双方情爱的重要内容。丈夫的理解、爱抚是不可缺少的。肿瘤，甚至恶性肿瘤的诊断和治疗，并不意味着性生活的终结。当然，性对于幸福的重要性因人而异，也随个人和家庭的需要而变化。单是从这些区别中引出种种非议是不应该的，而医生对此问题的轻慢也十分令人遗憾。

不良情绪易致癌

不幸与打击、抑郁与焦虑、悲观与绝望，这些不良际遇中的精神状态是罹患癌症的"危险"因素，也是癌症患者康复的"敌人"。而安定的社会环境、和睦的家庭生活、友好的人际关系、豁达乐观的性格都有利于降低癌症的发生，也是癌症患者战胜顽敌的"朋友"。中医理论早有明示，忧思郁结、肝脾气逆、经络阻塞终致"岩核""肉瘤"。古希腊医生珈伦也注意到，忧郁女子比乐观女子更容易得癌。固然，快乐的人也会得癌，悲伤的人未必都生癌，但不良精神因素致癌不仅已为大量临床材料所证实，甚至在动物试验中也能制造出神经过度紧张和紊乱而发生癌的模型。解释这一现象也许并不容易，或者我们惯常用精神抑郁、频繁应激、孤独懊丧这些恶劣的"心理环境"降低免疫功能、机体失衡、抵抗力减退等，致使癌瘤"喷发"等说辞，但这"引爆"的确切机制尚不清楚。重要的是得了癌症如何善待自己？周围的人又该如何打破构筑在患者心理外围的壁垒？这是克制癌瘤的、并不亚于医生处置的、不可忽视的一条战线！

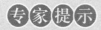

专家提示

治疗肿瘤应注意哪些问题

良性肿瘤通过手术切除就可以完全治愈，而恶性肿瘤要通过手术、化疗、放疗，或新近兴起的生物治疗，也是可以治好或得到控制的，关键是要早期发现，早期治疗。对于妇科癌瘤，我们要做到这三条：第一，消除和避免已知的致癌因素；第二，积极治疗癌前病变；第三，经常或定期进行妇科检查，早发现、早诊断、早治疗。这样，癌瘤的威胁至少可以减少一半！要做到这三点，需要医生和病人、"准病人"，甚至健康者的共同努力与合作。那子宫肌瘤怎么办？如果肌瘤不大，症状也不重，不用做手术，也可以不吃什么药，定期复查就可以了。

妇科肿瘤心理治疗很重要

对患者，医生要告诉她们疾病的危害，要认真对待，也要增强战胜疾病的信心；还要会调养，解除紧张和痛苦，克服消极情绪。这样，病人应该是可以接受劝慰，主动配合，从而达到康愈之目的的。心理治疗已经成为现代治疗学的组成部分，无论是对一般性或精神性疾病，还是癌瘤或严重损害性疾病。心理治疗有很多学派，多种形式，但主要有两个特点。

一是要全面分析病人。作为家庭乃至社会成员，病人的身体、情绪和行为，除内在因素外，周围环境和人际的影响均起重要作用。心理治疗不可忽视这些周边因素。

二是要建立良好的医患关系。心理治疗是通过医生（还应该有医学社会学工作者）和病人之间的信任与合作实现的，这其中要特别强调启发病人与癌瘤做斗争的能动性。医生的责任是帮助她们改变自身的病理状态，医生是病人的朋友，不是教育者。实施心理治疗的方法和形式很多，说理的、咨询的、音乐的、体育的、艺术的……各种各样，要择其所好，因人而异。

妇科肿瘤的放射疗法是怎么回事

一、什么是癌症的放疗

以各种放射线击杀癌瘤，这就是放射治疗。对此，我们不能不提到玛丽·居里，即居里夫人。她和彼埃尔·居里以最勤勉的对最枯燥目标探寻的努力，发现了不可思议的元素——镭。这个发现不只催生了一门新科学、新哲学，还把治疗一种可怕的病症的方法带给了人类，这就是镭疗。21世纪伊始，成千上万的宫颈癌患者受其恩泽，得以治愈，而造福于人类的居里夫人却做出了巨大的牺牲——她死于恶性贫血、骨髓抑制。她的一双粗糙的手，胼胝坚硬，由于镭灼而不时地痉挛……近百年来，放射治疗长足发展，治疗选择与治疗防护均日臻完善。

二、妇科肿瘤的放射疗法有哪些

目前放射治疗有各种射线，如X线、γ线；有各种粒子，如中子、质子等；有放射性同位素或核素。其治癌的基本原理是这些射线以其能量致使组织细胞损伤甚至死亡。妇科常用的放射治疗有X线治疗、60钴治疗（γ线）、加速器以及近距离后装机的多功能治疗。"后装"是先将不带射源的治疗容器放置于治疗部位，然后在有防护屏障的操作室内送入放射线，避免对操作者的损害。

妇科癌症的放疗途径有腔内照射和体外照射。腔内照射是将放射源置于子宫腔或阴道内，先前多为放置镭锭，现已基本为后装治疗所代替。体外照射则根据病变部位，在体表定位，或固定或移动照射视野，施行照射。也有腔内及体外照射结合，还有与手术或化疗结合的，或前或后，全由医生协调掌握。

三、哪些妇科肿瘤需要做放射治疗

最初的、最有效的、历史最久的放射治疗是针对宫颈癌。差不多有一半的宫颈癌患者接受单纯的放疗，80%的病人接受手术与放射的联合治疗，可见放疗在宫颈癌治疗中的重要地位。治疗结果亦颇满意，总的生存率可达80%以上。子宫内膜癌的放射治疗也日趋被重视，主要用于Ⅱ期（子宫颈受累）以上的病例，或者经手术证实有子宫深肌层浸润及宫旁、淋巴结转移，也应用于术后放射治疗。子宫内膜癌的放射疗效也不错，可达70%以上的生存率。对于晚期外阴癌手术难以切除者，放疗有明显的缓解作用。而经手术切除的病例，如有边缘未切净，或有淋巴转移，补充放疗可改善治疗结果。

四、放射治疗的原则是什么

我们不难看出，只有对病灶有准确的定位，放射治疗才能击中目标，发挥杀伤效力；同时要避免和减少对正常组织和器官的放射受量和损伤。兼顾两者，当属不易。若顾此失彼，会影响放疗的实施。卵巢癌有广泛盆腔、腹腔种植扩散和转移的特点，要有足够的放射剂量，要有广泛的照射面积，如难求其两全，有时采取移动式条带状照射即可奏效。复发性卵巢癌，有明确的转移癌灶，也可以放射击之，与手术切除有异曲同工之妙。

五、放射疗法有哪些常见的不良反应

放疗如同枪弹，毕竟"六亲不认"，虽说靶标明确，但所过之处或所达之四周，难免殃及"无辜"。妇科肿瘤的放疗多集中在盆腔，涉及肠道、泌尿道，其不良反应和并发症很常见，如放射性直肠炎、乙状结肠炎，可有腹泻、血便等，重的可有肠道溃疡、肠瘘者。放射性膀胱炎往往有突发性血尿。遇有上述表现，不必惊恐，当请医生诊治，治疗起来并不困难。

放疗者也会有一般性反应，如乏力、周身不适、食欲缺乏以及胃肠、泌尿系症状，还有白细胞和血小板减少等。若上述情况明显，当停止放疗。若放疗业已结束，则等待其好转恢复即可。有的外照射部位的皮肤色素加重，感觉硬韧，或有水肿，只能耐心地期盼其改善。

六、哪些疗法容易与放射疗法相混淆

有两个概念不可不说，以免混淆视听。

其一，人们常说的"电疗"，其实是指一种物理治疗，即直流电及各种脉冲的理疗，不是治疗癌瘤的放射治疗。

其二，"镭"不是激光，激光不免给人一种恐怖之感。它亮度大、能量强，其热效也可做医疗之用，应用日益广泛，但与居里夫人发现的镭却是不同的。

妇科肿瘤化疗后出现不良反应怎么办

一、化疗药物有哪些不良反应

1.造血功能障碍。或称骨髓抑制，或常言"血象"下降——白细胞、血小板计数减少，是最常见的不良反应之一。一般在用药后7～10天，可降至最低点，以后自然恢复，在1～2周恢复正常。所以，化疗疗程一般是3～4周。白细胞在4000/mm³、血小板在8万/mm³以下，应停药或暂不能开始下一疗程的用药。化疗对红细胞（或通常所说的血色素）的影响很小。

2.消化道反应或胃肠道反应。这种反应也颇为常见，如食欲缺乏、恶心、呕吐，多数人在用药2～3天开始，有人一用药不良反应便随之而来，也可有腹痛、便次增多、腹泻、呕吐等症状。腹泻严重者，能引起脱水、钾钙等丢失而出现乏力及精神萎靡等症状。消化道症状在停药后会很快消失，但那几天的"折腾"常使病人"望药生畏"，因此，精神、心理的调养是不可忽视的。

3.口腔溃疡。俗称"烂嘴"，多在用药后7～8天出现。口腔溃疡让人很痛苦，重者难以进食，一般于停药后均可自然愈合。

4.皮疹。有时是药物过敏所致。皮肤有色素沉着，呈暗褐色，常发生在四肢或注射部位。患者不要过分忧虑，1周后可逐渐消退。

5.脱发。有人会注意到妇科肿瘤病人常戴一顶帽子，那是为了遮掩光头。毛发脱落可能很快，重者可能全部脱光。但我们也曾在病人复诊时，惊奇地发现她们拥有一头乌黑还略显弯曲的漂亮的头发，这不是发套，而是再生出来的！

6.肝功能损害。以转氨酶升高为特征，黄疸及其他指标变化较少见，若是出现上述症状则应考虑病毒性肝炎，不可一概归咎于化疗。

二、如何面对化疗的不良反应

总的来说，化疗不良反应难免，但并发症要慎防。

只有保护自己，才能消灭敌人；只有消灭敌人，才能保护自己。

不能说，某药"什么病都可以治，没有任何副作用"，也不能说，某药大概是"什么病都不能治，没有任何作用"——正反两方均嫌偏激。诚如前面所述，抗癌药的作用是抑制癌细胞生长，或杀死癌细胞，但它们常难以分辨癌细胞或正常细胞。于是正常细胞也常在化疗中受到牵累，特别是那些生长代谢较快的细胞和组织，如骨髓造血系统、皮肤黏膜和毛发等。抗癌药物在体内的代谢排同过程也会伤害某些脏器，主要是肝脏、肾脏和胃肠系统，会出现一些症状和功能障碍。还有些是药物直接作用造成的伤害，如伤及皮肤、血管等。

三、化疗不良反应的后果是什么

肾脏损害多见于顺铂，心肌的损害是阿霉素的重要并发症，博莱霉素有致肺纤维化之虞，不可不防。给病人带来危害和危险的是不良反应引起的并发症。略有化疗知识的人都该明白，上述用药后发生的不良反应司空见惯，不足为奇，譬如恶心、呕吐、血象下降、肝功能不正常等，这些变化都有一定规律，多可自然恢复，并非不可逆转。重要的是不使症状加重，减少病人痛苦，特别是预防和避免发生并发症。剧烈的呕吐、腹泻可以造成脱水、电解质（血中钾、钠、氯等）紊乱，并发肌无力、抽搐或痉挛等；白细胞功能低下，身体防御卫士减员，容易招致感染；血小板减少，凝血机制障碍，可发生出血；口腔黏膜溃疡，裸露创面，是细菌侵入的门户；肝功能损害，其解毒能力变弱，使化疗不能完成；肾功能不佳，排出有害物质的渠道发生故障，废毒物质淤积，可谓机体内"环保"遭破坏；心脏受毒害，危险自不待言；肺部病变会直接引起呼吸困难。凡此种种，均为化疗进行中之大忌，不可等闲视之。

四、怎样预防化疗并发症

并发症是可以预防的，不论是第一次化疗还是重复化疗，用药前必须先检查血尿常规、肝肾功能、心肺情况等，一切正常方可用药，不可勉强为之、仓促"上马"或自作主张。用药期间，也要经常监测上述各种指标的变化，尤其是不住院在家口服药物的病人，更应注意。遇有发热、牙龈或鼻出血、皮肤瘀斑，都要及时报告给医生。恶心、呕吐者，现已有很好的止吐药；腹泻者要补充液体，口服或由静脉滴注；便次过多、腹胀、发热，要警惕一种叫伪膜性肠炎的发生，不滥用抗生素，多饮酸牛奶，吃乳酶生，对维持肠道正常健康环境有好处；肝功能不好，除及时停药外，要应用保肝药，联苯双酯有明显疗效，用药2周后，80%~90%的病例转氨酶可降至正常；应用顺铂的，一定要检查肾功能，通常查肌酐大于1.5%毫克，就是停药的"红灯"；为了减少肾毒性，要大量饮水、输液，医生还会给利尿药和解毒剂；应用平阳霉素或博莱霉素的病人，至少每个月做一次肺部摄片，或做肺功能检查；为了减少某些抗代谢药物，如氨甲蝶呤的毒性反应，在大剂量应用时，都要辅加相应量的解毒剂甲酰四氢叶酸，所谓"解救"，是为又打又拉，恰到好处。联合用药、合理配伍，适宜的用药时间和疗程间隔，以及用药途径及具体操作等，都是力求最大限度地发挥抗痛效果和降低不良反应，避免并发症。因而，这里再次强调三句话：

1.各种药物均有一定的不良反应。

2.不良反应本身，在规定的剂量下，都是有规律可以掌握的，而且是可控制和可回逆的。

3.用药的关键是减少、预防甚至避免并发症，因为并发症是危险的。

有些肿瘤要用激素治疗

大家知道，某些激素是某些妇科肿瘤的很有特异性的标志物，这是捕捉肿瘤难得的线索。激素也可用于治疗肿瘤，乃为"兵来将挡，水来土掩"之法。雄激素治疗子宫肌瘤，在于对抗雌激素，以达到遏制肌瘤生长、减少子宫出血的目的。由于孕激素对增生的内膜有促转化作用，故而可用来治疗子宫内膜增生和内膜癌，但需加大剂量，否则不足以克敌制胜。孕激素对卵巢上皮癌也有辅助治疗作用，可减轻腹水，增加体重。孕激素是治疗子宫内膜异位症最常用的、明确有效的药物。三苯氧胺是一种抗雌激素药物，较广泛用于治疗乳腺癌、卵巢癌、子宫内膜异位症和子宫内膜癌等，功不可没。

长了瘤子还能过性生活吗

妇科肿瘤患者由于恐惧、痛楚、焦虑、忧愁及缺乏自信，可能会把性事之念抛至九霄云外。而对于妇科肿瘤医生来讲，他们可能会认为挽救了一个病人的生命，已经很不容易，病人的性生活似乎是可以忽略的。这应该说是个不大不小的缺憾。因为疾病的去除与健康、愉快的生活有时互不影响。性活动是生活的一部分，是正常的，并非鄙俗可笑。有的病人说，我宁可放弃治疗也不愿丧失性能力。有的病人说，如果手术后我不能和丈夫进行性生活，他一定会遗弃我。姑且不论这种想法和顾忌是否完全妥帖，但它毕竟是患者的肺腑之言，它表达了人们对性的欲望和思虑。

应当承认，罹患妇科肿瘤会给病人与其丈夫的性生活带来很多不便和困窘。首先是精神、心理的，病人的痛苦和抑郁会使性欲明显下降，而丈夫的拘谨则出自对妻子的照顾或对病与性的不明和担忧。

外阴和阴道肿瘤会直接影响性交，造成疼痛、出血、刺激和破溃。这时，避免性生活是必要的。宫颈癌会因性接触而发生出血，它常常是促使患者看医生的早期警示。当子宫和卵巢的肿瘤比较小时，性生活几乎不受影响。巨大的卵巢肿瘤或恶性肿瘤会发生明显腹水致使交接不便。子宫内膜异位症患者如宫骶韧带和阴道直肠隔受到累及，会有令人难忍的性交痛。双方因此疏于此事，或许也是去看病的理由。更重要的是妇科肿瘤的治疗对性活动的影响。外阴和阴道的良性肿瘤，经手术切除后，性生活通常可以完善如初，有时会因阴道口狭窄而导致性交困难，通过简单的矫形手术可予以补救。

没有子宫了还有性功能吗

子宫切除是处理子宫肿瘤最常用的手段，很多患者对此心存芥蒂，只是羞于启齿、无可奈何罢了。要告诉子宫切除病人的是，这一手术不影响性生活。因为子宫基本上不是内分泌器官，它不影响性功能。即便全子宫切除也不会明显缩短阴道长度，对性过程起重要作用的阴道下段更不会受到损坏。有时术后阴道残端有炎性反应或肉芽形成，去除并不困难。部分子宫切除是只切除子宫体而保留宫颈的手术，对性交场所可以说"秋毫无犯"。子宫切除术后6～8周，经医生检查无任何特殊情况，性生活即可恢复如前。病人常常以为子宫的存在、月经的来潮是魅力的源头，但是性功能和生殖功能不是一回事，并非切了子宫就性欲低下，性感缺乏。与此相反，不少病人由于解除了一些顾忌，性的满足度会有所提高。问题的存在通常是某种心理障碍，特别是丈夫的态度。偏执的观念有时是难以冰释的。

医生可以给癌症病人提供哪些帮助

医生、家人和社会对癌症病人的理解、关心和帮助是重要和必要的。作为医生，我们能为妇科癌瘤患者做些什么呢?

首先，我们得为她们选择最佳的治疗方案，并给予最好的实施。比如对于卵巢癌施行满意的细胞减灭术，尽最大努力将癌瘤切除殆尽，接下来给予及时的、足量的、规范的化疗，并辅以其他治疗。这是治愈和达到高质量生活的基本保证。

对于病人来讲，应该寻求能达到这一基本目标的医院和医生，"有病乱投医"不符合现今的医疗原则，聪明的患者应该正确地选择医疗信息。当然，有些医药广告很难让人信服，属于误导。

其次，当癌瘤处于晚期，或经手术、化疗或放疗后又有广泛转移及复发，治疗变得十分困难时，有的可以再做一搏，有的则应考虑过大的手术及过分的化疗对病人生活质量的影响。某些病或某些病的中晚期，在当前的医疗水准下是不能治愈的，承认这一点并不是停滞的守旧观点。

最后，减少癌症病人的疼痛。癌性疼痛使病人精疲力竭、情绪沮丧，对生活失去信心，会大大降低其生活质量。有效地控制疼痛不仅是个医疗问题，更是一个人道的问题。

妇科肿瘤与哪类体质有关

得不得妇科肿瘤还和一个人的体质有关。肥胖、高血压、糖尿病是子宫内膜癌患者的"三联征"，就是说，这种癌瘤患者常常合并有上述三种情况。反过来说，有这三种情况的女性则有发生子宫内膜癌的"高度危险"。体重超过了正常体重的15%，患子宫内膜癌的机会增加3倍。减肥还可以避免其他不良影响，如高血压、心脏病、糖尿病等。

▶ 女性的骨骼保健

女性的骨骼有哪些特点

骨骼是人体运动系统的一部分，起着支撑身体的作用。强健的骨骼是维持人体姿态挺拔的主要构造。人体骨骼分为中轴骨和四肢骨两大部分，成人有206块骨，骨与骨之间依靠关节和韧带连接构成骨骼系统。骨骼的功能是：运动、支持和保护身体；制造红细胞和白细胞；储藏矿物质。

一、发育特点

在大多数的时间里，女性骨骼的发育与男性相似，但在青少年时期，会比男性早成熟2～3年；骨矿物质含量峰值（最大值）在30～35岁，比男性提前4～5年，并且积累时间略短一些。女性在绝经期后，体内雌激素水平明显下降，骨中钙含量积蓄减少、丢失增加，骨小梁结构变脆、密度稀疏，尤其在绝经期后1～10年，骨、钙质流失是一生中最快、最多的。女性初潮越晚、孕育子女越多、绝经期越早，越容易患骨质疏松症。

二、结构特点

相对男性而言，女性骨骼整体规模平均偏小，肌肉力量较弱，长干骨直径较细，骨和钙质的含量也少。因为生育需要，女性骨盆比男性要宽大些，骨盆前面两耻骨下面的夹角呈钝角状，而男性则呈锐角状。

三、疾病特点

女性肌肉少、力量弱，更易出现腰酸背疼；若有乳腺、子宫、附件肿瘤，则会出现骨骼转移；绝经期后，雌激素水平明显下降，容易更早出现骨质疏松、骨折等。

儿童期和青春期也会得骨病

儿童期和青春期易患的骨病，主要是先天性髋关节脱位和特发性脊柱侧弯。

一、患有先天性髋关节脱位怎么办

先天性髋关节脱位，也称髋关节发育性脱位，是比较常见的小儿先天性畸形之一，女孩明显多于男孩，发病原因目前尚不明确，可能与胎儿在子宫内位置不正常、髋关节过度屈曲有关，或因遗传因素导致本病。

预防先天性髋关节脱位的关键在于早诊断、早治疗。

先天性髋关节脱位的自行检查方法是，首先观察新生儿下肢的外形，可见两侧臀部增宽，大腿短粗，小腿细长。如为单侧脱位，可看到两侧腹股沟的皮纹、皮肤皱褶长短不一，而且患侧皱褶也会增多、加深，会阴部增宽。如发现上述情况，应到医院做进一步检查，以确定有无髋关节脱位。

对于髋关节脱位，治疗越早，效果越佳。婴幼儿期治疗最佳，孩子将来走路正常，也不会影响日常生活。年龄越大，病理改变越重，疗效越差。一般认为2~3岁后治疗，即使非常成功，至30多岁后也会发生髋关节痛。并且，如果错过最佳治疗期，有可能造成永久性跛行或髋关节炎。

对于髋关节半脱位或髋臼发育不良患者，青少年时期可能不会出现不适症状。但20岁以后，多见于30~40岁，就会出现髋关节骨性关节炎，引起疼痛，这时治疗就比较棘手。常用的方法是，早期可选择髋臼造盖术，晚期重者需要关节置换术。

二、患有特发性脊柱侧弯怎么办

脊柱侧弯，是指脊柱的一个或数个节段在冠状面上偏离身体中线向侧方弯曲，形成一个带有弧度的脊柱畸形。脊柱侧弯是一种症状或X射线体征，可由多种疾病引起。脊柱侧凸通常发生于胸椎、胸部与腰部之间的脊椎，也可以单独发生于腰背部。侧弯出现在脊柱一侧，呈"C"形；或在双侧出现，呈"S"形。脊柱侧弯会减小胸腔、腹腔和骨盆腔的容积量，还会降低身高，引起酸痛等不适。

没有明显的骨性发育畸形的脊柱侧弯，称为特发性脊柱侧弯，多发生于青少年时期，女孩多于男孩，多由于长期不良姿势、不良生活习惯引起，多数可以通过保守治疗取得理想效果。

预防特发性脊柱侧弯的关键也在于早诊断、早治疗，且以预防为主。

早期治疗方法包括非手术治疗和手术治疗两种。总的治疗原则是在青春期发育终止前尽可能选择非手术治疗；即使必须手术治疗，也应先采取非手术治疗方案，以推迟手术年龄。

平时要多注意坐、立、站姿的挺拔，切勿歪歪扭扭坐着或趴着看书、写字，时间长了易患脊柱侧弯。许多年轻患者经过保守非手术治疗，如多练习蛙泳、悬吊等对称性运动，侧弯均减慢发展甚至停止。

手腕和拇指不要过度疲劳

一、手腕和拇指疲劳易患桡骨茎突狭窄性腱鞘炎

桡骨茎突狭窄性腱鞘炎，是由于拇指或腕部活动频繁，使拇短伸肌和拇长展肌腱在桡骨茎突部腱鞘内有生理弯曲走形，长期相互反复摩擦，导致该处肌腱与腱鞘产生无菌性炎症反应，局部出现渗出、水肿和纤维化，鞘管壁变厚，肌腱局部变粗，造成肌腱在腱鞘内的滑动受阻而引起的临床症状。

桡骨茎突狭窄性腱鞘炎多见于哺乳期及更年期女性，好发于家庭妇女和手工操作者，中年以上也易患本病，女性多于男性，比例约为6：1。其起病缓慢，一般经非手术治疗，多能获满意效果。个别反复发作或非手术疗法无效者，可行封闭术或手术切开狭窄的腱鞘，疗效良好。

临床表现主要为桡骨茎突部隆起、疼痛，腕和拇指活动时疼痛加重，局部压痛，可向前臂及拇指放射痛，活动腕及拇指时疼痛加重，不能提重物。

二、治疗方法

1.局部制动，尽量避免如洗衣、拧毛巾样的手部活动，必要时，石膏固定2～4周。

2.理疗或热敷。

3.早期进行局部封闭。局麻药+激素，连续1～2次为一疗程，中间间隔不少于7天，药物应准确注入鞘管内。

绝大多数患者经过保守治疗或局部封闭治疗，常可有效缓解症状甚至治愈。对于少数反复发作或保守治疗无效者，可进行手术治疗，术后消肿后尽早进行功能锻炼。

三、预防保健

桡骨茎突狭窄性腱鞘炎主要是由于腕和拇指活动频繁，致使桡骨茎突处肌腱和腱鞘反复摩擦，产生慢性炎症而造成肌腱滑动受限所致。因此，预防本病的关键在于避免腕和拇指过度劳累。在平时的生活或工作中，要注意腕和拇指的劳逸结合，尽量避免其长时间活动，尤其是减少腕部的活动。

不是运动员也会得"网球肘"

"网球肘"，因网球运动员易患此病而得名，它的医学名称是"肱骨外上髁炎"。长期从事旋转前臂、伸屈肘关节及腕关节单一动作（如洗衣服、做饭、抱孩子等）的女性和其他劳动者如木工、钳工、厨师等也易患此病。由于长期肘部劳损，以致产生无菌性炎症。

一、"网球肘"有哪些临床症状

"网球肘"发病缓慢。初期只是感到肘关节外侧酸困和轻微疼痛，患者自觉肘关节外上方活动痛，疼痛有时可向上或向下放射，感觉酸胀不适，不愿活动。手不能用力握物，进行提壶、拧毛巾、打毛衣、提重物等活动可使疼痛加重。患者局部无红肿，肘关节伸屈也不受影响，但前臂旋转活动时能感觉到疼痛。严重者，手指伸直、伸腕或执筷动作即可引起疼痛。少数患者在阴雨天时自觉疼痛加重。临床诊断一般不需要拍X射线片，但医生有时要求拍肘关节的X射线片，是为了了解肘关节骨骼是否正常、伸肌腱近端处是否有钙化。

二、"网球肘"的治疗方法

自我按摩、热敷、活血止痛对治疗"网球肘"有较好的疗效。自我按摩适合于轻度"网球肘"。中重度患者可采取封闭、小针刀方式，建议到正规医院由针灸医生完成。90%以上的"网球肘"可以通过非手术治疗取得满意疗效，尤其是"网球肘"的早期或初发，通过下述非手术治疗措施可以消除症状。

1.急性期，休息、制动。避免引起疼痛的活动，疼痛消失前不要活动，必要时用三角巾悬吊，减少活动2～3周。

2.热疗。热敷肘外侧，1天3～4次，每次20分钟以上。

3.对症服药。服用阿司匹林或非甾体类消炎止痛药（如布洛芬等），餐后服用。

4.使用护具。在前臂使用加压抗力护具，可以限制前臂肌肉产生的力量。

5.逐渐恢复运动。按医生建议，除了做肘关节伸屈活动外，不要做前臂旋转活动。

6.可的松局部封闭。在肘关节特定部位注射可的松类药物可以消炎、止痛。注射部位、时间间隔、次数要求较高，很有讲究，要由有经验的医师慎重进行，防止出现桡神经损伤。

三、"网球肘"的预防保健

日常生活和工作中，应尽量避免肘臂受凉、吹风，避免肘部过度疲劳，并减少做伸腕伴前臂旋转的活动。

你有"扳机指"吗

扳机指又叫弹响指，它的医学名称为"手指屈指肌腱腱鞘炎"，指手指在弯曲及伸直的交替动作中，肌腱在手掌和手指相连的关节处受腱鞘束缚，产生疼痛和弹响声的疾病。由于这时患者手指的动作好像扣手枪扳机，所以叫扳机指。这种病多发生于需过度使用手指的人群，以拇指、食指、中指多见，多见于经常抱孩子、洗衣服的女性。还有当今的"拇指一族"可要小心了，有人因发短信息过多而患上了扳机指。

一、症状表现

腱鞘韧带发生水肿、增生和粘连，形成慢性炎症，当手指屈、伸时，会产生扳枪机样的"咯嘣"声。此病初感屈指不灵、发僵、轻微疼痛，日久则疼痛加重，尤以晨起明显。

二、治疗方法

扳机指的治疗方法主要是口服药物、热敷或理疗、局部注射药物等。如果病情比较严重，经前两种方法长期治疗无效，疼痛较重，可考虑手术治疗。

三、预防保健

扳机指很大程度上可以说是过度使用症，是因为过度的不正确运动而导致的。所以，预防的主要措施是防止手指的过度使用，特别是要防止拇指、食指、中指的过度使用。平时少受凉，尤其是冬天，少接触凉水；抓捏物时避免长时间反复进行，可双手交替操作，防止单手指过度劳累；平时避免用手抓取沉重物体；用手工作一段时间后，可做简单的手操消除疲劳。有症状时，可多休息、热敷，帮助缓解症状，避免病情加重。

孕产期怎样防止腰痛

一、孕期

在孕期，尤其是到怀孕6个月后，随着胎儿的增大，孕妇的腹部前凸更为明显，腰部受力增加，导致腰椎前突增加，如果行走、活动的时间比较长，就会出现腰疼的情况，有时还会出现腿、脚水肿等症状，这是一种正常的妊娠反应。

预防孕期腰痛，要多休息，行走时用双手保护好腰部，或者托住腹部，每次的活动时间不宜过长。另外，在怀孕前应加强身体锻炼，跑步、体操、羽毛球等均有利于腰腹部肌肉的锻炼，可以降低孕期腰痛的发生率。

二、育儿期

现在，有些职业女性一旦生育完宝宝，便全职在家照看孩子。照看宝宝的劳动量是很大的，特别是在宝宝小的时候，需要经常俯身照顾，抱扶孩子时腰部受力较大，久之就会导致腰部肌肉劳损，引发疼痛，甚至出现腰椎间盘突出，伴下肢麻疼等不适症状。

年轻的妈妈在照顾孩子时，应尽量减少弯腰、俯身等动作，需要弯腰时，可以蹲下去，两只脚一前一后蹲立去照顾或抱孩子，这样可缩短腰部受力力矩，减少腰部受力，从而避免腰痛的发生。

颈椎也会"发脾气"

颈椎病是因颈椎间盘变性、颈椎骨质增生所引起的一种以退行性病理改变为基础的疾患，是以颈肩痛、麻木、可放射到头枕部或上肢至手指，重者出现双下肢痉挛、乏力，行走困难等为表现症状的综合征。少数患者有头晕等不适。20～30岁的患者中女性所占比例较高。

一、症状表现

颈椎病的症状多样而复杂，多数患者在刚开始患病时症状都比较轻，以后逐渐加重。颈椎病的症状与所患颈椎病的类型有关。

颈椎病大体包括颈型、神经根型、脊髓型、椎动脉型、交感神经型、混合型等类型。临床所见，单一类型的颈椎病比较少，多数患者是混合型颈椎病。

颈椎病的主要症状是头、颈、肩、背、手臂酸痛，脖子僵硬，活动受限。有的患者伴有头晕，突然跌倒，重者伴有恶心呕吐，卧床不起。有的患者一侧面部发热，有时出汗异常，肩背部沉重感，上肢无力，手指发麻、疼痛，肢体皮肤感觉减退，手握物无力。还有一些病人下肢无力，行走步态不稳，两脚麻木。当颈椎病累及交感神经时可出现头晕，头痛，视力模糊，两眼发胀、发干、睁不开，耳鸣，耳堵，平衡失调，心动过速，心慌，胸部紧束感，有的甚至出现胃肠胀气等症状。有少数人出现大小便失控、性功能障碍，甚至四肢瘫痪。有的也有吞咽困难、发音困难等症状。这些症状与发病程度、发病时间长短、个人的体质有一定关系。如果疾病久治不愈，会引起心理伤害，产生失眠、烦躁、发怒、焦虑、忧郁等症状。

二、治疗方法

颈椎病的治疗方法主要是非手术疗法，大多数患者的病情经过保守治疗均可获得好转。

病情较轻的患者，只要适当制动、注意休息，通过针灸、推拿、理疗（主要为热疗）等治疗手段，就可以获得良好的疗效。为限制颈部活动，可以佩戴颈托圈，一般症状在2周～1个月可以缓解。颈部牵引是颈椎病非手术疗法的重要手段，牵引的目的是使颈椎间隙得以拉开，增加椎间孔容积，减缓突出物的压迫。但实际上牵引的作用主要还是使颈部得到休息及解除颈肌的痉挛。如果症状没有明显改善，可以使用一些非甾体类消炎止痛药物，如布洛芬、吲哚美辛、吡罗昔康等，但这些药物对胃肠道有刺激，可以少量短期餐后服用。

少数病情严重的患者在保守治疗无效的情况下，可以考虑手术治疗。

三、预防保健常识

1.注意休息。在前来就诊的颈椎病患者中，60%以上是20～45岁的都市白领，而且多数是伏案工作者，如会计、图案设计人员等。颈椎病与工作性质、习惯有关系，因此经常伏案、低头工作，每工作一段时间应该休息5分钟，活动一下颈部和四肢，应避免长时间工作。

2.避免受凉。尤其是在夏天，最好不要长时间吹电扇，或长时间待在低温空调下面，夜间睡眠应该关掉空调或将温度调至26℃以上。

3.不要"高枕无忧"。人体有1/3时间在睡眠中度过，故枕头很有讲究。首先，枕头不要太软或太硬，像荞麦皮枕头就是不错的选择。其次，睡眠时，尽量将枕头一直垫到颈部根部，避免悬着脖子，以免颈椎肌肉痉挛或受凉，以致"落枕"，诱发颈椎病发作。最后，枕头高低也很重要，仰卧时枕头可稍低些；侧卧时，枕头最好与一侧肩膀同高，这样可以避免由于颈椎过分歪斜造成的疲劳，其实"高枕"还是"有忧"的。

4.加强颈项肌肌力锻炼。颈项肌力量强了，可以有效防止颈椎退变，减少颈椎病发作，缓解颈椎病症状。年轻女性容易患颈椎病，大多数是由于颈部肌肉力量弱，颈椎不稳，平时锻炼不够造成的，可做"燕飞法"（见第130-131页所述）等动作进行锻炼。

久站、久坐害处多

腰背肌劳损是骨科临床的常见病、多发病，常在日间劳累后加重，休息后缓解。长时间的慢性劳损，可使肌纤维变性，甚至损伤，形成瘢痕、纤维索条或粘连，导致长期慢性腰背痛。

腰肌劳损可由以下原因引起：

第一，长期反复的过度腰部运动及过度负荷，如长时间坐位、久站，或从弯腰位到直立位手持重物、抬物均可使腰肌长期处于高应力状态，久而久之可导致慢性腰肌劳损。

第二，与气候环境条件有一定关系。急性腰扭伤、长期反复的腰肌慢性损伤或急性损伤后治疗不及时及处理方法不当，气温过低或湿度太大都可诱发或加重。

腰肌劳损与腰椎间盘突出症是不一样的。腰肌劳损是局部软组织的损伤，而腰椎间盘突出症是压迫神经导致的症状。鉴别这两种病最简单的就是前者疼痛局限在腰部，后者会有疼痛放射到臀部、大腿、小腿或脚。腰肌劳损得到休息大多可以缓解。轻微的腰突症采用卧床休息、睡硬板床、理疗、热敷、做牵引等方法，缓解稍慢。

一、症状表现

腰背或腰骶部疼痛反复发作，疼痛随气候变化或劳累过度而变化，时轻时重，缠绵不愈。腰部肌肉可有广泛轻到中度压痛，压痛部位多在骶棘肌处、骶骨后面骶棘肌止点处，或髂骨嵴后部、腰椎横突部。喜按压，脊椎活动多无异常，脊椎棘突无明显叩击疼，是排除了腹部、妇科、腰椎等器质性疾病的诊断。X射线片提示少数患者有骨质增生，但多数无异常。

二、治疗方法

首先，明确诊断，排除其他器质性疾病，若腰疼持续半个月以上，保守方法不见好转，就该到医院就诊。其次，多休息，睡硬板床。此外，可以选择热敷、理疗、按摩等方法进行治疗，同时要加强腰背肌力量练习。如果上述方法疗效不佳，可以选择药物治疗，口服非甾体类消炎止疼药物，如芬必得，祛风湿、活血通络类药物，外用膏酊剂涂抹等。

三、预防保健常识

不少职业女性体型偏瘦，后背肌肉力量缺乏，多数人工作时久坐或久站，还有些人需要经常弯腰，而且衣服穿得偏少，夏天里经常处于较冷的空调环境中，冬天为了保持"苗条身段"也不及时添加衣物，这些因素都很容易诱发腰肌劳损、腰疼。为了预防此病，年轻的职业女性应注意以下几点。

1.纠正不良的工作姿势。如改变弯腰过久或伏案过低等不良习惯；尽量坐带有直后背的硬椅子，如木头椅子，少坐松软的老板椅；同时在后背腰部垫垫子，防止腰部落空，临床观察发现，这种方法对防止腰疼作用明显。

2.防止过劳。人就像一台机器，过度的运转或超负荷的使用，必然会导致某些部件或整台机器的损害。腰部作为人体运动的中心，过度劳累，必然造成损伤而出现腰痛，因此在工作或劳动中要注意劳逸结合。

3.防止潮湿、寒冷受凉。不要随意睡在潮湿的地方；根据气候的变化，随时增添衣服；出汗及雨淋之后，要及时更换湿衣或擦干身体；天冷时注意保暖，可用电热毯。

4.加强腰部肌肉锻炼，常用的有仰卧五点支撑和俯卧"燕飞"法，游泳多采用蛙泳。

5.保持正确的劳动姿势。劳动姿势不正确，容易造成腰肌劳损。搬运重物时，胸、腰直立，先屈髋、膝，蹲下去再搬物，迈步要稳，步子不要大。

6.选择硬板床。睡眠是人们生活的重要组成部分。床合适与否直接影响人的健康，过软的床垫不能保持脊柱的正常生理曲度，所以在木床板上加1个10厘米左右厚的软垫就可以了。

7.体育运动或剧烈活动时，要做准备活动。

8.急性腰扭伤应积极治疗，安心休息，防止转成慢性。

9.热敷和按摩。按摩：按揉肾俞、腰俞、委中、阿是穴。热敷：使用热水袋、热沙袋、热盐袋包上毛巾敷腰部都是很好的方法，此法能促进腰部血液循环，对治疗腰肌劳损效果良好，但要保护好皮肤，防止皮肤烫伤。

10.运动疗法。

（1）俯卧保健法（燕飞法）：患者采取俯卧位，将双上肢反放在背后，然后将头胸部和双腿挺起离开床面，使身体呈反弓形，坚持至稍感疲劳为止，或每次坚持10~15秒，休息15秒。依此法反复锻炼10~15分钟，每天早晚各1次。长期坚持锻炼，可预防和治疗腰肌劳损和颈椎病的发生和发展。

（2）仰卧保健法（五点法）：患者取仰卧位，首先双脚、双肘和头部五点，支撑于床上，将腰、背、臀和下肢用力挺起稍离开床面，维持至感到疲劳时，再恢复平静的仰卧位休息。按此法反复进行10~15分钟，每天早晚各锻炼1次。

年轻人为什么会得上"老寒腿"

"老寒腿"的常见症状是下肢及关节发凉，腿部有酸、麻、胀、痛或沉重感，重者痛感很重并导致行动不便、关节畸形等。受寒时症状还会加重，反复发作。

"老寒腿"的常见原因有膝关节骨性关节炎、下肢动脉脉管炎、腰椎间盘突出等病变压迫下肢神经和长期受寒冷刺激所致。

生活中还有"老寒腿"，多属膝关节骨性关节炎。由于膝关节几乎承受着人体全身重量，所以人老以后，膝关节易老化，老化后的膝关节往往易发生骨性关节炎，便会关节不利，行动不便。"老寒腿"是老年人的多发病。在门诊，经常有老太太过来看病，大夏天的，用棉絮包着腿，仍诉说膝盖疼、腿发凉。查体患膝局部症状明显，X膝关节片可见明显退变。

临床上看，大多数年轻女性患者，是长期受寒冷刺激所致。"老寒腿"虽带着"老"字，却并非老年人的专利。对于年轻患者，肢体、关节血管受到寒冷刺激后，血管会痉挛，血供减少，下肢会感觉冰、凉、冷等不适症状，短期暴露于寒冷环境后，很快进入温暖的环境中，肢体血管痉挛会逐渐缓解、消失；若长时间暴露于寒冷中，肢体组织长时间缺血，会出现组织损伤、水肿，甚至出现"亚冻伤"状态，很难恢复。

近年来，很多年轻女性为了追求美，不及时增加衣物，即使在冬季也穿得很单薄；不少女性为了漂亮，特别爱穿裙子；还有很多人爱穿高跟鞋，这样就容易造成膝关节的损伤，如果长期这样下去的话，不用等到中年以后，"老寒腿"就会找上门来。还有不少女性在夏天出现"寒腿"的症状，其原因多是上班时穿着短裙，腿、膝关节暴露在外，处于空调温度极低的办公场所，受寒冷刺激所致。

"老寒腿"的治疗方法要"因病而异"。症状较轻时，通过热敷、按摩等手段可缓解症状；症状严重时，应该到医院就诊。

那么，应该怎样预防"老寒腿"呢？

保暖很重要。"老寒腿"的发生，多是受风寒潮湿侵袭，所以在天气变化时，特别是在冬季，要及时增加衣服，避免风寒侵袭，这是预防寒腿的关键。

预防"老寒腿"，除了要保暖、防寒外，还要避免过度疲劳和坚持适度合理的体育锻炼，这样不仅可以防止肌肉萎缩，还可以增强腿部肌肉的力量，但要尽量少做加重关节负荷的运动。打太极拳、各种体操、慢跑、羽毛球等运动项目，可以提高关节灵活性。进行体育锻炼时，活动量以身体舒服、微出汗为佳。也可以每天行走半小时，行走速度要快慢结合。对于有明显疼痛症状的患者，可使用热敷、非甾体类消炎止疼药或某些外敷药膏缓解疼痛。平常饮食可进行一些平补或温补，牛奶和萝卜汤都是不错的选择。

体弱、早起者也应注意膝盖及腿脚保暖，警惕"老寒腿"提前找上门。一旦出现"寒腿"的症状，如疼痛、酸胀、关节活动不灵等，保守治疗不见好转，应立即到医院治疗，以免病情加重。

膝盖受伤有隐患

髌骨软化症，又叫髌骨关节面软骨软化症，常发生于外伤之后，是引起膝前痛的常见原因之一。顾名思义，髌骨软化症是髌骨软骨的退行性病变，如髌软骨脱水、老化、发黄、皲裂甚至剥脱等。许多人称之为"髌骨软化"。普通骨科门诊的患病率高达10%～20%，该病可见任何年龄，多见于30～40岁人群，且女性发病率明显高于男性，天冷时高发。

目前，髌骨软化症的确切病因尚不完全清楚，能够明确的病因有创伤、髌骨不稳定、髌骨骨内压增高、髌股关节高压力等因素。

一、症状表现

多数髌骨软化症的患者都有膝外伤史，常常感觉膝前痛或膝部疲软无力、疼痛，以上下楼梯、爬坡、蹲起时最为明显。休息后症状缓解，活动则加重。X射线检查，早期无明显异常，晚期可因软骨大部被磨损，髌骨与股骨髁部间隙变窄，有骨质增生。

二、治疗方法

治疗分非手术治疗和手术治疗两种方式。

1.非手术治疗。休息、制动，热敷，平时活动时尽量减轻膝关节负荷，必要时可加用非甾体类消炎止疼药物。重者可在膝关节内注射玻璃酸钠，此种方法对治疗髌骨软化症有不错的疗效。

2.手术治疗。关节镜是髌骨软化症确诊与治疗的有效手段之一，可以在镜下直接观察软骨面的变化，并对可能增生的滑膜等进行处理，但不能够观察到软骨下骨的变化。其他手术方式还有胫骨结节抬高术、髌股关节置换等，大多有一定的疗效。但这种疾病一旦发生，就是不可逆的，软骨可能得到一定的改善，若想恢复正常是不可能的，治疗的目的是缓解症状及推迟或延缓病程。

三、预防保健常识

注意保暖很重要，特别是在冬季，要及时增加衣物，避免风、寒、湿的侵袭。另外，要坚持适度合理的体育锻炼，不仅可以防止肌肉萎缩，还可以增强腿部肌肉力量，如各种体操、慢跑、羽毛球等运动项目，也可在座位上、卧床时练习空蹬自行车动作，以提高关节的灵活性。活动量以身体感到舒服、微出汗为佳，但要少做些会加重关节负荷的运动，如登山、爬楼梯等。对于有明显疼痛症状的患者，可使用热敷、非甾体类消炎止疼药或某些外敷药膏缓解疼痛。平常饮食可多食用一些猪骨头、软骨、脆骨等，对改变骨骼的质量，有一定的促进作用。

鞋子选不好也可诱发足拇外翻

足拇外翻，是一种以足拇指外翻畸形、疼痛和足拇囊炎、足底胼胝形成为主要症状的疾病。病人常合并有扁平足。本病好发于成年人，有遗传因素者，青年时即可发生，老年时病情常常加重，女性明显多发，并且以双侧多见，国外发病率高于国内。足拇外翻的致病因素有遗传因素、长久站立、行走过久、负重过度、物理挤压等，另外一个不容忽视的原因是鞋子选择不当，有可能是因为经常穿尖头鞋、高跟鞋所致。

一、治疗方法

足拇外翻的治疗方法包括非手术治疗和手术治疗两种方式。

1.非手术疗法。轻度外翻、疼痛较轻者，可按摩、向足内侧搬动足拇指、理疗等，当然还要穿合适的鞋子。亦可在第一、二足拇指间用棉卷垫起或夜间在足的内侧缚一直夹板，使足拇指变直。同时可以在沙土上赤足行走，锻炼足部肌肉，或穿矫形鞋、平足鞋垫矫正平足。对大多数病人，不需用药物治疗，个别症状重者可行对症用药治疗，缓解不适症状。

2.手术疗法。适用于疼痛严重或畸形严重者。手术有近100种方案，医生会根据病情选用最适宜的手术方法。

值得注意的是，畸形与疼痛并不成正比，有的畸形很明显，但不痛；有的则反之。所以，要根据病人的具体情况来选择不同的治疗方法。

二、预防保健常识

足拇外翻是可以预防的。措施包括预防和治疗平足症，穿合适的鞋，鞋帮不宜过硬，鞋跟不宜过高，鞋头不宜过尖，尽量少穿高跟鞋或尖头鞋，避免久站或久行等。其中穿高跟尖头鞋是最大的诱发原因，因此不穿高跟尖头鞋，对于预防足拇外翻是十分重要的。

肥胖让关节更疼痛

骨性关节炎是一种以关节软骨的变性、破坏、磨损变薄及骨质增生为特征的慢性关节病，又称增生性膝关节炎、退行性关节炎，它代表着关节的衰老，故又称老年性膝骨关节病。临床上以中老年发病最常见，女性多于男性。主要症状是关节疼痛、肿胀和活动不灵活，急性期常伴有关节腔积液。X射线检查可以见到关节间隙变窄。体重的增加、肥胖和膝骨性关节炎的发病成正比，肥胖者体重下降可以降低膝骨关节炎的发病概率。

本病发病缓慢，多见于中老年肥胖女性，多有反复劳损或创伤史。膝关节疼痛是主要症状，早晨起床时尤为明显，活动后减轻，活动多时又加重，休息后症状可以缓解。

一、膝骨关节炎的致病因素

1.慢性劳损。长期姿势不良、负重用力、体重过重，导致膝关节软组织损伤。

2.肥胖。体重的增加和膝骨关节炎的发病成正比。肥胖会导致病情的加重。

3.骨质疏松。当软骨下骨小梁变薄、变僵硬时，其承受压力的耐受性变弱，因此骨质疏松症的患者很容易患上骨性关节炎。

4.外伤和外力的承受。经常性的膝关节损伤，如骨折，软骨、韧带的损伤，会导致膝关节承受肌力不平衡，再加上局部压力，会出现软骨的退行性改变。

5.性别因素。本病的发病率，女性明显高于男性。

二、治疗方法

膝关节骨性关节炎的治疗包括非手术治疗和手术治疗两种方法。

1.非手术治疗（保守疗法）包括理疗、药物疗法、注射疗法和中医中药治疗等。

2.手术治疗。

（1）膝关节镜下探查并清理术。此术是用于诊断治疗膝关节疾病比较安全实用的新技术，患者痛苦小、并发症少，具有恢复快、疗效显著等特点。

（2）表面全膝关节置换术。是将已磨损破坏的关节面切除，如同装牙套一般，植入人工关节，使其恢复正常平滑的关节面。

三、预防保健常识

避免运动损伤及保持正常体重是预防本病的关键。要学会养护膝关节，特别是冬季，更要当心。

膝关节就像一个不断运转的机器轴承，长期运转就会出现磨损，因此不要在短时间内过度使用膝关节，更不能在负重的情况下反复屈伸膝关节。另外，上下台阶、跑步都会使关节受力加大，使关节软骨磨损加重，可诱发滑膜充血，引起关节积液。

预防本病首先要控制体重。肥胖是本病发生的重要原因，体重下降后能够防止或减轻关节的损害，并能减轻患病关节所承受的压力。其次要及时和妥善治疗关节外伤、感染、代谢异常等原发病。最后，生活中要注意补钙，防治骨质疏松。应以食补为基础，要注意营养的平衡，多食奶制品、豆制品、蔬菜及鱼虾等海鲜类；同时应多晒太阳及补充维生素D，以促进钙的吸收。

远离肩周炎

肩周炎又称肩关节周围炎，是中老年人的一种常见病。肩周炎主要临床表现为肩关节及其周围肌肉疼痛、无力、活动障碍等。其中疼痛是最明显的症状，并具有持久性，有的夜间自觉加重，影响睡眠。疼痛还可以引起持续性的肌肉痉挛，并逐渐出现肩关节功能活动受限（冻结期），影响日常生活。

肩周炎多发生在50岁左右，故有人称它为"五十肩"，文献报道男女发病率相近，但笔者观察女性稍多于男性。中医认为本病多为肩部受风着寒而致，又因为患病后常见肩关节僵硬，好像冻结了一样，所以又称"冻结肩"。肩周炎的发病原因是因肩部慢性劳损、退变或急剧的创伤，引起肩部软组织急、慢性的无菌性炎症反应；受到寒冷刺激可诱发或加重。

一、治疗方法

常用的治疗方法有热敷、理疗、按摩、肩关节活动、药物治疗等手段，疼痛严重时可进行封闭治疗，上述治疗无效时，可以考虑手术治疗。

肩周炎开始为某一肩或上臂疼痛，并向颈部和肘部扩散，活动后加重；后期以肩关节活动受限为主，肩不能向外展开，也不能上举，不但影响工作，也影响生活起居，连吃饭、写字、穿衣和梳头都感到困难。

该病急性期或早期最好对病肩采取一些固定和镇痛的措施，以解除病人疼痛，如用三角巾悬吊，并对病肩做热敷、理疗或封闭等治疗。

慢性期主要表现为肩关节功能障碍。这时要以功能锻炼和按摩为主，配合理疗进行治疗。

二、肩周炎的康复疗法

肩周炎的康复疗法主要是医疗体操。

1.体操练习。双手在身体前握住体操棒，然后将手臂伸直，反复用力向上举，尽量向头后部延伸；接着，双手在身体后面握棒，用力向上举。

2.手指爬墙练习。站在墙根，患侧手扶住墙壁，以食指和中指贴墙，由低向高摸，一直摸到最高点不能再上摸为止，然后把手放下，反复练习。每次练习20～30次。要循序渐进。

3.肩部画圈。每天坚持早晚锻炼转动胳膊。做法是将患侧的肘关节屈曲呈90度，然后以肩关节为圆心画圈，转动360度，由前向上、后、下和由后向前交替进行，每次坚持练习15分钟。重者可先轻微转动，逐渐增大幅度和次数，重者可以配合热敷、服消炎止疼药。轻者2～3个月，重者半年即可痊愈。

患了跟痛症怎么办

跟痛症是指多种足跟部疼痛综合征，主要指由慢性劳损所引起的以足跟底面、周围疼痛及行走足跟部疼痛、困难为主的病症。多见于40～60岁的中老年及肥胖之人，中老年女性多见。常伴有骨刺形成，但疼痛的程度与骨刺的大小不成正比，而与骨刺的方向有关，如骨刺斜向下方则常有疼痛；若骨刺与跟骨平行，一般没有症状。

能引发跟痛症的疾病有跖腱膜炎、跟骨高压、骨质增生、滑囊炎、脂肪垫劳损等，常常是穿鞋摩擦所致，尤其是女性经常穿高跟鞋，鞋的后面与跟骨结节之间反复摩擦，导致跟骨结节处滑囊发生慢性无菌性炎症，使滑囊增大，囊壁增厚，发生本病；或因扁平足，穿高跟鞋使跖腱膜长期处于紧张状态，在其起点处因反复牵拉发生充血、渗出，从而发生本病。跟痛症常见的压痛点在足跟底下部。

一、治疗方法

1.热敷、理疗、按摩。

2.减少负重，适当休息，穿稍软底、厚底鞋；可采用矫形鞋垫。

3.药物治疗。

4.封闭治疗。

5.症状重、迁延时间长且保守治疗效果不佳的，可行手术治疗。临床中需要手术治疗的仅占2%～5%，多数通过非手术治疗就可治愈。

二、预防保健常识

每日用温水洗脚，保持血液循环，减轻局部炎症。防寒保暖，冬季要特别注意足部保暖，避免寒冷刺激。鞋的大小要合适，质地要柔软、宽松，能让所有脚趾平放和略微活动；鞋底要有一定的厚度，外硬里软，尤其鞋跟里面要有弹性，鞋内最好垫有薄的鞋垫，这样才能将自身的体重平均分配；尽量少穿高跟鞋。长途行走或长时间站立时要有科学的步态及姿势，避免足部持续负重，防止足部过度疲劳。选择适合自己的运动，如散步、游泳、打太极拳等，可促进机体的新陈代谢，以使骨的韧性增加，骨质增长。行动不方便者，每天可做足部肌肉的收缩锻炼，以增强足底肌的肌力，减缓韧带蜕变松弛的进展。体重不要超重，以减轻足部的压力。

谈谈骨质疏松症

骨质疏松症是由于年龄老化、女性绝经等原因导致的原有骨质、骨量减少，钙质流失等骨质代谢异常而出现的全身性骨骼疾病。骨质疏松不仅会使骨量减少，而且会明显影响其功能，易发生全身多部位骨折，还会出现血管等软组织异位钙化、硬化等病理改变。此病多见于绝经期后女性或老人，患病率女性比男性高6倍。

骨质疏松可分为原发性和继发性两种。原发性骨质疏松症与绝经有关，继发性常继发于糖尿病、甲旁亢、类风湿性关节炎等内科疾病，或者是由于长期肝素治疗、酗酒、抽烟等影响的结果。下面所讲的骨质疏松症，主要是指绝经后骨质疏松症。

骨质疏松症是一个公共健康问题，给社会带来了沉重的经济负担。它可导致慢性疼痛、残疾甚至死亡及心理问题，如抑郁。据统计，每年因骨质疏松引起骨折到医院看病的人数大约有250万。45岁以上的女性，有30%～51%患有程度不同的骨质疏松；而75岁以上的女性，骨质疏松患病率高达90%以上。

一、女性骨骼是怎样代谢的

人体骨量的变化随年龄的增长，大体可以分为以下6个时期。

1.骨量增长期。从出生到20岁。有两个快速的骨量增长期，即7～8岁的男女儿童和13～14岁的女性及15～16岁的男性。该期男性与女性的年增长率分别为2.2%和1.9%。这也是最终男性骨密度峰值高于女性的原因。

2.骨量缓慢增长期。20～30岁，年增长率为0.5%～1%。

3.骨量峰值相对稳定期。30～40岁，该期维持5～10年。

4.骨量丢失期。女性从40～49岁，男性从40～64岁，骨量呈轻微丢失。女性年丢失率为0.4%～0.6%，男性为0.3%～0.5%。

5.骨量快速丢失期。主要见于绝经后1～10年，年丢失率为1.5%～2.5%，该期约维持5～10年。男性不存在骨量快速丢失期。

6.骨量缓慢丢失期。65岁以后，女性骨量丢失率降低到绝经前水平。

正常女性在30～36岁时骨量峰值最高，以后随着绝经期到来，骨质含量逐渐降低，在绝经期后，由于卵巢功能下降，雌激素水平逐渐降低，骨中钙含量积蓄减少、丢失迅速增加，骨小梁结构、密度变得稀疏，从而容易导致骨质快速疏松，而且在绝经期后的2～7年表现更加明显。但到65～70岁以后，骨质丢失就变得较为缓慢了。

二、骨质疏松有哪些症状

骨质疏松症的常见症状主要是全身不舒服、腰腿乏力、莫名其妙感到骨头痛等，具体来说包括：

1.疼痛。原发性骨质疏松症最常见的症状，以腰背痛最多见，占疼痛患者中的70%～80%。疼痛沿脊柱向两侧扩散，仰卧时疼痛减轻，直立时后伸或久立、久坐时疼痛加剧，日间疼痛轻，夜间和清晨醒来时加重，弯腰、肌肉运动、咳嗽、大便用力时加重。

2.身高缩短、驼背及疲劳。随着年龄的增长，骨质疏松加重，驼背曲度加大，致使后背容易疲劳、酸胀疼痛。

3.骨折。这是骨质疏松症最常见和最严重的并发症，常见手腕、髋部及脊柱椎体等部位骨折。

4.呼吸功能下降。胸、腰椎压缩性骨折，脊椎后弯，胸廓畸形，可使肺量和最大换气量显著减少，患者往往可出现胸闷、气短及呼吸困难等症状。

三、骨质疏松的日常生活保健

通过以下方法可有效预防骨质疏松：

1.食用含钙量丰富且易消化吸收的食物，如虾皮、排骨、豆腐、牛奶等。

2.控制饮食结构，避免过量摄入酸性食物，酸性食物易导致酸性体质，酸性体质容易导致骨质疏松。大多数的蔬菜水果都属于碱性食物，而大多数的肉类、谷物、糖、酒等食物都属于酸性食物，酸性食物和碱性食物的摄入比例应保持1：4。

3.运动可促进人体新陈代谢。运动中肌肉收缩、直接作用于骨骼的牵拉，有助于增加骨密度。因此，适当运动对预防骨质疏松也是有益处的。

4.增加光照、进行户外运动以及接受适量的日光照射，有利于活性维生素D_3的转换和生成，有利于钙的吸收。

5.防止缺钙还必须养成良好的生活习惯，如打麻将、夜不归宿等应摒弃。另外，吸烟会影响骨峰的形成；过量饮酒不利于骨骼的新陈代谢；喝浓咖啡能增加尿钙排泄，影响身体对钙的吸收；摄取过多的盐也会增加钙流失。

6.不要食用被污染的食物，如被污染的水、农作物、家禽鱼蛋等，要吃一些绿色有机食品，要防止病从口入。

7.保持良好的心情，不要有过大的心理压力。压力过重会导致酸性物质的沉积，影响代谢的正常进行。适当调节心情和自身压力可以保持弱碱性体质，从而预防骨质疏松的发生。

8.合理补充植物雌激素。医学研究显示，合理补充植物雌激素可以有效改善更年期症状，延缓衰老，同时还可以有效预防骨质疏松症。

四、骨质疏松症的药物治疗

目前治疗骨质疏松症的药物有下列5种：

1.阿仑膦酸盐。有抑制破骨细胞的作用，同时具有预防与治疗骨质疏松症的效果。

2.降钙素。对于停经5年以上的骨质疏松症女性有效。不良反应包括食欲减退、脸潮红、起疹子、恶心与头晕等。

3. 骨肽片。该药是用来治疗风湿和类风湿的，是唯一的口服骨肽制剂，能直接到达骨质疏松部位，靶向性好，含有多种骨生长因子。不过，只要停止药物治疗，骨质流失速度会加快，因此必须长期服用。

4. 钙剂和维生素D。联合用药效果较好。维生素D是钙离子被骨髓吸收的载体，使人体能成倍吸收钙离子。

5. 激素补充疗法。雌激素加上孕激素，可以预防与治疗骨质疏松症。如果没有子宫，则不需要孕激素。绝经后骨质疏松症是绝经后妇女的高发病症，国外有统计资料表明，60岁以上女性发生的危险率为58%，由此造成骨痛、骨折，严重地影响了女性的生活质量，增加了女性的残疾率和死亡率。

五、补钙治疗骨质疏松的三大误区

随着年龄的增长，老年人发生骨质疏松症的风险逐渐增加。骨质疏松症会带来疼痛，并容易引发骨质疏松性骨折，老人对骨质疏松心存恐惧。再加上广告对补钙作用的夸大宣传，许多老年人开始盲目补钙。有的人补了几年钙，还是骨质疏松。其实，老年人补钙过量，不但无益，反而有害，造成这种现象的主要原因是老年人在认识上存在三个误区。

误区一：补钙能治好骨质疏松。许多老年人错误地认为，人老了，骨头脆了，所以要吃钙片来防治骨质疏松，其实不是这么回事。骨质疏松症是一种全身性的代谢性骨骼疾病，是人体衰老的表现。要想老来骨头硬朗，就得在36岁之前打好基础。底子厚了，到老年才剩得多。所以，老年人大量补钙并不能逆转骨量减少的趋势，也不可能治愈骨质疏松。

误区二：治骨质疏松不辨病因。骨质疏松主要分为两大类，即原发性的骨质疏松和继发性的骨质疏松。针对不同类型的骨质疏松，治疗手段也不一样，千万不能不加区分，一律补钙，否则会出现并发症。继发性的骨质疏松，如钙营养不良等引起的骨质疏松，补充钙剂就非常有效；而对于原发性的骨质疏松就不能单纯依靠补钙来治疗。绝大多数老年人发生的骨质疏松属于原发性骨质疏松，这类老年人应该在医生的指导下进行治疗，盲目补钙没什么作用。目前国际上还没有什么有效手段能治愈骨质疏松，能做到的只是预防和减缓。

误区三：钙补得越多越好。许多老人误认为，钙补得越多，吸收得也越多，形成的骨骼就越多。其实不是这样。通常，年龄在60岁以上的老年人，每天需要摄入800毫克的钙。过量补钙并不能变成骨骼。如果血液中钙含量过高，可能导致高钙血症，并引起并发症，如肾结石、血管钙化等，危害老人健康。另外，补钙过多，还会影响铁等金属元素的吸收。

六、骨质疏松的三级预防

骨质疏松症要特别强调三级预防：

一级预防：应从儿童、青少年抓起，注意合理膳食营养，多食用含钙高的食品，如鱼、虾、虾皮、海带、牛奶、乳制品、骨头汤、鸡蛋、豆类、杂粮、芝麻、瓜子、绿叶蔬菜等；尽量摆脱"危险因子"，坚持科学的生活方式，如坚持体育锻炼，多接受日光浴，不吸烟，不饮酒，少喝咖啡、浓茶及碳酸饮料，少吃糖及食盐，动物蛋白也不宜过多；哺乳期不宜过长，尽可能保存体内钙质，丰富钙库，将骨峰值提高到最大值是预防生命后期骨质疏松症的最佳措施。

二级预防：人到中年，尤其是女性绝经后，骨量丢失加速进行。此时期应每年进行一次骨密度检查，对快速骨量减少的人群，应及早采取防治对策。近年来欧美各国很多学者主张在女性绝经后早期即开始长期雌激素补充治疗，并注意积极治疗与骨质疏松症有关的疾病，如糖尿病、类风湿性关节炎、脂肪泻、慢性肾炎、甲旁亢/甲亢、骨转移癌、慢性肝炎、肝硬化等。

三级预防：对退行性骨质疏松症患者应积极进行抑制骨吸收（雌激素、钙）、促进骨形成（活性维生素D）、骨肽片等药物治疗，还应加强防摔、防碰、防绊、防颠等措施。对中老年骨折患者应积极手术，术后根据医嘱，进行相关治疗。但在治疗骨折时，尽量少使用阿司匹林等非甾体止痛药，因为该类药物会阻止骨折愈合。

PART 2

像对待朋友一样对待月经

▶ 正确应对痛经

什么是痛经

如果说月经会给女人带来诸多不便，那么痛经可谓首当其冲。医学上的痛经是指伴随女性月经的疼痛，可在月经前后或月经期出现下腹部痉挛性或持续性疼痛、坠痛、腰背部酸痛，以及下腹、肛门不适等症状。

痛经症状较轻时常常被忽略，不能引起人们的注意，但当痛经较为严重时，患者就会出现面色苍白、出冷汗、手足发凉、恶心呕吐、腹泻甚至虚脱或晕厥等情况，影响女性的正常生活和工作。严格讲，痛经是一种临床表现或一个症状。

与月经无关的疼痛不能称为痛经。有些女性朋友平时也会出现下腹部痉挛性或持续性疼痛、坠痛、腰背部酸痛，伴随白带增多、异味或阴道瘙痒，有时还会低烧，甚至高热，这有可能是盆腔感染性疾病引起的。

痛经有两张"面孔"

痛经有两张"面孔"，即指痛经可以分为原发痛经与继发痛经两种类型。

一、原发痛经

原发痛经又被称为功能性痛经，即未发现患者生殖器官有任何明确的器质性病变，但因某些原因而造成痛经。原发痛经多见于25岁以下未婚未产女性，往往在初潮后1～2年排卵月经建立后才发病。疼痛皆在经血来潮前数小时或来潮时出现，一般持续数小时或1～2天即自然缓解。疼痛位于下腹部，为阵发性绞痛，可向腰背或大腿内侧放射；也可有肛门坠胀感，或如分娩样痛。50%以上患者可伴有一种或多种其他系统的症状，如恶心、呕吐、疲乏、腹泻、头痛、眩晕、尿频、易激惹等。疼痛剧烈者甚至面色苍白、冷汗、四肢厥冷、晕厥或虚脱。疼痛在婚后、分娩后或随年龄增长可自然减轻或消失。患者月经皆有规律，且有排卵。

二、继发痛经

继发痛经又被称为器质性痛经，主要指女性因生殖器官发生器质性病变而产生的痛经。引起继发痛经的妇科疾患有子宫内膜异位症、子宫肌腺症、子宫黏膜下肌瘤、子宫颈内口或宫腔粘连、颈管狭窄、生殖道畸形、放置避孕环以及盆腔炎等。

有时原发痛经与继发痛经很难明确区分。如原发痛经患者，数年后又因合并有生殖器官病变而使痛经加重，此时很难判定疼痛是原发痛经还是继发痛经。还有另外一种情况，即原本诊为原发痛经，但实际上患者有较轻度的子宫内膜异位症，当进行腹腔镜检查时，才被诊断为继发痛经。

总之，原发痛经与继发痛经仅仅是痛经的两个类型，两者之间有时很难进行准确鉴别，有时是两者兼而有之。

月经，你凭什么让我们痛

据流行病学调查，原发痛经与继发痛经的原因是不一样的。

一、与原发痛经有关的因素

1.月经初潮时间的早晚。有调查资料证实，原发痛经程度与月经初潮年龄有明显的相关性。初潮年龄早者痛经发生率较高，同时痛经表现的程度也更为严重。

2.婚姻及生育情况。至目前为止，对于原发痛经与婚姻之间的关系，仍存在两种观点。大多数人的观点认为婚姻与原发痛经之间并不存在相关性；但也有少数人认为婚姻与原发痛经之间可能存在一定关系，不少女性患者在婚后痛经有所缓解。两种观点均需大量临床研究加以证实。

3.可能与经期过度劳累、紧张、寒冷及过敏体质有关。

二、与继发痛经有关的因素

1.经期、孕期、产褥期卫生不良；过早开始性生活；性伴侣数多，引发炎症。

2.反复的人工流产手术或宫腔操作，引起宫腔或宫颈口粘连炎症。

3.避孕情况。痛经与工具避孕间存在一定关系，尤其是宫内节育器——避孕环的安放，常常可以加重痛经的程度。避孕药内含有孕激素，孕激素有使子宫平滑肌松弛的作用，故可减轻因痉挛产生的疼痛症状。

4.月经周期及经期长短的影响。一般痛经的严重程度并不受月经周期长短的影响，但由于痛经本身表现为经期腹痛，故若经期时间较长者往往疼痛持续的时间也长，这在子宫内膜异位症患者中表现最为突出。

5.其他因素。有报道称，肥胖者可能较易发生痛经；吸烟者痛经程度往往较非吸烟者严重，而且痛经程度常随吸烟量的增加而增加，这是因为吸烟会造成血管收缩从而导致缺血发生疼痛。

治疗痛经有方法

一、一般的治疗原则和方法

主要目的是缓解疼痛及其伴随症状。应重视精神心理治疗，阐明月经期轻度不适是生理反应，必要时可给予镇痛、镇静、解痉治疗。另外低脂的素食和鱼油可以减少某些女性的痛经症状。

二、药物治疗

1.抑制排卵药物。通过抑制下丘脑-垂体-卵巢轴，抑制排卵，从而预防痛经。口服避孕药疗效可达90%以上，主要适用于要求避孕的患者。痛经重者，可连续使用避孕药2～3个月后停药来一次月经，可减少痛经程度和降低痛经发生的频率。

2.抑制子宫收缩药物。

前列腺素合成酶抑制剂：通过抑制前列腺素合成酶的活性，减少前列腺素的产生，防止过强子宫收缩和痉挛，降低子宫压力，从而达到治疗的目的，有效率可达60%～90%。适用于不要求避孕或口服避孕药效果不好的原发性痛经患者。月经来潮或痛经出现后连续服药2～3日即可。常用药物有双氯芬酸、布洛芬、酮洛芬、甲氯氛那酸、甲氛那酸、萘普生等，该类药物的不良反应为胃肠道症状及过敏。从刚开始出现疼痛即应服药，不要等最痛时再服药，否则效果往往不佳。

钙拮抗剂：可干扰钙离子通过细胞膜，并阻止钙离子由细胞释放，从而抑制子宫收缩。常用硝苯地平10毫克，3次/日，痛时舌下含服，其不良反应为血压下降、心动过速、血管扩张性头痛及面部潮红。

激素治疗：激素治疗是治疗痛经常用的方法。雌激素可用于子宫发育不良的痛经患者，孕激素可用于治疗膜样痛经。通过补充孕激素，可使雌激素与孕激素重新恢复平衡，使月经期的子宫内膜得以变成碎片状剥脱。口服避孕药治疗痛经，也有较好的治疗效果。避孕药可使体内激素水平发生变化，导致抑制排卵，改变子宫颈黏液性状及子宫内膜的周期。服用2～3个月经周期后可考虑停药。

三、手术治疗

1.宫颈管扩张术。适用于已婚宫颈狭窄的患者，用扩张棒扩张宫颈管至6～8号，利于经血流畅。

2.神经切除术。对顽固性痛经还可考虑经腹腔镜骶前神经切除治疗，效果良好。近年来应用腹腔镜下子宫神经切除术治疗耐药患者，痛经可减轻33%。

另外，对于子宫后倾后屈的患者，经采取一些治疗措施而效果不满意者，可行子宫悬吊术。纠正子宫位置后，有利于经血流通，从而缓解疼痛。特别是一些婚后不孕的子宫后倾后屈患者，采用子宫悬吊术有助于怀孕。

四、继发性痛经如何治疗

继发性痛经的治疗应首先针对引起痛经的疾病进行治疗，当这些疾病治愈后，痛经也会随即消失。患者有必要知道各种引起继发性痛经的疾病的不同特点，以便于初步判断自己属于哪一种痛经。

慢性盆腔炎伴痛经的特点是，在行经前就发生严重的下腹和腰背部胀痛，等到经血流出来后，疼痛会减轻。部分病人可有急性盆腔炎病史，可伴有低烧、疲乏、精神不振、周身不适、失眠等。由于盆腔充血，可引起下腹部坠胀、疼痛及腰骶部酸痛，常在劳累、性交后、排便时及月经期前后加重，并出现月经和白带增多；卵巢功能受损害时可有月经失调；输卵管阻塞时可造成不孕。

子宫内膜异位症引起的痛经特点是逐年逐月加剧，医学上称为痛经进行性加重。疼痛多位于下腹部及腰骶部，可放射至阴道、会阴、肛门或大腿，常于月经来潮前1～2日开始，经期第一日会疼痛得更加厉害，直到月经完全干净疼痛才会消失。少数病人有长期下腹部疼痛，月经期间加重，伴有性交痛、不孕及月经失调，个别病人有便血或便秘。

子宫腺肌病是子宫内膜异位的一种，其临床症状是本该长在子宫里的黏膜跑到了子宫肌肉里。痛经的特点与上述子宫内膜异位相同，即痛经呈进行性加重，同时伴有月经量增多、经期延长，且大多发生在30～50岁有过生育经历的女性身上。

子宫肌瘤引起的经期疼痛常伴有下腹坠胀、腰背酸痛等，且有月经周期缩短、经量增多、经期延长、不规则阴道出血等症状。

子宫内膜癌一般不引起疼痛，晚期当癌瘤浸润周围组织或压迫神经可出现腹部及下肢放射性疼痛。

以上疾病的确诊需要将临床症状与妇科检查、B超等相互参照才能确诊。但像子宫颈狭窄、子宫位置不正、盆腔肿瘤则主要靠检查才能最终确诊。

继发性痛经的治疗取决于原发病的类型。子宫内膜异位症是继发性痛经最常见的原因，根据该病不同的发展阶段、年龄以及是否需要妊娠，其治疗方法也不同。主要有手术治疗和保守性的药物治疗（如雄激素、孕激素、口服避孕药和促性腺激素释放剂）。如果是子宫腺肌病引起，也可先用药物治疗，效果不好、已完成生育的可放置含孕激素的宫内节育系统（曼月乐），最后效果不佳的可以考虑行子宫切除术；盆腔炎性疾病引起的痛经，可用抗生素治疗；子宫肌瘤、纤维瘤、宫颈狭窄和盆腔肿瘤都需要手术治疗；如果是避孕器具引起，可应用抗前列腺素药物或取出宫内避孕器而改用其他方法避孕。慢性盆腔炎所致痛经的治疗，首先要注意休息，讲究卫生，改善营养，加强锻炼，树立彻底治疗疾病的信心，同时要积极治疗盆腔炎。常采用的治疗措施有全身用药、局部用药和物理治疗。

总的来说，目前治疗痛经还缺乏十分有效的方法，致使那么多的痛经患者无法摆脱每月一次的痛苦。但是，有一个事实常常被忽视，那就是，治疗痛经不单单是医疗手段可以解决的，它与生活方式、饮食习惯及精神因素密切相关。

月经可以不痛

近些年，医学研究关注到了生活方式与痛经的关系。调查发现，随着现代社会的发展，痛经越来越多地发生在那些生活条件优越、高收入、高学历的女性人群中。缺乏运动、精神压力大、不良饮食习惯、性生活不洁、不注意经期卫生以及避孕失败导致的多次人流等，都是诱发痛经的主要原因。这些因素不去除，药物的治疗就犹如隔靴搔痒。譬如精神上的压力，它不像突发的恶性事件那样显而易见，而是犹如淡淡的阴影，时隐时现的浮云，令你挥之不去，在不知不觉中困扰着你，这种长期的压抑、紧张、孤独、忧郁，会使人的神经系统、内分泌系统发生紊乱，体内的传导信号常常会发生传输、运转方面的错误，久而久之，生病也就在常理之中了。又如，那些贪吃冷饮的女孩并没有意识到，过多的冷饮吃到肠胃里，会影响下腹部盆腔的血液循环，造成经期子宫异常收缩，从而引发痛经。尽管医学专家们一再告诫，运动可以增强人的抵抗力，增加对疼痛的耐受程度，但这并没有引起痛经女性的注意。就拿子宫内膜异位症来说，它的病因之一是经血倒流到腹腔引起经期腹腔出血而疼痛。医生们发现，80%左右的女性都有经血倒流的现象，但不是所有人都因此而患上子宫内膜异位症，那些缺乏运动、心情压抑的女性更易成为痛经的受害者。这是由于机体免疫力下降，身体免疫系统不能及时清除流注到宫腔以外的经血，为子宫内膜异地种植腹腔提供了条件。同时缺乏运动也使人对疼痛的耐受力减弱，使痛经患者雪上加霜。由此看来，改变生活方式应引起痛经患者的重视，具体说来，要注意以下几点。

1. 避寒冷。痛经患者中，大部分与感受寒冷有关。在寒冷的天气里不注意保暖，夏日贪吃冷饮，都可以引起痛经。在行经时尤其不能吃雪糕、饮冰水，不能涉水、洗冷水浴或游泳。

2. 讲卫生。某些痛经是由于不注意个人卫生所造成的，如经期性交、外阴不洁、细菌上行感染等引起的子宫内膜炎、宫颈炎、子宫内膜结核等。在经期，盆腔血液循环增加，丰富的血液供应使致病菌大量繁殖，造成炎症加重，于是出现痛经。讲究个人卫生，特别是月经期的卫生，对于痛经的康复有着很大帮助，一定要禁止经期性交、坐浴等；平时要勤洗外阴部；要穿纯棉透气的内裤，而且要每天换洗，以保证卫生巾、护垫的清洁，杜绝细菌上行感染。

3. 重饮食。一般来讲，痛经病人不宜过多食用寒凉性质的食物，如海鲜、鸭肉等；可多食用一些温热、行气通瘀的食物，如牛羊肉、荔枝、生姜、橘子、萝卜、茴香、山楂等。川椒、桂皮、八角等热性作料可在炖肉、煲汤时加入，但此类食物性温热，妇科炎症的急性期不宜过多食用。此外，每天摄取适量的维生素及矿物质也可以缓解痛经症状，可以适当多吃一些坚果，如开心果、腰果、松子、瓜子以及蔬果等。

4. 多运动。多运动对于那些长期在写字楼、办公室工作的女性极为重要。以做家务为主的女性，不要以为做家务是运动，做家务与运动完全是两回事儿。运动能使人健康，身体的防御系统变得坚固了，病魔就会悄然退却。

5.调情志。聪明的女人应该学会让自己快乐。当周围环境给我们带来压力和烦恼的时候，我们要想办法化解，善于摆脱困境才能使自己得到解脱。精神上的压力可导致痛经，而长期痛经的病人每至月经来临时又会加重精神负担，使自己陷入恶性循环。因此，放松心情，抛弃烦恼，保持身心愉悦，对痛经病人来说是非常重要的。对于精神负担过重不能自我排解者，可寻求心理医生的帮助。

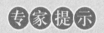

不要走入治疗痛经的误区

一、单纯止痛

对轻微的痛经，每月服1~2片止痛药可以奏效，而像诸如子宫内膜异位症引起的痛经，是逐月加重的，大量止痛药会产生耐药性，导致最后即使服用大量药物也无法止住疼痛。

二、不明病因

多种疾病可以引起痛经，如果没有查明病因，势必会造成盲目治疗，不但无法奏效，还会贻误病情。

三、放弃治疗

由于没有十分快捷有效的方法，在服用药物不能马上奏效的情况下，病人往往没有足够的耐心而放弃药物治疗，尤其是服用中药时。例如，有些人在月经前几天或月经期间吃几次药，觉得效果不明显就不再服药。

四、忽视调养

造成月经不调有多方面的因素，如情绪、劳累、寒冷、运动、饮食习惯等，都可引起内分泌失调、免疫力下降，从而引起痛经。忽视药物以外的调理，常常是治疗痛经的最大误区。

▶ 常见月经疾病的中医调理

月经提前

临床上常有人因月经提前前来就诊，那这些人的月经为什么会这么"性急"呢？

一、月经为什么会提前

月经提前是指月经周期提前7天以上，甚至提前十余日，连续提前两个月经周期以上。月经提前又被称为"经期超前"或"经行先期"。

从中医的角度看，月经提前的常见原因是气虚和血热。气能摄血，气虚则统摄无权，冲任失固；血热则热伏冲任，血海不宁。上述两个原因均可使月经提前而至。

由气虚导致的月经提前的患者，大都平日体质虚弱，或因忧思劳倦过度，或因饮食失节而损伤脾气，脾虚，则冲任不固，血失统摄，所以月经常常提前来潮；气虚的另一种情况是先天肾气不足，后天又房劳多产，损伤肾气，肾虚，则冲任不固，不能制约经血，所以月经也会提前到来。

由血热导致的月经提前包括阴虚血热和阳盛血热两种情况。阴虚之人易生病，久病则伤阴，如果再加上房劳多产，就会过量耗损经血，导致阴液亏损，虚热便由此产生；阴虚血热，则热伏冲任，血海不宁，月经就会提前来潮。素体阳盛之人，常常喜欢过量食用辛辣燥热的食物，热伤冲任、子宫，迫血妄行，月经往往也会提前而至；还有一些人平素抑郁，情志内伤，导致肝气郁结，郁久化热，热伤冲任，迫血下行而致月经提前来潮，这种情况属于肝郁血热。

二、怎样对月经提前进行辨证施治

对于月经提前的辨证施治，主要根据月经的提前天数以及月经量、月经颜色以及月经性状的变化等因素，结合全身症候及舌脉进行综合判断，确定其是属实、属热，还是属寒，或补或清，重在调整月经周期。

1.气虚证

（1）脾气虚证

主要症候：月经周期提前，并且量多，色淡质稀；伴有神疲乏力，气短懒言，小腹空坠，纳少，大便溏；舌淡红，苔薄白，脉细弱。

治法：补脾益气，摄血调经。

方药：补中益气汤或归脾汤。

中成药可用：参苓白术丸，每次6克～9克，每日3次，口服；归脾丸，每次6克，每日3次，口服；补中益气丸，每次6克，每日2～3次，口服；人参养荣丸，每次1丸，每日2次，口服。

（2）肾气虚证

主要症候：月经周期提前，月经量或多或少，色淡暗，质稀；伴有腰膝酸软，头晕耳鸣，面色晦暗；舌淡暗，苔白润，脉沉细。

治法：补益肾气，固冲调经。

方药：固阴煎或归肾丸。

中成药可用：金匮肾气丸，每次1丸，每日2次，口服；补肾固冲丸，每次6克，每日3次，口服。

2.血热证

（1）阴虚血热证

主要症候：月经提前，月经量少或量多，色红，质稠；伴有手足心热，面颧潮红，咽干口燥；舌红，苔少，脉细数。

治法：养阴、清热、调经。

方药：两地汤。

中成药可用：知柏地黄丸，每次1丸，每日2次，口服；六味地黄丸，每次6克，每日2～3次，口服；复方阿胶浆，每次20毫升，每日3次，口服。

（2）阳盛血热证

主要症候：月经提前，月经量多，色深红或紫红，质黏稠；伴有心烦，面红口干，大便燥结，小便黄；舌红，苔黄，脉数或滑数。

治法：清热、凉血、调经。

方药：清经散。

中成药可用：固经丸，每次6克，每日2次，口服。

（3）肝郁血热证

主要症候：月经提前，月经量或多或少，色深红或紫红，质稠，有血块；伴有少腹胀痛，或胸闷胁胀，或烦躁易怒，口苦咽干；舌红，苔薄黄，脉弦数。

治法：疏肝清热，凉血调经。

方药：丹栀逍遥散。

中成药可用：加味逍遥丸，每次6克～9克，每日3次，口服。

三、月经提前的预防与调护

生活中的诸多因素都可以影响月经周期，所以对于月经提前的预防与调护，也广泛涉及心理、生理、运动、饮食等多个方面，具体讲来，应包括：

1.保持健康的心理状态。人生在世肯定会有诸多的不如意，如果我们能以健康的心态从容应对，磨难就会变成一种精神财富，不仅可以丰富自己的人生，也会增强免疫力，减少生病的机会。所以调畅情志，保持心情愉快，避免忧思恼怒十分重要。

2.科学饮食。饮食是生存的物质基础，科学饮食是健康生存的必要条件之一。饮食要适度、适宜。预防月经提前，就要避免过量食用辛辣、油腻及生冷之物。

3.注意经期休息。休息很重要，特别是对于经期的女性来说，休息不仅仅是保证充足的睡眠，还应包括避免剧烈运动及过度劳累。此外，经期应避免性生活。

四、月经提前的食疗验方

1.由实热导致的月经提前。常见症状有月经量多，月经颜色呈深红或紫红，质黏稠，并伴有心烦、面红口干、大便燥结、小便黄等症状。常用的食疗验方有：

（1）鲜荸荠汁：将鲜荸荠洗净捣烂，用干净纱布包裹取汁，每日1次，连服4～5次。

（2）芹菜炒藕片：藕120克，芹菜120克，油适量，精盐少许。先把芹菜、藕洗净，芹菜切成一寸长的段，藕切成片；起油锅烧热，放入切好的芹菜段和藕片，翻炒片刻，调入适量精盐即成。以上是1次的用量，可连续食用3～5次。

2.由虚热导致的月经提前。月经量可能少也可能多，色红，质稠，并伴有手足心热、面颧潮红、咽干口燥等症状。常用的食疗验方有：

（1）鸡蛋红糖煎：鸡蛋2个，红糖100克。先煮溶红糖，再打入鸡蛋煮熟。应在月经干净后服用，每天食用1次，一般连续食用2～3次即可。

（2）煮毛鸡蛋：取毛鸡蛋（未孵化出的鸡胚胎）2个，姜25克，黄酒200克，白糖50克。将毛鸡蛋去壳，与黄酒、姜一起入锅煮熟，熟后调入白糖食用。

（3）生地粥：生地30克，粳米30克～60克。将生地洗净切片，用清水煎煮2次，共取汁100毫升；把米煮粥，待八成熟时倒入药汁煮至熟。食粥，可连续食用数日。

3.由气虚导致的月经提前。常表现为月经量多，色淡质稀，并伴有神疲乏力、气短懒言、小腹空坠、纳少、大便溏、腰膝酸软、头晕耳鸣、面色晦暗等症状。常用的食疗验方有：

（1）龙眼炖鸡蛋：龙眼肉50克，鸡蛋1个。先将龙眼肉用水煮30分钟，再将鸡蛋打入煮熟。在月经干净后服用，连续食用10日，每日早、晚各1次。

（2）人参大枣粥：人参6克，大枣15枚（去核），粳米30克。将上述食材一起煮成粥，可以连续食用。

（3）核桃莲子粥：核桃肉60克，莲子30克，粳米100克。将上述食材一起煮成粥，平日经常食用。

月经错后

一、月经为什么会错后

月经周期推迟7天以上即为月经错后，亦称"经期错后""经迟"。一般临床诊断的标准是连续出现两个周期以上的经期错后，才被认为有治疗意义，若每次仅延后三五天，或偶然延后一次，下次仍如期来潮者，均不能算作月经错后。此外，青春期月经初潮后1年内，或围绝经期，周期时有延后但没有其他症状，亦不做病症处理。本病相当于西医学的月经稀发。月经错后如果同时伴有月经量过少，常常会发展为闭经。

中医认为，月经错后的主要原因是精血不足或邪气阻滞，血海不能按时满溢，于是导致月经周期的延迟。月经错后的常见类型包括肾虚型、血虚型、血寒型、气滞型和痰湿型。

1.肾虚型。先天肾气不足，或不节房事，房劳多产，损伤肾气，肾虚精亏血少，冲任不足，血海不能按时满溢，导致经期错后。

2.血虚型。数伤于血，或产多乳众，病后体虚，或脾气虚弱，饮食减少，化源不足，营血衰少，冲任不足，血海不能按时满溢，导致经期错后。

3.血寒型。

虚寒：素体阳虚，或久病伤阳，阳虚内寒，脏腑失于温养，生化失期，气虚血少，冲任不足，血海不能按时满溢，导致经期错后。

实寒：经产之时，感受寒邪，或过服寒凉，寒邪搏于冲任，血为寒凝，胞脉不畅，血行迟滞，血海不能按时满溢，导致经期错后。

4.气滞型。素性抑郁，情志不遂，气不宣达，血为气滞，冲任不畅，气血运行迟滞，血海不能按时满溢，导致经期错后。

5.痰湿型。素体肥胖，痰湿内盛，或劳逸过度，饮食不节，损伤脾气，脾失健运，痰湿内生，痰湿下注冲任，壅滞胞脉，气血运行缓慢，血海不能按时满溢，导致经期错后。

二、怎样对月经错后进行辨证施治

中医辨证施治必须辨明虚实。虚证要补肾养血，或温经养血；实证要活血、理气、行滞。

1.肾虚型。

主要症候：经期错后，量少，色淡暗，质清稀，腰酸腿软，头晕耳鸣，带下清稀，面色晦暗或面部暗斑，舌淡暗，苔薄白，脉沉细。

治法：补肾益气，养血调经。

方药：当归地黄饮（《景岳全书》）。

中成药可用：金匮肾气丸，每次1丸，每日2次，口服；左归丸，每次9克，每次2次，口服；右归丸，每次9克，每日2次，口服。

2.血虚型。

主要症候：经期错后，量少，色淡质稀，小腹空痛，头晕眼花，心悸失眠，皮肤不润，面色苍白或萎黄，舌淡，苔薄，脉细无力。

治法：补血养营，益气调经。

方药：大补元煎（《景岳全书》）。

中成药可用：乌鸡白凤丸，每日2次，每次3克，经后口服。

3.血寒型。

（1）虚寒证

主要症候：经期错后，量少，色淡质稀，小腹隐痛，喜热喜按，腰酸无力，小便清长，面色㿠白，舌淡，苔白，脉沉迟无力。

治法：温经扶阳，养血调经。

方药：温经汤（《金匮要略》）。

中成药可用：艾附暖宫丸，每次6克，每日2次，口服。

（2）实寒证

主要症候：经期错后，量少，经色紫暗有块，小腹冷痛拒按，得热痛减，畏寒肢冷，舌质暗，苔白，脉沉紧或沉迟。

治法：温经散寒，活血调经。

方药：温经汤（《妇人大全良方》）。

中成药可用：少腹逐瘀颗粒，每日2次，每次3克～6克，口服。

4.气滞型。

主要症候：经期错后，量少，经色暗红或有血块，小腹胀痛，精神抑郁，胸闷不舒，舌象正常，脉弦。

治法：理气行滞，活血调经。

方药：乌药汤（《兰室秘藏》）。

中成药可用：调经活血片，每日2～3次，每次5片，经前两周口服；逍遥丸，每次6克～9克，每日3次，口服。

5.痰湿型。

主要症候：经期错后，量少，色淡，质黏，头晕体胖，心悸气短，脘闷恶心，带下量多，舌淡胖，苔白腻，脉滑。

治法：燥湿化痰，活血调经。

方药：芎归二陈汤（《丹溪心法》）。

中成药可用：苍附导痰丸，每次6克，每日2次，口服。

三、月经错后的预防与调护

1.平时宜保持心情舒畅，情绪稳定。

2.忌服辛辣热燥之品。

3.注意经期及产后卫生，劳逸结合，切勿过劳。

4.经期应注意保暖，忌寒凉，防止寒邪侵袭；避免过度疲劳，加强营养，增强体质；平时要防止房劳过度，经期绝对禁止性生活。

5.经期要注意饮食调理，经前和经期忌食生冷、寒凉性食品，以免寒凝血瘀而痛经加重。月经量多者不宜食用辛辣热燥之物，以免热迫血行出血更甚，而且注意别滥用药，应根据痛经的原因辨证施治。

四、月经错后的食疗验方

1.虚寒型的月经错后。一般表现为月经量少，色淡质稀，小腹隐痛，喜热喜按，腰酸无力，小便清长，面色白。常用的食疗验方有：

（1）艾叶生姜鸡蛋：艾叶9克，生姜15克，鸡蛋2个。将艾叶、生姜、鸡蛋（带壳）放入砂锅煮熟后，剥去蛋壳，再煮片刻，去药渣，喝汤吃蛋。月经前7天，每日1剂，连服4～5天。

（2）山楂红糖水：山楂50克，红糖30克。山楂水煎去渣，冲红糖温服。月经前，每日2剂，连服3～5天。

（3）川芎白芷鱼头汤：川芎9克～15克，白芷9克～12克，大鱼头1个，生姜适量。将药用纱布包好，放入砂锅内，加水适量炖熟，去药渣，食肉喝汤。月经前，隔天食用1次，连服3～5天。

（4）黑豆煮鸡蛋：黑豆60克，鸡蛋2个，米酒120克。将黑豆、鸡蛋用文火共煮（鸡蛋熟后去壳取蛋再煮），加入米酒饮服。

（5）艾叶生姜煮鸡蛋：艾叶10克，生姜15克，鸡蛋2个，水适量。鸡蛋连壳放入煮熟后，去壳取蛋，放入再煮，煲好后，饮汁吃蛋。

（6）豆豉生姜煮羊肉：羊肉100克，豆豉50克，生姜15克，食盐适量。加水煮至烂熟，加盐调味服用。于月经前10天开始，每日1剂，连用3～5剂。

2.实寒型的月经错后。一般表现为月经量少，经血呈暗紫色并且有块，小腹冷痛拒按，热敷后疼痛可以缓解，畏寒，肢冷等。常用的食疗验方有：

（1）山楂煎：山楂肉15克，红糖15克，肉桂6克，水煎，分2次服，可连服3～5天。

（2）双红煎：红花10克，红糖150克。将红花煎约20分钟，取汁、弃渣，放入红糖略煮片刻，成糖浆。每次食用1匙，一日2次，饭前用温开水调服。

（3）山楂红糖水：生山楂肉50克，红糖40克。山楂水煎去渣，冲入红糖热饮。

3.血虚型月经错后。常用的食疗验方有：

（1）当归汤：当归、阿胶各30克，黄酒1000毫升。将当归、阿胶与酒一起放在容器内，隔水加热，阿胶溶化后滤去渣，经常饮用。

（2）当归炖羊肉：当归60克～80克（原支当归不切片），生姜

15克，羊肉1000克，植物油、细盐、黄酒、干橘皮各适量。将当归原支洗净、滤干，生姜洗净，切成厚片，羊肉洗净，滤干，切块；锅放火上，放入植物油，油热后，先放入生姜片，随即倒入羊肉；翻炒5分钟，加黄酒3匙；焖烧5分钟后，盛入砂锅内；将当归也放入砂锅内，加水放置1小时；然后加细盐1匙，黄酒1匙，干橘皮适量，用小火慢炖2小时，直至羊肉酥烂，离火即成。

4.血虚血寒型月经错后。一般表现为月经量少，色淡、质稀，小腹冷痛，喜热喜按。常用的食疗验方是：当归30克，肉桂6克，甜酒500克。用甜酒浸泡前两味药一周以上，方可服用。每日1～2次，每次30克～60克。

5.气滞型月经错后。一般表现为月经量少，经血颜色暗红，或伴有血块，小腹胀痛，精神抑郁，胸闷不舒。常用的食疗验方有：

（1）丹参膏：丹参100克，月月红10朵，生山楂15克，加水约350毫升，煎30分钟，去渣，加入纯蜂蜜100毫升，收膏。每次食用15毫升～20毫升，每日食用2次，饭前用温开水冲服。

（2）月月红煎：月月红15克，洗净加水150毫升，用文火煎至100毫升，去渣，加红糖适量，黄酒5毫升～10毫升。每日食用1次，每次食用15毫升，饭前用温开水冲服。

（3）红糖饮：香附、川芎各15克，红糖60克。代茶饮（适用于气滞血瘀者）。

6.痰湿型月经错后。一般表现为月经量少，色淡，质黏，头晕体胖，心悸气短，白带量多。常用的食疗验方有：

（1）大蒜橘皮糖水：大蒜1头，鲜橘皮40克，红糖适量，用水煎服。月经前每日1剂，分2次服，连服3～5天。

（2）薏米芡实粥：薏米、芡实各30克，粳米100克。煮粥食用。

7.气血不足型月经错后。一般表现为月经经量增多或减少，色淡，质稀，或少腹疼痛，或头晕眼花，或神疲肢倦，面色苍白或萎黄，纳少便溏。常用的食疗验方是：黄芪、党参、当归各30克，生姜50克，羊肉500克。文火煮至羊肉烂熟后，加入少量调味品，食肉喝汤。

8.肾精亏虚型月经错后。一般表现为月经量少，色淡暗，腰酸腿软，头晕耳鸣，带下清稀，面色晦暗，或面部有暗斑。常用的食疗验方是：鳖1只，白鸽1只，枸杞子60克。煮熟后食肉喝汤。

月经量多

一、为什么会月经量多

月经周期正常，但经量明显多于以往者为月经量多，亦称"经水过多"。该病若不及时治疗，会进一步发展为崩漏。月经量多主要有气虚、血热、血瘀三种类型，其诊断主要根据月经色质的变化，如月经色淡，质稀，多属气虚；经血色深红，质稠，多属血热；经血色紫暗有块，多属血瘀，此外还要结合兼证及舌脉进行辨证。

月经量多的常见原因是冲任损伤不能制约经血。

1.气虚型月经量多。素体脾气虚弱，或饮食失节，忧思过度，大病久病，损伤脾气，脾虚冲任不固，统摄失常。

2.血热型月经量多。素体阳盛，或肝郁化热，或外感热邪，或过食辛辣助热之品，热绕冲任，迫血妄行。

3.血瘀型月经量多。素体抑郁，而致气滞血瘀，瘀血阻滞冲任，新血不得归经，均可致月经量多。

二、怎样对月经量多进行辨证施治

1.气虚证。

主要症候：月经量多，色淡质稀，神疲肢倦，小腹空坠，气短懒言，纳少便溏，面色无华，舌淡红，苔薄白，脉缓弱。

治法：补气、摄血、固冲。

方药：举元煎（《景岳全书》）或安冲汤。

中成药可用：补中益气丸，每次6克，每日2～3次，口服；人参归脾丸，每次1丸，每日2次，口服。

2.血热证。

主要症候：月经量多，色深红，质稠，心烦面赤，口渴饮冷，尿黄便结，舌红，苔黄，脉滑数。

治法：清热凉血，固冲止血。

方药：保阴煎（《景岳全书》）加地榆、茜草。

中成药可用：宫血宁胶囊，每次1～2粒，每日3次，口服；荷叶丸，每次1丸，每日2～3次，口服。

3.血瘀证。

主要症候：月经过多，经血紫暗，有块，经行小腹疼痛拒按，舌紫暗或有瘀点，脉涩。

治法：活血、化瘀、止血。

方药：失笑散（《和剂局方》）加益母草、三七、茜草。

中成药可用：云南白药胶囊，每次0.25克～0.5克，每日3次，口服。

三、月经量多的预防与调护

1.忌服辛温与辛燥食物，以免动血耗血；多食富含维生素的新鲜蔬菜和水果。

2.调畅情志，避免情志过激。

3.经期不宜过度劳累。

4.病久者，应补充营养，及时纠正贫血。

5.加强锻炼，增强体质。

四、月经量多的食疗验方

1.气虚型月经量多。一般表现为月经颜色色淡、质稀，神疲肢倦，小腹空坠，气短懒言，纳少便溏，面色无华。常用的食疗验方是：参芪鸡。具体做法是用上等人参10克，炙黄芪30克，童子鸡1只，将鸡去毛及内脏，将人参、黄芪用干净纱布包裹与鸡同炖，至鸡熟烂，去药包，食鸡饮汤。

2.血瘀型月经量多。一般表现为经血紫暗，有块，经行小腹疼痛拒按，舌紫暗或有瘀点。常用的食疗验方是：山楂糖水。具体做法是用鲜山楂10个（打碎），红糖30克，水煎服，或制成糖浆。

月经量少

一、为什么会月经量少

月经周期正常，月经量明显减少，或行经时间不足两天，甚或点滴即净者为月经量少。月经量少，有虚有实，包括肾虚、血虚、血瘀、痰湿四种类型。虚者或因化源不足，血海空虚；或因精血衰少，血海不盈。实者多由瘀血内停；或痰湿阻滞，经脉阻滞，血行不畅。

1.肾虚型月经量少。禀赋素弱，或少年肾气未充，或多产（含人工流产、自然流产等），房劳伤肾，以致肾气不足，精血不充，血海不盈故而经量过少。

2.血虚型月经量少。素体血虚，或大病久病伤血，营血亏虚；或饮食劳倦，思虑伤脾，脾虚化源不足，均使血海不充而致经量减少。

3.血瘀型月经量少。感受寒邪，寒客胞宫，血为寒凝；或气滞血瘀，阻滞胞脉，均使血行不畅，故月经量少。

4.痰湿型月经量少。素体多痰湿，或脾失健运，湿聚成痰，痰阻经脉，血行不畅，致经量减少。

二、怎样对月经量少进行辨证施治

1.肾虚型。

主要症候：经量素少或渐少，色暗淡，质稀；腰膝酸软，头晕耳鸣，足跟痛，或小腹冷，或夜尿多；舌淡，脉沉弱或沉迟。

治法：补肾益精，养血调经。

方药：当归地黄饮。

中成药可用：归肾丸，每次1丸，每日2次。

2.血虚型。

主要症候：经来血量渐少，或点滴即净，色淡，质稀；或伴小腹空坠，头晕眼花，心悸怔忡，面色萎黄；舌淡红，脉细。

治法：养血、益气、调经。

方药：滋血汤或小营煎。

中成药可用：八珍颗粒，每次1袋，每日2次，开水冲服；十全大补丸，每次1丸，每日2次，口服；复方阿胶浆，每次20毫升，每日3次，口服；归脾丸，每次6克～9克，每日3次，口服。

3.血瘀型。

主要症候：经行涩少，色紫暗，有血块；小腹胀痛，血块排出后胀痛减轻；舌紫暗，或有瘀斑、瘀点，脉沉弦或沉涩。

治法：活血、化瘀、调经。

方药：桃仁红花汤或通瘀煎。

中成药可用：复方丹参片，每次3片，每日3次，口服。

4.痰湿型。

主要症候：经行量少，色淡红，质黏腻如痰；形体肥胖，胸闷呕恶，或带多黏腻；舌淡苔白腻，脉滑。

治法：化痰、燥湿、调经。

方药：二陈加芎归汤。

中成药可用：苍附导痰丸，每次1丸，每日2次，口服；二陈丸，每次9克～15克，每日2次，口服；陈夏六君子丸，每次6克～9克，每日2～3次，口服。

三、月经量少的预防与调护

1.增强体质，加强营养。

2.对青春期发育迟缓的少女要及早检查治疗。

3.搞好计划生育，尽可能少做或不做人工流产术，以减少宫腔粘连的机会。

4.对于平素月经量正常，突然一次月经量少的育龄期女子，应考虑妊娠的可能。

四、月经量少的食疗验方

1.肾虚型月经量少。一般表现为月经量逐渐减少，经血颜色暗淡，腰膝酸软，头晕耳鸣，足跟痛，或小腹冷，或夜尿多。常用的食疗验方为：羊肾杞粥。具体做法是，取羊肾1对，枸杞子20克，龙眼肉20克，粳米100克。先将羊肾洗净，切成薄片，同枸杞、龙眼肉、粳米一起放入锅里煮成粥，等粥熟烂后，入盐、葱、姜调匀，食粥。每日1剂，月经过后连食5～7剂。

2.血虚型月经量少。一般表现为经血量逐渐减少，色淡红；或伴小腹空坠，头晕眼花，心悸，面色萎黄。常用的食疗验方是：红枣龙眼肉煲乌鸡汤。具体做法是，取红枣10枚，龙眼肉20克，枸杞30克，党参30克，当归10克，乌骨鸡半只。先将乌骨鸡洗净，切成小块，与上述各种药材一起入锅煲汤，饮汤食鸡肉。每日1剂，月经后连食7剂。

3.血瘀型月经量少。一般表现为经行不畅，色紫暗，有血块；小腹胀痛，血块排出后胀痛减轻。常用的食疗验方为：益母草红糖茶。具体做法是，取益母草60克，红花10克，红糖适量。先将益母草、红花用水煎后去渣，加入红糖适量调匀，温服。每日一剂，月经前10天开始服至月经来潮，来潮前停止，连续5～7个周期为佳。

4.痰湿型月经量少。一般表现为经血颜色淡红，月经质地黏腻如痰，形体肥胖。常用的食疗验方为：薏米扁豆山楂粥。具体做法是，取薏米30克，炒扁豆20克，山楂15克，粳米50克，红糖适量。先将薏米、扁豆、山楂、粳米入锅加水煮成粥，待粥熟烂后，加入红糖调匀，即可食用。每日1剂，连食5～7剂。

崩漏

一、什么是崩漏

崩漏是指经血非时暴下不止或淋漓不尽，前者称为崩中，后者称为漏下，与西医妇科中的无排卵型功能失调性子宫出血类似。

崩漏大体包括脾虚、肾虚、血热、血瘀四种类型。外感邪气、七情内伤、生活失度，体质因素和环境因素均可导致此种病症，是冲任不固，不能制约经血，导致胞宫蓄溢失常所致。

1.脾虚型崩漏。忧思劳倦伤脾，损伤中气，脾虚统摄无权，冲任不固，血失统摄，非时而下，而致崩漏。

2.肾虚型崩漏。先天禀赋不足，天癸初至，冲任未盛；或年老肾衰，可致肾气亏虚，冲任失固，经血失调；或房劳伤肾，耗伤精血，肾阴虚损，虚热内生，迫血妄行，经血失约；或肾阳虚损，冲任不固，不能制约经血，而致崩漏。

3.血热型崩漏。素体阳盛，或情志不畅，肝郁化火，或嗜食辛辣，火热内生，迫血妄行而成崩漏；或素体阴虚，病久伤阴，阴虚内热，虚火扰动血海，经血失约，而致崩漏。

4.血瘀型崩漏。内伤七情，气滞血瘀，或热灼、寒凝、气虚致瘀，阻滞冲任，血不循经，经血非时而下。

二、怎样对崩漏进行辨证施治

崩漏有寒、热、虚、实的不同，并与脏腑、气血、经络密切相关，其虚者多为脾虚、肾虚，实者多为血热、血瘀。根据发病的缓、急和出血的新、久，治疗原则为"急则治其标，缓则治其本"。

1.脾虚证。

主要症候：经血非时而下，量多如崩或淋漓不尽，血色淡，质稀；疲倦乏力，面色㿠白，或面浮肢肿，小腹空坠，纳呆便溏；舌淡胖，边有齿痕，苔白，脉沉弱。

治法：补气摄血，固冲止崩。

方药：固本止崩汤（《傅青主女科》）或固冲汤。

中成药可用：人参归脾丸，每次10克，每日2～3次，口服；补中益气丸，每次10克，每日2～3次，口服。

2.肾虚证。

（1）肾气虚证

主要症候：多见于青春期少女或绝经前女性，经乱无期，出血量多势急，或淋漓不尽，或由崩而漏，由漏而崩反复发作，色淡或淡暗，质稀；面色晦暗，眼眶暗，腰脊酸软，小腹空坠；舌淡暗，苔白润，脉沉弱。

治法：补肾益气，固冲止血。

方药：加减苁蓉菟丝子丸（《中医妇科治疗学》）加党参、黄芪、阿胶。

中成药可用：金匮肾气丸，每次1丸，每日2次，口服。

（2）肾阴虚证

主要症候：经乱无期，出血量少淋漓数月不尽，或停闭数月后又暴下不止，经色鲜红，质稍稠；头晕耳鸣，腰膝酸软，五心烦热，夜寐不宁；舌红少苔，脉细数。

治法：滋肾益阴，固冲止血。

方药：左归丸合二至丸或滋阴固气汤。

中成药可用：知柏地黄丸，每次1丸，每日2次，口服。

（3）肾阳虚证。

主要症候：经乱无期，出血量多或淋漓不尽，或停经数月后又暴下不止，血色淡红或淡暗，质稀；肢冷畏寒，腰膝酸软，小便清长，大便溏；舌淡暗，苔白润，脉沉细无力。

治法：温肾益气，固冲止血。

方药：右归丸（《景岳全书》）加党参、黄芪、田七。

中成药可用：右归丸，每次9克，每日3次，口服。

3.血热证。

（1）虚热证

主要症候：经来无期，量少淋漓不尽或量多势急，血色鲜红；面颊潮红，五心烦热，夜寐不宁，口干咽燥，便结；舌红少苔，脉细数。

治法：养阴清热，固冲止血。

方药：上下相资汤（《石室秘录·燥证门》）。

中成药可用：固经丸，每次6克，每日2次；荷叶丸，每次1丸，每日2~3次，口服。

（2）实热证

主要症候：经来无期，经血或暴下如注，或淋漓日久难止，血色深红，质稠；口渴烦热，尿黄便结；舌红，苔黄，脉滑数。

治法：清热凉血，固冲止崩。

方药：清热固经汤（《简明中医妇科学》）。

4.血瘀证。

主要症候：经血非时而下，量时多时少，时出时止，或淋漓不断，或停闭数月又突然崩中，经色暗有血块；小腹疼痛；舌质紫暗或尖边有瘀点，脉弦细或涩。

治法：活血化瘀，固经止血。

方药：逐瘀止血汤（《傅青主女科》）或将军斩关汤。

中成药可用：益母草冲剂，每次15克，每日2次，开水冲服。

三、崩漏的预防与调护

1.调畅情志，避免情绪波动。

2.不宜过食辛辣热燥之品，以防加重出血。

3.经期注意卫生，出血期间禁止同房，避免经期宫腔内操作。

4.不宜参加剧烈运动和重体力劳动。

四、崩漏的食疗验方

1.肾阳虚型崩漏。一般表现为经乱无期，血色淡红或淡暗，质稀；肢冷畏寒，腰膝酸软，小便清长。常用的食疗验方为：腰花核桃汤。具体做法是，取猪腰2个，核桃肉30克，将猪腰切片洗净，与核桃共煮为汤，可以经常食用。

2.脾肾两虚型崩漏。一般表现为经乱无周期，量多如崩或淋漓不尽，血色淡，质稀；疲倦乏力，腰膝酸软，怕冷，眼眶暗。常用的食疗验方为：黄芪附子炖鸡。具体做法是，取黄芪30克，熟附子9克，鸡肉50克，洗净，一同放入炖盅中，加水1碗，隔水炖60分钟，调味，早晚食用。

3.气滞血瘀型崩漏。一般表现为经血非时而下，时出时止，或停闭数月又突然崩中，经色暗有血块；小腹疼痛。常用的食疗验方为：益母草鸡蛋汤。具体做法是，取益母草50克～60克，香附15克，鸡蛋2个，加水适量同煮，熟后剥去蛋壳再煮片刻，去药渣，吃蛋饮汤。每日食用1次，连续食用4～5天。

4.肝肾阴虚型崩漏。一般表现为经乱无期，出血量少，淋漓数月不尽，头晕耳鸣，腰膝酸软，心烦等。常用的食疗验方为：木耳藕节炖猪肉。具体做法是，取黑木耳15克，藕节30克，冰糖15克，瘦猪肉100克，将上述食材一起放入砂锅内，用水炖熟。每日食用1次，连续食用5~7天。

5.血热型崩漏。一般表现为经乱无期，量少淋漓不尽或量多势急，血色鲜红，面颊潮红，口干咽燥，大便干结。常用的食疗验方有：

（1）鲜茅根、鲜藕各160克，切碎煮汁，频饮。

（2）莲房末：陈莲蓬壳，将陈莲蓬壳烧炭存性，研成细末，每服6克，用热酒送下。

（3）党参生蚝瘦肉汤：生蚝250克，瘦猪肉250克，党参30克，生姜4片。洗净后加水适量，用武火煮沸后，改文火煲2小时，调味，饮汤食肉。

闭经

一、什么是闭经

女子年逾16周岁，月经尚未来潮，或月经周期已建立但又中断6个月以上，称为"闭经"，前者称原发性闭经，后者称继发性闭经。闭经有虚、实两种。虚者精血不足，血海空虚，无血可下；实者邪气阻滞，脉道不通，经血不得下行。虚者多由肾气亏虚、气血虚弱、阴虚血燥而成经闭；实者多由气滞血瘀、痰湿阻滞导致经闭。

从中医的角度看，闭经大体包括肾气亏虚、气血虚弱、阴虚血燥、气滞血瘀、痰湿阻滞5种类型。

1.肾气亏虚型闭经。禀赋不足，肾气未盛，冲任失于充养，无以化为经血，乃至经闭；或因多产、堕胎、房劳，或久病及肾，以致肾精亏耗，冲任亏损，胞宫无血可下，而成闭经。

2.气血虚弱型闭经。脾胃素弱，或饮食劳倦，或忧思过度，损伤心脾，营血不足；或大病、久病，或吐血、下血、堕胎、小产等数脱于血；或哺乳过长过久；或患虫积耗血，以致冲任大虚，血海空虚，无血可下，故成闭经。

3.阴虚血燥型闭经。素体阴虚或失血伤阴，或久病耗血，或过食辛燥灼伤津血，以致血海干涸，故成经闭。

4.气滞血瘀型闭经。七情内伤，肝气郁结不达，气血瘀滞；或因经、产之时，血室正开，感受风寒；或内伤寒凉生冷，血为寒凝而瘀；或因热邪煎熬阴血成瘀。气滞则血瘀，冲任瘀阻，胞脉壅阻，经水阻滞不行，故致闭经。

5.痰湿阻滞型闭经。肥胖之人，多痰多湿，痰湿壅阻经隧；或脾阳失运，湿聚成痰，脂膏痰湿阻滞冲任，胞脉闭而经不行。

二、怎样对闭经进行辨证施治

1.肾气亏虚型。

主要症候：月经超龄未至，或初潮较迟，量少，色红或淡；头晕耳鸣，倦怠乏力，腰膝酸软；舌淡暗，苔薄白，脉沉细。

治法：补肾益气，调理冲任。

方药：加减苁蓉菟丝子丸。

中成药可用：六味地黄丸，每次9克，每日2次，口服。

2.气血虚弱型。

主要症候：月经周期延迟、量少、色淡红、质薄，渐至经闭不行；神疲肢倦，头晕眼花，心悸气短，面色萎黄；舌淡、苔薄、脉沉缓或细弱。

治法：益气、养血、调经。

方药：人参养荣汤（《太平惠民和剂局方》）。

中成药可用：八珍颗粒，每次1袋，每日2次，开水冲服；十全大补丸，每次1丸，每日2次，口服。

3.阴虚血燥型。

主要症候：月经周期延后、经量少、色红质稠，渐至月经停闭不行；五心烦热，颧红唇干，盗汗甚至骨蒸劳热，干咳或咳嗽唾血；舌红，苔少，脉细数。

治法：养阴、清热、调经。

方药：加减一阴煎（《景岳全书》）。

中成药可用：知柏地黄丸，每次1丸，每日2次，口服。

4.气滞血瘀型。

主要症候：月经停闭不行，胸胁、乳房胀痛；精神抑郁，少腹胀痛拒按，烦躁易怒；舌紫暗，有瘀点，脉沉弦而涩。

治法：理气活血，祛瘀通经。

方药：血府逐瘀汤或膈下逐瘀汤（《医林改错》）。

中成药可用：血府逐瘀胶囊，每次6粒，每日2次，口服。

5.痰湿阻滞型。

主要症候：月经延后，经量少，色淡质黏腻，渐至月经停闭；伴形体肥胖，胸闷泛恶，神疲倦怠，纳少痰多或带下量多，色白；苔腻，脉滑。

治法：健脾燥湿化痰，活血调经。

方药：四君子汤或苍附导痰丸。

中成药可用：二陈丸，每次9克～15克，每日2次，口服；陈夏六君子丸，每次6克～9克，每日2～3次，口服。

三、闭经的预防与调护

1.保持乐观开朗的情绪，避免精神刺激，尤其要避免过度的悲伤、忧愁、焦虑及恼怒。

2.一旦发生闭经，应尽早查明原因，及时治疗，以防病程过长引起子宫萎缩。

3.合理安排工作和生活，注意休息，锻炼身体，提高健康水平。

4.注意寒温变化，防止感受寒凉，不要下冷水游泳。

5.做好计划生育，避免多次人工流产。

6.体形肥胖者，要采用多种措施减肥。

7.哺乳超过1年半而引起闭经者，应停止哺乳。

四、闭经的食疗验方

1.肾气亏虚型闭经。一般表现为月经停闭，或经来量少，色淡，头晕耳鸣，倦怠乏力，腰酸膝软。常用的食疗验方为：羊肾枸杞粥。具体做法是，取羊肾1对，枸杞子20克，龙眼肉20克，粳米100克，先将羊肾洗净，切成薄片，入煲同枸杞子、龙眼肉、粳米一起煮成粥，等粥熟烂后，入盐、葱、姜调匀，食粥。每日1剂，月经过后连食5～7剂。

2.气血虚弱型闭经。一般表现为月经周期延迟，量少，色淡红，渐至经闭不行；神疲肢倦，头晕眼花，心悸气短，面色萎黄。常用的食疗验方为：红枣龙眼肉煲乌鸡汤。具体做法是，取红枣10枚，龙眼肉20克，枸杞子30克，党参30克，当归10克，乌骨鸡半只，先将乌骨鸡洗净，切成小块，再将其他食材一同放入砂锅内煲汤，饮汤食鸡肉。每日1剂，月经后连食7剂。

3.气滞血瘀型闭经。一般表现为月经停闭不行，胸胁、乳房胀痛，精神抑郁，少腹胀痛拒按，烦躁易怒，舌上有瘀点。常用的食疗验方为：丹参鸡蛋汤。具体做法是，取丹参30克，鸡蛋2枚，用文火煮1小时，吃蛋饮汤，连续服用。

4.痰湿阻滞型闭经。一般表现为月经延后，经量少，色淡质黏腻，渐至月经停闭；伴形体肥胖，胸闷泛恶，神疲倦怠。常用的食疗验方为：薏米扁豆山楂粥。具体做法是，取薏米30克，炒扁豆20克，山楂15克，粳米50克，红糖适量，先将薏米、炒扁豆、山楂、粳米入锅加水煮粥，待粥熟烂，加入红糖调匀食用。每日1剂，连食5～7剂。

痛经

一、什么是痛经

女性经行前后或经行期间反复出现周期性下腹疼痛，或伴腰酸、腰痛等症，影响工作和生活质量者，称为痛经。痛经有虚、实之分。实者气血不通，瘀阻冲任、子宫、胞脉，经血流通受阻，不通则痛。引起痛经的主要因素有阳虚内寒、气血不足和肝肾亏损。

二、怎样对痛经进行辨证施治

主要根据疼痛的时间、性质、部位、程度，结合月经的期、量、色、质，兼症及舌脉，辨别其寒热虚实及不同证型。

疼痛时间：一般痛在经前或经期1～2天者，多为实证；痛在经后或经期后几天者多属虚证。

疼痛性质：冷痛、绞痛、刺痛、胀痛、灼痛并拒按者多属实；隐痛、坠痛、喜按为虚。

疼痛部位：痛在一侧或双侧少腹或连及阴部，多属肝郁气滞；刺痛在小腹正中多属子宫血瘀；小腹正中隐痛连及腰脊，多属肾虚。

疼痛程度：疼痛剧烈，坐卧不宁，腹部拒按，多为实证；腹痛隐隐，小腹下坠，喜揉喜按，多为虚证。

1.寒凝血瘀证。

主要症候：经前数日或经期下腹冷痛或绞痛，按之痛甚，得热痛减，甚或手足不温；月经量少，色暗，有血块；舌质暗，苔白腻；脉沉紧或沉弦。

治法：温经散寒，化瘀止痛。

方药：少腹逐瘀汤或温经散寒汤。

中成药可用：少腹逐瘀颗粒，每次5克，每日3次，用温黄酒或温开水送服。

2.气滞血瘀证。

主要症候：经前数日或经期下腹胀痛，拒按，伴胸胁、乳房胀痛；月经量少，或经行不畅，经色紫暗，有血块；舌紫暗；脉弦。

治法：理气行滞，化瘀止痛。

方药：膈下逐瘀汤或痛经方。

中成药可用：逍遥丸，每次15克，每日2次，开水冲服；血府逐瘀胶囊，每次4~6粒，每日2次，口服。

3.湿热郁结证。

主要症候：经前数日或经期下腹灼痛，拒按，有灼热感，或伴腰骶疼痛，低热起伏；月经色暗，质稠有块，平时带下量多，色黄、质稠、有味；舌红，苔黄腻；脉弦数。

治法：清热除湿，化瘀止痛。

方药：清热调血汤。

中成药可用：银甲丸，每次6克，每日2次，口服。

4.阳虚寒凝证。

主要症候：经期或经后小腹冷痛，喜按，得热则舒；月经量少，色淡暗；腰膝酸冷，小便清长；舌淡暗，苔白润；脉沉。

治法：温经、散寒、止痛。

方药：温经汤。

中成药可用：艾附暖宫丸，每次6克，每日2~3次，口服。

5.气血虚弱证。

主要症候：经后下腹隐痛，或小腹及阴部空坠，喜按，神疲乏力，气短懒言，或纳少便溏；月经量少色淡，质稀无块；舌质淡，苔薄白；脉细弱。

治法：益气养血，调经止痛。

方药：圣愈汤去生地加白芍、延胡索。

中成药可用：乌鸡白凤丸，每次1丸，每日2次，口服；八珍益母丸，每次9克，每日3次，口服。

6.肝肾虚损证。

主要症候：经行后一两日小腹隐痛，腰部酸痛；月经量少色淡暗，质稀；或潮热，或头晕耳鸣；舌淡红，苔薄白；脉细弱。

治法：补益肝肾，养血止痛。

方药：调肝汤。

中成药可用：六味地黄丸，每次9克，每日2次，口服。

三、痛经的预防与调护

1.注意经前期和经期防寒保暖，不贪生冷瓜果，不冒雨涉水，不久居潮湿之地；经前期和经期不游泳。

2.忌抑郁恼怒，保持心情舒畅。

3.经期不宜用滋腻或寒凉药物，以免滞血。

4.经期避免剧烈运动，消除经血逆流入盆腔的因素，及时治疗阴道横膈、宫颈粘连等阻碍经血外流的疾病。

5.经期绝对禁止性生活。

6.防止医源性子宫内膜种植，经期或刮宫术后不做盆腔检查，确有必要时动作要轻；取放宫内节育器、输卵管通畅实验等应在月经干净后3～7日进行。

7.加强体育锻炼，增强体质。

四、痛经的食疗验方

1.气滞血瘀型痛经。一般表现为经前数日或经期下腹胀痛，拒按，伴胸胁、乳房胀痛；月经量少，或经行不畅，经色紫暗，有血块；舌紫暗。常用的食疗验方是，取鸡蛋2个，益母草30克，元胡20克，加水500毫升一起煮，鸡蛋熟后去壳再煮片刻，食蛋饮汤。每日1剂，经前连服5～7天。

2.寒凝血瘀型痛经。一般表现为经前数日或经期下腹冷痛或绞痛，按之痛甚，得热痛减，甚或手足不温；月经量少，色暗，有血块。常用的食疗验方是，取桂皮10克，山楂肉10克，红糖30克，将桂皮和山楂肉加水500毫升，一起煮，取汁后加红糖调服。在月经来潮当天温服，早晚各1次，连服3天。

3.气血两虚型痛经。一般表现为月经后下腹隐痛，或小腹及阴部空坠，喜按，神疲乏力，气短懒言，纳少便溏，月经量少。常用的食疗验方是，取青壳鸭蛋2枚，生姜15克，酒60毫升，将鸭蛋去壳后放入姜、酒中，煮熟后食用。

月经前后诸症

一、什么是月经前后诸症

月经前后诸症是指月经来潮前后及经期出现的一些规律性的综合征，是诸如头痛头晕、心烦失眠、水肿腹泻、乳胀乳痛、口舌糜烂、恶心呕吐、心悸抑郁、身痛发热、大便下血等症的总称。一般以经前7～14天开始出现症状，经前2～3天及经期症状最为明显，行经后症状明显减轻，以致逐渐消失。

中医认为，月经前后诸症与下列因素有关：

1.内在因素。月经前后冲任气血的变化。女性一生当中，由于经、孕、产、乳等生理活动，数伤于血，使女性处于血不足、气偏盛的状态，这是本病发生的内在条件。

2.外在因素。外邪、情志、生活所伤是本病发生的诱因。

3.体质因素。是决定症候类型的主要条件。

二、怎样对月经前后诸症进行辨证施治

1.脾虚型。

主要症候：经前或经期乳肿、泄泻，或水样便，完谷不化，倦怠嗜卧，肢软乏力，脘腹胀满，且舌质淡、苔白润，脉濡缓弱。

治法：健脾益气，淡渗利湿。

方药：参苓白术散。

中成药可用：参苓白术散，每次6克～9克，每日2～3次，口服。

2.肝郁型。

主要症候：经前或经期心烦易怒，胸胁乳房胀痛，甚至不能触衣，精神抑郁，时时叹息，或伴头痛，且舌质暗、苔薄白，脉弦细。

治法：疏肝理气，活血通络。

方药：逍遥散。

中成药可用：加味逍遥丸，每次6克，每日2次，口服。

3.肾虚型。

主要症候：经前泄泻，甚五更泻，面浮肢肿，畏寒肢冷，腰膝酸冷，头晕耳鸣，且舌质淡、苔白，脉沉迟时为肾虚。

治法：温肾扶阳，健脾除湿。

方药：金匮肾气丸加减。

中成药可用：金匮肾气丸，每次1丸，每日2次，口服。

4.痰火上扰型。

主要症候：经行期间，狂躁不安，头痛失眠，心烦呕恶，面红目赤，或心慌胸闷，烦躁不安，舌红或绛，舌苔黄腻，脉弦大滑数。

治法：清热涤痰，泻火除烦。

方药：生铁落饮加减。

中成药可用：温胆片，每次5～7片，每日2～3次，口服。

5.阴血不足型。

主要症候：眩晕耳鸣，肢体时有麻木，午后潮热，颧红，经行期间心烦易怒，情绪不宁，失眠，舌红少苔，脉弦细。

治法：养血滋阴，清热除烦。

方药：知柏地黄丸加减。

中成药可用：知柏地黄丸，每次1丸，每日2次，口服。

6.脾肾阳虚型。

主要症候：面部水肿、头晕、体倦、嗜睡、纳少、便溏；或经前泄泻，脘腹胀满，腰酸腿软，舌胖有齿印，苔白润，脉沉细弱。

治法：补肾、健脾。

方药：健固汤。

中成药可用：金匮肾气丸合健脾丸，每次1丸，每日2次，口服。

7.阴虚肝旺型。

主要症候：经前心烦易怒，头晕目眩，健忘失眠，舌红少苔，脉弦细。

治法：滋阴、清热、平肝。

方药：杞菊地黄丸加减。

中成药可用：杞菊地黄丸，每次1丸，每日2次，口服。

8.心脾两虚型。

主要症候：经前心悸失眠，神疲乏力，多思善虑，面色萎黄，食欲差，舌淡红，苔薄白，脉细数。

治法：补益气血。

方药：归脾汤加减。

中成药可用：归脾丸，每次6克，每日2次，用温开水或生姜汤送服。

三、月经前后诸症的预防与调护

1.注意事项。

（1）消除思想顾虑，安定情绪。

（2）经前注意劳逸结合，避免精神紧张。

（3）必要时接受正规的心理治疗。

（4）加强运动锻炼，可做中等强度、规律性的有氧运动，如慢跑、游泳、骑自行车等。运动量要根据自身体力，如办公室工作者，开始锻炼宜采取散步的方式，用轻快步调走2千米～3千米，每周4～5次，渐渐增加运动量。

（5）调整饮食结构，合理增补矿物质（主要为钙、镁）、维生素（主要为维生素A、维生素B_6及维生素E），增加碳水化合物，减少糖、盐、咖啡因及酒的摄入。

（6）减少对外界的应激反应。

（7）规律作息。

2.饮食禁忌。

（1）禁饮含咖啡因的饮料。此类饮料会使乳房胀痛，引起焦虑、易怒与情绪不稳，更消耗体内储存的B族维生素，影响碳水化合物的新陈代谢。

（2）禁食乳酪类食品。乳酪类食品会影响镁的吸收。

（3）禁食巧克力。巧克力易使情绪失控，造成情绪更加不稳与嗜糖，除了会发胖之外，还会增加人体对B族维生素的需求。

（4）禁糖。糖会消耗B族维生素与矿物质，加重痛经。

（5）禁酒。酒会毒害肝脏，消耗体内B族维生素与矿物质，破坏碳水化合物的新陈代谢及产生过多的动情激素。

（6）高钠食物也要少吃。高钠食物使乳房胀痛，造成水肿与乳房胀痛。

四、痛经的食疗验方

以下食疗验方适用于阴虚阳亢型痛经患者，症见经前心烦易怒、头晕目眩、乳房胀痛等。

1.枸杞头荠菜汁。将鲜枸杞头250克、鲜荠菜250克分别洗净，放入温开水中浸泡15分钟，取出，切碎，立即放入家用搅拌机中搅打成浆汁，用洁净纱布过滤取汁，用小火煮沸即成。上、下午分服。

2.杞菊柿叶茶。将干柿叶6克（鲜柿叶12克）洗净，晒干，研成粗末备用。将枸杞10克、菊花5克与柿叶粗末同放入有盖杯中，用沸水冲泡，加盖焖10分钟即成。可代茶频饮，每日冲泡1次，每次冲泡1剂，每剂约冲泡5回。

3.杞菊决明子茶。将枸杞20克、菊花5克、决明子30克，洗净后放入杯中，用沸水冲泡，加盖焖10分钟即成。可代茶频饮，每剂冲泡3~5次。

肝郁气滞型痛经，一般表现为经前或经期心烦易怒，乳房胀痛，乳头甚至不能触衣，精神抑郁，时时叹息，伴头痛，常用的食疗验方为：柴胡枳壳蜜饮。具体做法是，取柴胡10克、枳壳10克入锅，加适量水，用小火煎煮30分钟，取汁，待温后调入蜂蜜20毫升即成。上、下午分服。

▶ 经期保健常识

局部清洁卫生

　　阴道内环境一般是偏酸性，可有效抑制细菌生长，但经期阴道呈偏碱性，对细菌的抵抗力降低，易受感染，且经期阴部容易产生异味。经期保持外阴清洁十分重要，每晚可用温开水擦洗外阴，但不宜盆浴或坐浴，应以淋浴为好。在洗澡时顺便用沐浴液清洁阴部而不使用专业的阴道清洁液，或用热水反复清洗会导致阴部pH值增加，从而易引发阴部感染，导致瘙痒等病症。因此，清洗阴部需要选择专业的酸性阴部清洗液，尤其在经期。

　　经期清洁品主要根据女性的外阴环境进行配方，在清洁的同时，可除菌止痒，并防止女性阴部受到感染，能够有效维护女性的外阴健康。除了清洗阴部，还要注意选购柔软清洁、透气性好的卫生巾。内裤也要勤换勤洗，以减轻血垢对外阴及大腿内侧的刺激，洗后用开水烫一下，并在太阳下晒干后备用。大便后要从前向后擦拭，以免将脏物带入阴道，引起阴道炎、子宫炎及盆腔炎等。患有手足癣的女性一定要及早治疗，否则易引起真菌性阴道炎。如果出现妇科炎症，在患病期间用过的浴巾、内裤等均应高温消毒后才能再用。

正确使用卫生巾、卫生棉条及卫生护垫

女性经血中有丰富的营养物质，易成为细菌大肆滋生的培养基，所以经期一定要勤换卫生巾。夏天因湿气在局部聚集容易发生过敏，更要注意常常更换；建议每两小时更换一次，拆开卫生巾前务必洗手，慎用药物卫生巾，谨防卫生巾过敏；更换卫生巾时，要注意由前方向后方放入，避免把肛门周围的病菌带入阴道；当卫生巾使外阴产生发痒、不适或异味时，应马上停止使用，另选其他品牌。皮肤敏感的人最好少用干爽网面而多用棉质网面，干爽网面吸收快，但棉质网面更柔软舒服，对皮肤的刺激小。已经有性生活的女性较适合使用卫生棉条，但爱好运动如游泳的少女也可尝试使用。使用卫生棉条时一定要定时更换，使用时间不要超过8小时。晚上睡觉时，只要在睡前换上新的卫生棉条即可，不必午夜起来更换，待起床后再进行更换。在月经的前后两天及旅行、出差等洗浴不便的情况下，卫生护垫是一种方便、实用及清洁的选择，但卫生护垫不宜时时用，并且注意一定要选择透气性能好的产品。

不宜穿紧身内衣裤

女性在经期最好选择松紧适中、透气性好的棉质内衣裤。如果女性在月经期常穿紧身内衣裤，易使经血流出不畅。紧身内衣裤能够使局部毛细血管受压而影响血液循环，并增加会阴摩擦，容易造成会阴充血水肿，甚至还可能引发泌尿生殖系统感染等疾病。穿脱非常紧的内衣裤时会使盆腹腔压力突变，容易造成经血逆流，可能出现经期腰痛、腹痛等症状，甚至导致不孕症。月经期腰、腹部会大量出汗，加上大量经血流出，紧身内衣裤会使女性会阴部的透气性不好，潮湿的

环境可能会造成某些微生物滋生，导致阴道炎甚至盆腔炎的发生。紧身内衣裤容易使女性会阴部的汗腺分泌受阻，在月经期则更加明显，如清洁不够可导致细菌大量繁殖，会出现毛囊腺炎症、阴部疏松结缔组织炎等疾病。

月经期洗澡注意事项

月经期可以洗澡，但采用的洗澡方式关系到女性日常健康，一定要采用适当的、科学的方式洗澡。一般认为可采用淋浴或擦浴，要避免坐浴或盆浴。月经期女性子宫内膜脱落，宫腔留有创面；宫颈黏液被经血冲出，宫颈口微微张开；阴道内停留的经血是细菌的良好培养基，以上导致女性局部的保护性屏障作用暂时遭到破坏，再加上月经期全身抵抗力下降，坐浴或盆浴很容易使污染的水及阴道中的细菌上行进入子宫腔内，从而导致生殖器官发炎。

女性经期身体会有异味，要加强清洁，采用淋浴或擦浴是可行的，可避免感染。在公共浴室洗澡，要注意衣服摆放，不乱放衣物以免交叉感染，不要与其他人换穿及混放衣服，尤其是内衣。清洗阴部的盆、毛巾一定要专用，毛巾要定期高温消毒，防止发生感染。经期尽量不要洗头，如果要洗尽量在中午洗，洗完后一定要立即吹干。

避免洗冷水澡

洗冷水澡时，水温过低，人体会感到寒冷，从而产生一系列应激反应，如心跳加快、血压升高、肌肉收缩、神经紧张等，不但不能消除疲劳，还易引起感冒，应尽量避免。女性因其特殊的生理原因，特别是在经期、哺乳期和怀孕期间，遇到冷水的刺激会引起女性内分泌失调、闭经及腹痛，而且许多细菌会趁机进入阴道引发阴道炎等妇科疾病，严重的可影响女性怀孕及生理健康。对于体质较差的女性，尤其不能用冷水洗澡，否则冷的刺激会导致抵抗力本来就较差的身体发生感冒、发热等疾病。但长期坚持用冷水洗脸可促进血液循环，起到预防感冒、鼻炎的作用，还可使女性皮肤变得更有光泽、更有弹性。

不妨做做泡脚调理

　　女性经期一般都容易烦躁，尤其是患有痛经的人，经常会影响工作、学习和生活，可尝试用中药泡脚，所有的适龄女性均可采用中药泡脚的方法调理身体。有的女性经期会腰痛，也可用热水泡脚来增加血液循环，同时转移注意力以减轻腰痛带来的不适。中药加入约两升水，大火煮开后再用小火煎煮30分钟，等药液冷却至50℃时连渣倒入盆中，煎煮过的中药可反复利用几次。泡脚之前可先用热气熏蒸一会儿脚部，等水温适合时开始泡脚，盆中药液量应该浸没踝关节，如果药液不足，可加适量温水。泡洗过程中可加热水，最好是能泡至全身微微渗汗，脚应在药中不停地活动，以让足底接受药渣轻微的物理刺激，最好同时用手擦揉脚趾，尤其是脚拇指。每次泡脚要坚持30分钟以上。

合理选择泡脚中药

　　不同体质或者不同的辨证类型，在用药方面应有不同的选择。

　　阳虚寒盛型表现为下腹冷痛，热敷痛减，手脚发冷，泡脚所选药物应该多以入足少阴肾经的药物为主，并加入适量引经药咸水，比如可用肉桂、丁香、乌药、当归、川芎各15克，干姜、小茴、吴茱萸各6

克，食盐少许，煎水泡脚。

气滞血瘀型表现为经前或经期小腹胀痛，经血色暗而带有血块，泡脚所选药物多以入足厥阴肝经的药物为主，并加入适量的引经药物，如用青皮、乌药、益母草各30克，川芎、红花各10克，煮水泡脚。

气亏血虚型表现为经期或经后小腹隐隐作痛，用手按腹部也会有轻微的疼痛感，月经量少、色淡，需要通过补气养血调经，泡脚所选药物应该多以入足太阴脾经的药物为主，并加入适量的引经药甜水，比如可以用白芍、当归、川芎、熟地、白术、杜仲、黄芪各15克，饴糖适量，煮水泡脚。

经期护肤有讲究

女性的皮肤变化与其特有的月经周期有关，女性护肤要遵循生理周期的规律。由于月经期体内的激素发生了改变，皮肤易发生很大变化，如主要表现为皮肤油腻，毛孔粗大，出现散在的粉刺、痤疮及毛囊炎，皮肤毛细血管明显，皮肤的敏感性增强而容易出现过敏反应，皮肤易受紫外线影响，经常出现黑眼圈等，但通常在经期过后可自然消失。

在经期前1~2天，皮脂腺的分泌比较旺盛，导致油脂过多，头油较重，肌肤失去透明感，且容易长粉刺，此时的护肤程序和护肤品要减少一些。

月经期间每日用温水清洁皮肤2~3次，适当地用一些清洁霜，避免使用过多的化妆品，尽量使用不易导致过敏反应的，或平时使用过而无过敏反应的化妆品，适当按摩皮肤改善眼圈周围皮肤的血液循环以消除黑眼圈，并使用防晒和祛斑品。月经期间还应摄入丰富和均衡的饮食，多饮水，以补充体内的营养和血容量，同时需保持稳定的情绪和良好的心境，以减轻月经期间皮肤的变化。

在经期结束后的10天中，体内雌性激素分泌旺盛期，是肌肤新陈代谢加快、易吸收养分的好时机，应给予肌肤更深层的滋润，使用高品质的营养品，以增加肌肤的滋润与光滑。

▶ 经期饮食宜忌

月经期间如何调整饮食

月经来潮前10日的饮食宜清淡、易消化、富营养，可多吃豆类、鱼类等高蛋白食物，并增加绿叶蔬菜和水果，同时要多饮水，多摄入粗纤维食物，以保持大便通畅，减少骨盆和下半身充血。

月经来潮初期应多吃一些开胃、易消化的食物，如枣、面条、薏米粥等。

月经期要吃营养丰富、容易消化的食物，应补充羊肉、鸡肉、牛奶、红糖、豆腐皮、苹果等食品，可多吃葱白、木耳、花生、核桃、大枣、桂圆、玫瑰花等。食物以新鲜为主，不仅味道鲜美，易于吸收，且营养破坏较少。月经期还应多吃些润肠通便的食物，如新鲜蔬菜、水果、花生仁、核桃仁，芝麻仁、蜂蜜等，以帮助消化，使大便通畅。

在月经干净后1~5日内，应补充蛋白质、矿物质及补血食品，如牛奶、鸡蛋、鸽蛋、鹌鹑蛋、牛肉、羊肉、动物肝脏、猪蹄、菠菜、桂圆、胡萝卜、苹果、荔枝、樱桃等。

适当补铁

铁是人体必需的微量元素，在人体内的含量虽少，但其功能却非常重要，不仅参与血红蛋白及许多重要酶的合成，而且对免疫、智力、衰老及能量代谢等都有重要作用。一旦缺铁，人体骨髓制造出来的红细胞就会减少，而其携带氧气的能力也会下降。许多女性在月经期会出现经期延长或经量增加的现象，日久可能会因失血增多而引起缺铁性贫血，出现不同程度的全身疲乏无力、呼吸困难、面色苍白、嗜睡等症状。因此，女性在月经期应适当多摄入一些含铁丰富的食物，如动物血、动物肝脏、畜禽肉类和鱼类等动物性食物及黑木耳、海带、芝麻、大豆、菠菜等植物性食物。要多以动物性食物为首选，因动物性食物中的铁生物活性较大，易被人体吸收利用，而植物性食物中铁的吸收率较低。

适当补钙

女性对钙质的需要量与卵巢的活动有关，在月经来潮前一周，血钙降低，女性有紧张、易怒，或情绪低落、沮丧等现象。在月经开始来潮时，血钙则降得更低，经常造成子宫壁的肌肉痉挛。若不固定服用钙片，此情形可能会从月经来潮前一周，持续至月经完全结束。如果只是轻微的抽筋，可以间断地服用钙片，直到不再抽筋为止，而此种月经性抽筋，通常会在半小时内停止，所以女性一定不能忽视补钙的重要性和必要性。

不宜吃得太咸

女性在月经来潮之前，孕激素增多，容易发生水肿、头痛、情绪激动和易怒等现象，而吃盐过多会使体内的盐分和水分储量增多。在月经来潮前10天应开始吃低盐食物，忌食过咸的食物，以避免体内的盐分和水分储量增多而出现上述症状。而经期前易出现下腹部或下肢水肿现象者，最好限制盐分的摄取，避免食用过咸的食物，如腌制、烟熏食物，可以多进食红豆薏米汤，因红豆富含铁质又有利尿功能，而薏米则有利湿的作用。

忌食酸辣刺激食物和油炸食物

月经期间的女性会感到特别疲劳，消化功能减弱，胃口欠佳，因此饮食上应注意食物的清淡和易于消化吸收，避免食用过酸的食物，如山楂、酸菜、食醋等，以及辛辣类食品，如辣椒、胡椒、芥末、花椒、丁香等，这些烹调调料平时做菜时放一些可使菜的味道变得更好，但月经期女性却不宜食用，否则容易导致痛经、经血过多等症。经期女性因受体内分泌的黄体酮影响，皮质分泌增多，皮肤变得油腻，同时毛细血管扩张，皮肤变得敏感，而此时进食油腻食品，会增加肌肤负担，容易出现粉刺、痤疮、毛囊炎及黑眼圈等。另外，由于经期脂肪和水的代谢减慢，此时吃油炸食品，脂肪容易在体内堆积。

忌食生冷食物

过分生冷的食物有刺激性，会降低血液循环的速度，引起盆腔血管收缩，影响子宫收缩及经血排出，导致痛经、经血量过少甚至突然停经。一些属性偏凉的食物，如冰品、冬瓜、茄子、丝瓜、菱角、芥蓝、黄瓜、蟹、田螺、海带、竹笋、橘子、柚子、西瓜等，以及酸涩的食物，如酸梅、未成熟味酸的水果，都应该避免在经期食用，以免造成血液不流畅的状况。中医所说的寒性食物如梨、香蕉、荸荠、石耳、石花菜、地耳等，大多有清热解毒、滋阴降火的功效，平时食用有益于人体，但在月经期应尽量不吃或少吃这些食品，否则容易造成痛经、月经不调等症状。中医反对女性经期吃冷饮，西医则认为不必过度拘泥于此。经血是子宫内膜剥落后因子宫收缩而排出，而吃冷饮时，肠胃的温度下降，影响到子宫使其收缩变差，经血较难排出，于是形成血块，子宫为将血块排出，只得加大收缩的力度，可能造成痛经。但不必紧张，虽然经期吃冷饮可能导致子宫收缩造成痛经，但血块都可以经由身体体内机制排出。若在经期不小心吃了冰冷的食物，或是忍不住吃了冷饮，可以多喝红糖煮生姜水来平衡体内血液循环，促进血液循环。

月经期菜谱

1.肉桂牛肉

材料：肉桂适量，牛肉半斤，胡萝卜2根，枸杞子、生姜、黄酒、葱各适量。

做法：肉桂洗净切条，牛肉洗净切片，生姜切片，葱切段。全部材料放到锅中，加清水炖熟即可。

功效：肉桂是最好的经期补血佳品，可以活血通经，促进血液的循环。

2.玉米须炖瘦肉

材料：玉米须30克，瘦肉120克，精盐适量，味精少许。

做法：将瘦肉切块，与玉米须一起放入陶罐内，加水500毫升，上蒸笼加盖清蒸至肉熟，加精盐、味精，趁热食用。

功效：玉米须有凉血、止血的作用，民间常用来治红崩，瘦肉能补血，两者配合，故治血热型月经过多，疗效显著。

3.芝麻肝

材料：猪肝250克，豆油1000克（实际消耗100克），芝麻100克，面粉50克，鸡蛋2个，精盐、葱、姜各适量。

做法：将鸡蛋打碎，调成鸡蛋汁，葱、姜切末。将猪肝切成薄片，用精盐、葱末、姜末调好，蘸上面粉、芝麻、鸡蛋汁。在锅内放入豆油，烧至七成热，放入蘸上作料的猪肝，炸透即可出锅装盘，佐餐食用。

功效：养血益阴，滋补肝肾，但脾虚便溏或腹泻者不适宜选择此食疗方案。

4.猪皮冻胶

材料：猪皮1000克，黄酒250毫升，白糖250克。

做法：将猪皮洗净后切碎，加适量水，用文火炖至汁液黏稠，加入白糖、黄酒即可。每日2次，用开水冲化后温服。

功效：养血益阴，滋肾养肝，可治女性血虚乏力、月经不调等症，对腰腿酸痛者效果更佳。

5.乌贼骨炖鸡

材料：乌贼骨30克，当归30克，鸡肉100克，精盐、味精各适量。

做法：把鸡肉切丁，当归切片，乌贼骨打碎，装入陶罐内加清水500毫升，精盐、味精适量，上蒸笼蒸熟，每日1次。一般3～5次可见效。

功效：乌贼骨有收敛止血的作用，当归和鸡肉都是补血佳品，所以对血虚型月经过多，颇具疗效。

6.益母草炒荠菜

材料：鲜益母草3克，鲜荠菜30克，菜油适量。

做法：将鲜益母草、鲜荠菜洗净切断。把铁锅放在旺火上，倒入菜油烧热，放入鲜益母草、鲜荠菜炒熟即可食用。1天2次，服至血止。

功效：益母草有活血、破血、调经的作用；荠菜含荠菜酸，能缩短出血、凝血时间，从而达到止血的目的，对血瘀型月经过多特别有效。

7.荔枝干炖莲子

材料：荔枝干20粒，莲子60克。

做法：将荔枝干去壳和核，莲子去心，洗净后放在陶瓷罐内加水500毫升，上蒸笼用中火蒸熟服用。

功效：荔枝干营养丰富，民间历来认为是补品，能补血滋脾；莲子的作用主要是补脾固涩，两者合用，配伍恰当，因此常用来治疗脾虚型月经过多。

8.参芪补膏

材料：黄芪100克，人参60克，当归50克，大枣20枚，红糖100克。

做法：前三味药加水煮两次，取汁浓缩至500毫升；将大枣用文火煮烂，取汁及枣泥，入药汁中煮，加入蜜收膏。开水冲服，每次20毫升，日服3次。

功效：补脾益肾，养血调经；适用于女子青春期由于肾虚所致月经过少，色淡红或暗红，质薄，腰背酸软，足跟痛，头晕耳鸣，或小腹冷，或夜尿多，舌淡，脉沉弱或沉迟。

9.砂仁荷叶饼

材料：砂仁20克，发酵面3000克，白糖1100克，熟猪油1000克，苏打20克。

做法：砂仁去灰、壳，洗净烘干研末，与白糖、苏打一同放入发酵面中反复揉匀后放几分钟再进行揉匀，搓成长圆条，切成80个面剂，立放于案板上依次排好，刷熟猪油做成荷叶形，入笼后置于旺火开水锅上蒸10分钟即成。每次可服2块，日服2次。

功效：健脾开胃，化湿去痰。

10.四物汤

材料：当归、赤芍、川芎、生地4种药材各适量。

做法：煲汤。

功效：有减缓经前症候及经痛、腹胀、忧郁的功能，还有很好的调经止痛作用，更能帮助经血排出顺畅、补血养血。经常服用有助气血通顺，不容易手脚冰冷，还能让脸色红润、肌肤光滑、减缓衰老。不过，四物汤并不适合在生理期喝，否则会导致流血量过多，要等到经血都排出后再喝才有效果，否则就白补了。另外，因为每个人体质不同，四物汤里还常会添加其他成分，所以最好能请中医根据你的身体状况做出成分和分量的加减。四物汤煮时可以放点排骨或鸡肉，最好加点米酒。

11.猪血煲汤

材料：猪血500克，葱、姜、黄酒、盐、味精各适量。

做法：猪血冲洗干净，葱、姜、黄酒少量，入锅煸炒，加入适量水煮沸至熟，放少量盐、味精，即可食用。

功效：猪血被人体摄入后，其铁吸收率可高达22%以上，且脂肪含量非常低，每100克仅含0.4克脂肪。猪血中不仅蛋白质含量略高于猪瘦肉，而且蛋白质所含的氨基酸比例与人体中氨基酸的比例接近，非常容易被机体利用，因此，猪血的蛋白质在动物食物中最容易被消化、吸收。猪血补血效果虽好，但也并非多多益善，月经期每天进食150克～200克为宜，平时可每周进食2～3次。

12.菠菜猪肝汤

材料：新鲜连根菠菜200克～300克，猪肝150克，生姜和盐各适量。

做法：将菠菜洗净、切成段，猪肝切片。锅内水烧开后，加入生姜丝和少量盐，再放入猪肝和菠菜，水沸后肝熟即可。饮汤食肝及菜，可佐餐食用。

功效：菠菜、猪肝两味同用能补血，用于缺铁性贫血的补养和治疗。

13.胶芪枣汤

材料：阿胶9克，黄芪18克，大枣10枚。

做法：先水煎黄芪、大枣，水沸1小时后取汤，将阿胶放入汤中溶化。每日1剂，早晚分服。

功效：阿胶补血；黄芪、大枣补气生血；三味同用能补气益血，用于贫血的补养和治疗。

14.当归生姜羊肉汤

材料：当归30克，生姜30克，精羊肉500克。

做法：将当归、生姜和精羊肉一同放入砂锅内，加适量水，先用武火烧沸，再改文火炖至肉烂，调味后即可服食，每日1次，食肉饮汤。

功效：温经散寒，补血调经；适用于血虚有寒之月经不调者服食调理。

15.山楂桂枝红糖汤

材料：山楂肉15克，桂枝5克，红糖30克。

做法：将山楂肉、桂枝装入瓦煲内，加清水2碗，用文火煎至1碗时，加入红糖，调匀，煮沸即可。

功效：具有温经通脉、化瘀止痛的功效；适用于女子寒性痛经症及面色无华。

16.乌骨鸡归黄汤

材料：乌骨鸡1只，当归、黄芪、茯苓各10克。

做法：将鸡洗净，去内脏，把药放入鸡内用线缝合，放入砂锅内煮烂熟，去药渣，加调味品，食肉喝汤，分2～3次服完，月经前每天1

剂，连服3～5剂。

功效：健脾养心，益气养血；适用于月经超前、经量过多、精神疲倦、心悸气短、失眠等。

17.三红补血益颜粥

材料：红枣12枚，枸杞子30克，血糯米50克，红糖30克。

做法：洗净红枣、枸杞子、血糯米，置于铁锅中加清水，先用旺火煮沸，改用文火煨粥，粥成时加入红糖，调匀。每日1剂，早晚分食。

功效：有养肝益血、补肾固精、丰肌泽肤的功效；适于营养不良、缺铁性贫血、面色苍白、皮肤较干燥及身体瘦弱者食用。体胖者忌食此粥。

18.羊肉粥

材料：鲜羊肉250克，大米100克，葱、姜、食盐各适量。

做法：将羊肉洗净、切片，与大米、葱、姜、食盐以常规方法熬粥，至羊肉熟烂。

功效：补气，养血，止痛，适用于气血亏虚型痛经。

19.珠玉粥

材料：生山药100克，薏米100克，龙眼肉15克，粳米100克。

做法：先将薏米和粳米煮熟，再将去皮捣碎的生山药和龙眼肉放入同煮为粥。

功效：健脾益气，双补心脾，月经期食用，有助气血恢复。

20.吴茱萸粥

材料：吴茱萸、生姜、葱白各少量，粳米50克。

做法：将吴茱萸研为细末，用粳米先煮粥，待米熟后下吴茱萸末及生姜、葱白，同煮为粥。

功效：补脾暖胃，温中散寒，止痛止吐；适用于虚寒型痛经及脘腹冷痛、呕逆吐酸。用量不宜过大，宜从小剂量开始。一切热证、实证及阴虚火旺的病人忌服。

21.姜汁薏米粥

材料：干姜10克，艾叶10克，薏米30克。

做法：将前两味水煎取汁，将薏米煮至八成熟，入姜、艾汁同煮至熟。

功效：具有温经、化瘀、散寒、除湿及润肤功效；适用于寒湿凝滞型痛经。

22.姜枣红糖水

材料：干姜、大枣、红糖各30克。

做法：将前两味洗净，干姜切碎末，大枣去核，加红糖煎，喝汤，吃大枣。

功效：具有温经散寒的功效，适用于寒性痛经以及黄褐斑。

23.山萸汁

材料：柿饼3个，红枣10枚，山萸肉15克。

做法：先煎山萸肉，取汁一大碗，再与柿饼、红枣同煮熟即成。月经期每日1剂，连用3～5日为一疗程。

功效：具有补肝益肾、养血摄血之功效；适用于腰膝酸软，崩漏带下等症。

24.龙眼姜茶

材料：龙眼干和姜片各一小把。

做法：用热开水冲泡。

功效：平时饮用可以补血，生理期饮用加上几滴白醋可以帮助排出血块。

25.黑木耳红枣茶

材料：黑木耳30克，红枣20枚。

做法：黑木耳和红枣共煮汤服之。每日1次，连服。

功效：补中益气，养血止血；主治气虚型月经出血过多。

26.茉莉花茶

材料：茉莉花茶包。

做法：将茶包放在杯中，再用开水冲泡。

功效：减轻痛经。

27.玫瑰花茶

材料：玫瑰花15克。

做法：加入开水，浸泡5分钟后即可代茶随意饮用。在饮用时可调入冰糖或蜂蜜。

功效：具有理气解郁、活血散瘀、调经止痛功效，月经量过多者最好不要饮用。

28.月季花茶

材料：夏季或秋季采摘的月季花花朵，以紫红色半开放花蕾、不散瓣、气味清香者为宜。

做法：泡之代茶。

功效：具有行气、活血、润肤之功效；适用于月经不调、痛经等症。

29.浓茶红糖饮

材料：茶叶、红糖各适量。

做法：煮浓茶一碗，去渣，放红糖溶化后饮用。每日1次。

功效：清热、调经。主治月经先期量多。

30.山楂红糖饮

材料：生山楂肉50克，红糖40克。

做法：山楂水煎去渣，冲入红糖，热饮。

功效：活血调经，主治女性经期错乱。

31.韭汁红糖饮

材料：鲜韭菜300克，红糖100克。

做法：将鲜韭菜洗净，沥干水分，切碎后捣烂取汁备用。红糖放入锅内，加清水少许煮沸，至糖溶后对入韭菜汁内，即可饮用。

功效：具有温经、补气之功效；适用于气血两虚型痛经，并可使皮肤红润光洁。

32.乌梅红糖饮

材料：乌梅15克，红糖30克。

做法：将乌梅、红糖一起入煲，加水1碗半，煎剩至大半碗，去渣温服。

功效：具有补血止血、美肤悦颜功效；适用于少女月经过多或功能性子宫出血。

33.藕莲饮

材料：鲜藕节、鲜白萝卜、鲜旱莲草各500克，冰糖适量。

做法：以上用料洗净、捣烂、取汁，加适量冰糖饮之。

功效：具有清热凉血、止血固经之功效。

34.茴香酒

材料：小茴香、青皮各15克，黄酒250克。

做法：将小茴香、青皮洗净，入酒内浸泡3天，即可饮用。每次15克～30克，每日2次。如不耐酒者，可用醋代替。

功效：主治行经不畅、乳房及小腹胀痛等症。

35.山楂红花酒

材料：山楂30克，红花15克，白酒250克。

做法：将前两种材料入酒中浸泡1周后即可饮用。每次30克～45克，每日2次，视酒量大小，不醉为度。

功效：活血化瘀，主治经来量少、紫黑有块、腹痛但血块排出后痛减。

36.当归香附泡酒

材料：当归20克，香附30克，黄酒250克。

做法：将前两种材料洗净，浸泡酒中3天后即可服用。每次15克～30克，日服2次。

功效：疏肝调经；适用于女性青春期肝气郁结而致月经周期提前或延后7天以上者。

▶ 谈谈经期心理保健

心理因素影响月经

　　心理因素特别是情绪对月经有重要的影响，不同的情绪状态对月经的影响是不同的。心情抑郁或沮丧常常使月经量减少甚至闭经，而情绪紧张可使月经量增多、月经提前。情绪过度波动、紧张，强烈的情绪刺激或持续的不良情绪刺激会通过大脑皮层及下丘脑、垂体前叶、卵巢系统对月经产生影响，引起中枢神经系统与下丘脑、垂体间的功能失调，促使性腺激素的分泌受到影响而引起月经不调。对于主要由心理因素而引起的月经失调，治疗应以心理治疗为主，适当配合药物治疗；单靠药物治疗，不消除引起月经不调的消极心理因素是很难奏效的。心理因素对月经的影响很大，女性除了要注意饮食起居、讲究生理卫生外，还要情志调和，讲究心理卫生，二者结合起来，才能收到良好的效果。月经导致的情绪不稳定也会传染，如男性在妻子来月经的那几天，也会变得脾气暴躁，可能是由于女性时高时低的雌激素水平，让男性的激素分泌也出现波动起伏。生活、工作在一起的女性，月经期会越来越接近，一方面是因为女性受到彼此对生理期来临心理性紧张的影响，另一方面在于身体中释放的紧张化学物质会相互影响。经期应和平时一样保持心情舒畅，精神愉快，避免不良刺激，遇事不要激动，保持稳定的情绪，防止情绪波动。

痛经等与心理因素密切相关

痛经是月经功能不正常的症状，表现为月经来时小腹、腰部和骶骨压迫感的隐痛或酸痛。心理因素与痛经关系密切，情绪紧张而不稳定的女性比情绪稳定的女性痛经多，暗示性高的女性痛经的比例也大，怕痛的女性痛经比例也比较高。中医认为，引起痛经的因素很多，其中七情失调是一个重要因素。情绪变化能够引起肝郁化火，导致冲任二脉失固，迫血妄行，造成月经提前。情绪变化也可以引起气机郁阻，气郁则血滞，造成月经错后。情绪抑郁、愤怒可以引起肝气逆乱，导致血海蓄溢失常而经来无定。情绪变化能引起血滞，使冲任二脉不通畅而造成闭经。情志不舒可引起肝气郁结，气机壅滞，运行不畅，形成气滞，气滞则血亦滞，造成痛经。

总之，女性经期必须有良好的卫生习惯，保持外阴清洁，防止致病菌的侵袭，杜绝传染源；一定要选择质地柔软、色淡、无菌的卫生巾，并要勤换；大小便后用卫生纸从前向后揩拭，以防污染内、外生殖器；每晚可用温开水冲洗外阴，洗时注意避免污水进入阴道内；洗澡以淋浴或擦浴为宜，切勿盆浴；注意营养，多吃营养丰富、容易消化的食物，不宜吃得过饱，并多喝开水，保持大便通畅；经期可从事力所能及的适当活动，如散步等，以促进血液循环，使月经通畅；注意休息，不熬夜，保证充足睡眠，保持情绪放松。

▶ 经期日常起居注意事项

少喝浓茶、咖啡及含气饮料

　　浓茶和咖啡中的咖啡因含量很高，可刺激神经和心血管，容易导致产生痛经、经期延长和经血过多等不适症状。同时茶中的鞣酸在肠道与食物中的铁结合，会发生沉淀，影响铁质吸收，引起贫血。不少喜欢喝含气饮料的女性在月经期会出现疲乏无力和精神不振的现象，便是铁质缺乏的表现，因含气饮料多含磷酸盐，同体内铁质产生化学反应，使铁质难以吸收。另外，饮料中的碳酸氢钠会中和胃液，可降低胃酸的消化能力和杀菌作用，并且影响食欲。因此，女性最好少喝浓茶、咖啡及含气饮料。

不宜饮酒

　　月经期间女性体内激素水平会出现较大波动，体内的解酒酶会减少，女性此时饮酒较平时更易醉，且酒精对肝脏的负担也会进一步加重，容易因醉酒引发肝脏疾病。女性此阶段体内分解酶的活动能力也处于较低水平，分解消化酒精的能力下降，使得酒精难以快速从血液中排泄出去，而滞留在身体内就会转化成有害物质。为清除这些有害物质，人体肝脏必须不断分解制造出酶，使得负荷比平时加大很多，负担明显加重，可能造成比平日严重的伤害，引发肝脏机能障碍的可能性增大。喝酒还会加快人体血液循环，从而诱发月经量增多。饮冰镇啤酒等则可能引起痛经。建议女性月经期间尽量少喝酒甚至不喝酒。

不宜吸烟

女性青春和第二性征的维持依靠卵巢分泌的雌性激素，而在雌激素的合成过程中有一种必不可少的酶——芳香化酶。香烟中的主要杀手尼古丁类物质是芳香化酶的死敌，对卵巢中的芳香化酶有特异性的抑制作用，可使雌激素的生成减少。女性缺乏雌激素，就像花朵失去雨露的滋润一样，不仅会使皮肤粗糙、皱纹早现，更为严重的后果是会影响子宫、输卵管等生殖器官及乳房等第二性征的发育，影响月经的正常规律。成年女性吸烟过多可造成月经稀少或闭经，严重的可影响受孕。长期吸烟还会使绝经期提前到来，并使绝经后的骨质疏松情况变得更加严重。

适当体育运动

凡是身体健康、月经正常的女性，不仅可以而且应该锻炼。适量的体育运动对女性的身体有益无害，如体操、乒乓球、太极拳、慢跑、走队列等一些活动量小、强度轻、动作温和的体育活动，有利于血液循环及腹肌、骨盆肌的收缩与放松，可使经血排出更顺利，可减轻经期小腹坠胀和腹痛；同时还有助于神经系统的平衡，调整大脑的兴奋和抑制过程，分散注意力，保持精神愉快，减少经期紧张、烦躁等不适感。但是，经期女性的精力、体力及抗病能力降低，不宜从事剧烈的运动，如跳高、跳远、赛跑、投掷、踢足球等，否则可能会诱发或加重月经期间的全身不适，甚至引起痛经和月经失调。经期还应尽量避免一些增加腹压的力量性锻炼，如举重、练哑铃等，否则会引起月经过多或经期延长。另外，由于经期子宫口处于微开状态，细菌易侵入宫腔，增加感染的机会而引起各种妇科炎症，因此不宜游泳。经期也不宜参加比赛，以免因精神过度紧张，导致内分泌失调而出现月经紊乱。对于有严重痛经及生殖器官炎症的女孩，经期最好暂停体育运动。

旅行时经期卫生不容忽视

　　女性在旅行中适逢月经来潮，切不可忽视经期卫生。月经期间女性的身体抵抗力下降，体力处于低限，必须注意休息，避免较长时间的剧烈运动，如徒步旅行和登山；要注意保暖，防寒，避免淋雨、冷水；不要长久待在潮湿、阴凉的地方；更不能进行冷水浴，绝对禁止游泳；还应防酷暑烈日。

注意避寒保温

　　由于失血和体内神经体液的变化，女性经期机体抵抗力下降，如果长期处于冷刺激下，可能会影响女性卵巢功能，使排卵发生障碍，从而导致月经不调，还很容易出现腹痛和痛经等症状。经期女性要特别注意保暖，避免受寒着凉，不要淋雨、涉水或游泳，不要久坐于潮湿、阴凉之处以及空调、电扇的风口，不要用凉水洗澡、洗脚，不吃凉食或喝冷饮等，以免引起月经失调。

人体能够对温度进行自发调节，周围气温高时，人体皮肤的血液循环加速，体表温度升高，并通过出汗进行排热；而周围气温低时，人体内的血液循环会变慢，以减少身体热量流失。但人体的自发调节并不能迅速转换，当人从炎热的室外进入冷气房，末梢血管不能很快收缩，会造成末梢血液循环不良，因此建议女性尽量少吹冷气，在冷气房里要多穿衣服，且一定要穿袜子；室温恒定在26℃左右，空调开机1～3小时后最好关闭一段时间，打开窗户置换新鲜空气。

不宜捶腰按摩

很多女性在月经期间会感觉比平时更容易疲劳，全身酸胀乏力，这是正常现象。月经期间，由于盆腔充血，女性会有轻微不适，如腰酸背痛、小腹不适、乳房胀痛、大小便次数增多、腹泻、便秘等；部分女性还伴有倦怠、嗜睡、面部水肿、情绪不稳定、脾气急躁等全身症状，以上都是正常的经期生理现象，一般不用治疗。在日常生活中，不少女性会习惯性地采用捶打腰背、按摩等方式来缓解腰背部疲劳、酸胀感等不适，其实这些做法是不可取的，结果往往适得其反。如果人为地随意用力捶打腰背酸胀的肌肉，反而会导致盆腔更加充血和血流加快，加剧酸胀感并导致流血增多、经期延长。同时在经期捶腰还不利于子宫内膜剥落后创面的修复愈合，使经期全身和局部抵抗力降低的女性引发感染而患急、慢性妇科疾病。按摩的作用主要是保障气血运行、疏通经络，从而促进人体正常生理功能运转，但经期按摩可能导致女性月经量的增加。由此可见，女性在月经期不要盲目按摩或捶打腰部，否则不利经期身心健康。此阶段女性总体的生理疲劳状态可能是由缺钙引起的，女性在经期应多吃一些含钙高的食物，而小腹不适可做局部热敷，或做环状按摩。

不宜高声歌唱

　　女性月经期间，由于体内性激素含量的变化，不但盆腔充血，而且喉部声带毛细血管以及鼻咽部黏膜会产生一定程度的充血和水肿，血管壁也变得比平时脆弱，声带肌易疲劳。在绝大部分情况下，正常嗓音唱歌和说话都问题不大，但如果此时因高声歌唱或大声说话而用嗓过度，再加上发声、唱歌方式不正确，如声带过度疲劳或者咽部运动过量，声带会因为紧张并高速振动而导致声带毛细血管破裂，造成声带出血而导致声音沙哑或暂时失声，甚至可能对声带造成永久性伤害，如嗓音变低或变粗等。月经期间，尤其是在月经来潮的前夜和第一天、第二天，注意不要过度用嗓子，不要长时间或高声唱歌。如果女性在月经期间要参加唱歌或演讲等活动，应该注意保护嗓子，发声时间不宜过长，不要强行发高音。

不宜有性生活

　　女性到了月经期，全身各部位都会出现一些变化，其中最突出的变化是大脑皮层兴奋性降低，身体的抵抗力比平时差。女性的子宫内膜剥脱出血，子宫腔内表面形成新鲜创面，子宫口也会稍微张开一些，碱性的经血中和阴道的酸性环境，阴道酸度降低，削弱了天然屏障功能，使其防御病菌的能力减弱。如果在此种情况下进行性生活，很容易将外阴部的病菌带入阴道、子宫颈及子宫，使其逆行而上，而经血是细菌等微生物的良好培养基，细菌极易生长繁殖，并沿子宫内膜内许多微小伤口和破裂的小血管扩散，可能感染子宫内膜，甚至累及输卵管和盆腔器官。若输卵管炎症粘连，堵塞不通，可造成不孕；性冲动时的子宫收缩可将子宫内膜碎片挤入盆腔，引起子宫内膜异位症，导致不孕；性交时精子在子宫内膜破损处和溢出的血细胞相遇，可能进入血液，诱发抗精子抗体的产生，从而导致免疫性的不孕不育症。性交时的兴奋可使女性生殖器充血，导致经血量增多，经期延长。月经分泌物进入男子尿道，可能会引起尿道炎。因此，为了双方的身体健康和生育健康，不论在什么情况下，经期的性交都是应该禁止的。

不宜过度劳累

女性经期要注意合理安排作息时间，避免剧烈运动与体力劳动，拒绝过分劳累，要充分休息，做到劳逸结合。太过劳累，可导致经期延长或失血过多；反之，过度安逸，气血凝滞，易导致痛经等不适症状。

也就是说，经期进行正常的工作、学习，并从事一般的体力劳动，可以促进盆腔的血液循环，从而减轻腰背酸痛及下腹不适；但如果过于劳累则可使盆腔过度充血，引起月经过多、经期延长及腹痛腰酸等。同时经期要保证睡眠充足，不熬夜，以保证精力充沛。

经期就医须知

经期除了不适宜做妇科检查和尿检外，同样不适宜做血检和心电图等检查项目，因为此时受激素分泌的影响，难以得到真实的数据。育龄女性在月经前正处于排卵阶段，此时做X射线检查可使卵细胞或受精卵受到损伤，引起胚胎发育不良、畸形及基因突变等，从而造成胎儿出生后先天异常、畸形、智力低下、肢体缺损等。另外，女性拔牙一定要避开月经期。在月经期，女性子宫内膜会释放出较多的组织激活物质，将血液中的纤维蛋白质溶解酶原激活为具有抗凝血作用的纤溶酶，同时体内的血小板数目也会减少，血液凝固性比平时低，机体凝血能力随之降低，如果此时进行类似拔牙的创伤性手术，止血时间延长，会导致出血较平时手术更多、出血时间更长。女性经期的痛觉神经也比平时敏感，全身抵抗力较弱，此时拔牙还会感觉疼痛加倍。另外，女性经期唾液中纤维蛋白原的前体激活物增加，达到最大值，当拔牙后的创面与唾液接触时，凝血块过早破坏，会发生代偿性出血而影响愈合，加上细菌乘机入侵，容易导致干槽症发生，临床表现为拔牙后3~4天，耳颈部出现持续性疼痛，可放射到半侧头面部；局部淋巴结肿大、低热、全身不适、食欲下降、张口困难、牙槽窝凝血块溶解、牙槽骨暴露及坏死等。

切忌乱用药物

月经期间女性免疫力降到最低，容易受到外界细菌的侵袭，服用过多抗生素会破坏阴道正常菌种平衡，可能引起各种阴道炎、外阴炎等妇科病症。在月经期间使用补血、活血药物会增加月经的流量，可能会引起经血过多，进而导致贫血，而经期出血也可能影响药物的疗效。可以服用止痛药来减轻痛经的不适，但建议找妇科医生根据具体情况开药，不要自己随便服用止痛药。适当服用避孕药可以推迟月经的到来，但此方法不可取，因为避孕药会破坏生殖内分泌的功能与调节之间的固有规律，人为干扰常常会导致月经不调甚至大出血。许多中药方剂可用于月经不调、痛经的治疗，但中医的理论博大精深，即使同样是月经不调或痛经，中医所使用的中药也可能完全不同，如果需要服中药，建议最好先到专业医院进行诊治，不要自己随便服用。

治疗阴道疾病局部用药窍门

经期后3天如果不注意卫生，容易使平时并不能致病的细菌乘虚而入，引起阴道感染性疾病，如细菌性阴道炎、真菌性阴道炎、滴虫性阴道炎等。如果这些感染性疾病得不到及时治疗，有可能蔓延，引起盆腔炎症。多数女性选择只在夜晚使用妇科外用药治疗阴道疾病，但是治疗阴道炎症仅仅在夜晚杀菌消炎是不够的。白天人体代谢大大强于夜晚，阴道分泌物较夜晚多5~8倍，白天人体分泌物中含有促进病菌生长的营养物质较夜晚多2~3倍，白天人体阴部体温高于夜晚2℃~3℃，阴道病菌的繁殖速度高于夜晚3.7倍。只在夜晚使用药物通常会使阴道炎症治疗的时间延长3~5天，白天杀菌能更有效地治疗各类妇科炎症。但需要注意的是，不宜长期滥用抗生素和化学药物冲洗阴道，以防菌群失调引起真菌性阴道炎等。

PART 3

女性生殖健康科学谈

▶ 性爱的解析

初次同房为什么没有出血

在初次性交时没有出现处女膜破裂出血现象，这种情况并不少见。约有30%的女性初次性生活后并未出血，也不感到疼痛。

那么，初次同房为什么有人会出血而有人却没有出血现象呢？这与处女膜的结构有关。处女膜内含结缔组织、血管与神经末梢。初次性交时，处女膜如果破裂在血管部位，就有出血现象；如果破裂部位血管较少或无血管，就不会有出血现象。而此处神经末梢的多少也因人而异，每个人对疼痛的感觉也有差别，又由于处女膜大小、薄厚的不同，就造成有人感觉疼痛，而有人并不会感到很痛。在生活中，这两种情况都是有的。

另外，有些人在性交时未出血属于处女膜先天发育不全；也有些人在初次性交前就已破裂，由于处女膜薄而且脆，在运动时或因其他原因受到震动、冲击或患某种疾病时都会造成破裂，所以初次性交时就不会出血。还有少数女性的处女膜孔较大，或非常柔韧，并富有弹性，虽经多次性交也不破裂，仅仅是处女膜孔增大而已，有人直至生育第一胎时处女膜才出现破裂，形成处女膜痕。所以说，单从初次同房后是否见红或处女膜是否完整来判断一个女性是否有性生活史是不准确的。

如何面对第一次性生活

多数女性在面临人生第一次性生活时，都会紧张、兴奋和不知所措。你的初夜应该怎样度过？为了身体健康和性生活的和谐，第一次性生活时应该做好以下准备。

一、清洁身体

性交前应洗澡，温水能加速血液循环，令人兴奋，对生殖器官产生良性刺激，调动性欲。洗澡时，双方要特别注意清洗外生殖器官，除去阴茎上的污垢，尤其是龟头冠状沟上的垢泥、包皮过长的包皮垢，清除大小阴唇皱褶中的污垢等，以免性交时将这些不洁物带进阴道内。没有条件洗温水澡，也应用一盆温热水清洗外生殖器官。在可能的情况下，男女双方都可以往身上如前胸、前额、腋下等部位喷一点儿香水。喷洒香水时，千万不要喷到生殖器，以免引起生殖器官炎症。洗浴以后，要刷牙漱口，并更换上干净清洁的内衣。

二、准备好卫生纸和干净毛巾

初次性交，处女膜破损会流出血液；性交过程中，阴茎抽动时，也可能将阴道内精液、分泌物带出。为了不弄脏床单、褥子，性交前应该用卫生纸或干净毛巾等垫在女性臀部和阴道口下方。性交结束后，男方将阴茎由阴道中抽出时，要用纸包住刚抽出的阴茎，以免阴茎上的黏液沾染床褥；女方则要用卫生纸捂住阴道口，防止阴道内的黏液流到肛门和臀部。

如果性交后并不感到疲劳，最好马上用温水清洗一下外阴。阴道有自洁自净的功能，因此性交后不要用水冲洗阴道，也不要用卫生纸或毛巾向阴道内擦拭，以免损伤阴道内膜，破坏其防御机能。

三、做好避孕工作

如果不想要孩子，初夜的避孕最好使用普通的避孕套。初次性交，男方可能由于缺乏性知识或过分激动，出现过早射精造成性交失败。遇到这种情况女方应该原谅，这不是早泄，随着性知识增长和性经验的积累，双方默契配合，性生活会很快达到美满和谐。一般来说，最初几次性生活女性不容易达到性高潮。性爱是美好的生活体验，但性知识、性技巧不是与生俱来的，它需要经过长期的学习、交流才能领会掌握，对此，要有足够的心理准备。

初次性生活可能出现哪些问题

初次同房是人生最甜蜜、最幸福的时刻，男女双方既兴奋又羞涩，大多处于一种朦胧、渴望的状态。当你掀开人生中这崭新的一页时，可能会遭遇哪些意想不到的问题呢？

一、性交不成功

首次性交往往是不成功的。原因是性交前双方准备不够，女方精神紧张，阴道过于干涩，阴道口扩张不足，使阴茎难以进入。为了使第一次性生活趋于成功，性交前应尽量留出时间相互爱抚、拥抱、亲吻，促使感情和性欲逐步提高。待男性的阴茎充分勃起，女性阴道也充分湿润，方可将阴茎缓缓插入。女性在第一次性交中要尽力放松，会阴部稍向下用力，这样能够缓解会阴部的不适感。避免双方情绪紧张，和谐愉快的气氛是初次性生活成功的关键。如果性交不能成功，可分次进行。倘若过了一段时日还是不能顺利完成性交，就有就医的必要，检查男女双方是否患有性功能障碍。女子处女膜闭锁和阴道横膈等生殖器发生异常会使阴茎不能插入阴道，这时应当接受手术治疗。

二、精液过敏症

初次性交后，个别女性会出现全身不大舒服的感觉，如阴道或会阴部感到瘙痒，继而出现胸闷、咳嗽、恶心甚至呕吐等症状，但持续一会儿症状就会自行消退。这种现象在医学上称作"精液过敏症"。可服些抗过敏药物，如扑尔敏、息斯敏等，症状严重时可到医院求得医生的帮助。大部分人在适应一个时期后，症状会减轻或消除。

三、房事晕厥症

这种现象一般不常见。其原因，除了女方原有的疾病可能在同房时发作以外，一般可有以下几方面的因素：初次性交精神过于紧张；相互搂抱得过紧，不慎压迫了女方的颈动脉窦压力感受器，反射性地引起血压突然下降；精神疲惫，对于房事的消耗经受不了。如果在房事中发生了头晕、不适、面色苍白等晕厥的先兆，不要慌张，可暂停性交，并饮一点儿糖水，大多可逐渐恢复。若发生晕厥，可立即去掉枕头平卧，将头偏向一侧，下肢可略抬高（用枕头之类），指压人中、合谷穴，大多可以好转，待病人苏醒后可喝些糖水。

四、出血过多

个别女性的处女膜较厚或处女膜孔较小，若男方性交动作粗暴，可能发生处女膜甚至阴道撕裂现象，导致出血过多。对于出血量较多者，可立即用清洁纱布或手帕堵塞于阴道下段及阴道口，或用手指按压填塞物压迫止血；女方应夹紧大腿，侧卧休息，6小时后取出纱布，出血大多可止住；在3天内不应该再有性生活，以防伤口重新破裂。如果出血量多，经上述处理无效，应立即去医院治疗，不可延误。在到达医院之前，女方不要步行，以免出血过多引起休克。经缝合止血后，伤口愈合前不可有性生活。为了预防上述情况的发生，在初次同房时男方动作要轻柔，抽插不可过快、过深。女性在婚前也要学习一些性知识，性交时阴部充分放松，避免因处女膜破裂造成出血过多。

　　还有一种情况为女性阴道的发育异常，即阴道横膈，多位于阴道上1/3与下1/3交界处，其厚度为1厘米~1.5厘米。多数横膈在中央或两侧有小孔，月经血可自小孔排出。若不进行妇科检查，患者本人不易察觉。横膈位置较高者，一般不影响性生活，但常造成不孕；横膈位置较低者，婚后有时会造成阴道横膈破裂，甚至引起大出血。无功能障碍的横膈在婚前医学检查时无法发现，多在新婚之夜首次房事时发现。如果出血较多，应立即去医院就诊。

延伸
阅读

处女膜在哪里

　　处女膜就在阴道口处，是一层淡红且薄的黏膜。处女膜中间有孔，月经由此流出。孔的形状、大小及膜的厚薄可因人而异。未婚者处女膜一般为半月形或椭圆形，也可为筛状或其他形状，孔的大小也有差异，有的小至不能通过一指，也有的大至可容两指。闭合状态下的处女膜孔看上去像一道裂纹。处女膜一般为2毫米厚，个别很薄，可因震动而破裂，有的厚且坚韧，甚至会妨碍性生活。

　　很多人以为，女性的处女膜破裂就意味着不再是处女了，其实并不尽然。有的女性因某些意外会使处女膜破裂，如儿童期的无知，将小玩具插入阴道；或遇到过外伤；手淫时将手或异物插入阴道造成损伤；也有些人从事剧烈运动时使之破裂。因此，不能仅凭处女膜是否破裂来鉴定是否是处女。

　　很多女孩子出现月经白带异常时不愿意到妇科就诊，害怕妇科检查损伤处女膜，这种担心是没有必要的。妇科医生对未婚女孩会采用肛门指诊来取代阴道检查，不会损伤处女膜；如果不得不进行阴道检查，医生会事先征得家长和本人的同意。因此，女孩子看妇科用不着有任何顾虑，如果因为不好意思而耽误了病情，会留下终生遗憾。

阴毛稀少是病吗

阴毛是女性的第二性征。一般来说，女孩子从10～11岁起就开始长阴毛了。阴毛首先出现在耻骨联合处的皮肤上，毛发稀软而色淡，以后逐渐增多变粗，颜色也慢慢加深，并一直延伸到两侧大阴唇外侧。阴毛和身体一些部位的毛发一样，具有减少摩擦与保持通风的作用。阴毛的存在可以减少性器官与衣物之间的摩擦或者在走动及运动时所产生的剧烈接触，阴毛还可让生殖器官保持通风，避免潮湿。

然而有些少女虽已年过18岁，外阴部依然毫无毛发萌出的迹象，这称为无阴毛。出现这种情况的原因大致可分为两类：一是由于阴部的毛囊对性激素不敏感或不起反应，这种人往往乳房发育正常，月经也能准时来潮，一般不会影响婚后性生活，而且照样可以生育；二是由先天性无卵巢或卵巢发育不良等疾病所致，病人除无阴毛和腋毛外，常同时伴有其他第二性征发育不良，如身材矮小、无月经，外貌也显得幼稚。这些情况要考虑是否由疾病引起，应去医院进行相关检查。其中较为常见的有：甲状腺功能低下、炎症、肿瘤或外伤等使得下丘脑-垂体-肾上腺轴的结构破坏、功能受损，影响了性激素的分泌；还可能是由于先天性的疾患或一些原因不明的疾病的影响，如特发性阿狄森氏病等影响了性激素的分泌，表现为月经紊乱、闭经、阴毛稀少、性功能减退等。阴毛稀少的另一个原因就是药物的影响。在青春期前开始长期大量地应用糖皮质激素，反馈性地抑制了下丘脑-垂体-肾上腺轴的功能，会造成肾皮质功能减退甚至萎缩，分泌的雄性激素减少或不分泌，就会导致阴毛稀疏或无阴毛。如果阴毛的问题是由疾病引起的，疾病治愈，阴毛就会长出，不会影响婚姻和婚后的性生活。

无阴毛症的治疗，可适当使用含有雄激素的软膏，通过热疗使局部血管扩张后涂抹含激素成分的药，一天1～2次，坚持几个月。如果通过上面的方法还治不好，可以采用脱发疗法中的自身毛发移植，需移植700～800个毛囊进行矫正。由于是用自己的头发移植，所以阴毛会显得过长，得经常修理。初期，移植毛发的生长特性可能与头发相近，但与内裤作用一段时期后，会变弯曲。

阴道是什么样的

阴道口位于外阴部两片小阴唇之间，仰卧时打开小阴唇，上方是尿道外口，阴道口就位于尿道口与肛门之间，是月经流出的地方。未性交过的阴道口有处女膜覆盖，当阴茎插入时阴道会随之打开，所以完全不必担心阴道口太小而不能进入。

阴道的长度大约有7.5厘米，但是在性交时，它的容量是有弹性的，可以容纳任何大小的阴茎。性交时阴道的前端要敏感得多，所以并不像有些人误以为的那样，插入越深感觉越好。虽然不是所有的女性都有G点，但有G点的女性，它的位置通常是阴道前壁，距阴道口3厘米左右的地方。持久的性活动会让阴道维持弹性，使女人一生享受性生活带来的愉悦。

阴道内有很多皱褶，伸展性很大；深部顶端有凸出的部位是子宫颈，环绕子宫颈周围的部分，称"阴道穹隆"。"阴道穹隆"分为前、后、左、右四个部分，后穹隆较深。

值得注意的是，阴道内需保持清洁卫生，手指经常进入易造成划伤引起细菌感染，对未婚女性来说，还容易造成处女膜损伤。

阴道有自洁自净的功能，因此性交后只需将阴道口擦拭干净即可，不要用水冲洗阴道，也不要用卫生纸或毛巾向阴道内擦拭，以免损伤阴道内膜，破坏其防御机能。

怎样才算发生了性关系

　　很多处在恋爱中的女性在与男友有了过分亲密的举动之后，常常弄不清自己是否已经发生了性关系，自己还是不是处女，以及是否会怀孕等。

　　首先，性行为是一个较为广泛的概念。性科学家按照性欲满足程度，将人类常有的性行为分为两种：一是核心性性行为，即两性性行为，是指男女双方发生的性交，即阴茎插入女性阴道不断抽动以获得快感的行为；二是边缘性性行为，如接吻、拥抱、爱抚、触摸等。

　　我们一般所指的性关系多指第一种。第一种性行为可造成女方怀孕，当然大多数人也会发生处女膜破裂，女性有了第一种性行为后可以说就不是处女了。而第二种性行为不会造成怀孕。但若将手指插入阴道有可能造成处女膜破裂；而阴茎接触外阴后体外射精也有可能造成怀孕，这是由于虽有处女膜挡住阴道口，却因为正常的处女膜也有空隙存在（月经血便是经这些空隙排出体外的），只要有一滴精液留在阴道口，又恰逢排卵期，精子就有可能进入子宫到达输卵管与卵子交配。恋爱期间男女之间的行为常常难以自制，一旦发生这种情况，事后要口服紧急避孕药，这样就可免去担心与不安。

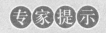

该不该拒绝男友的性要求

　　许多女孩面对男友的性要求时不知该怎么办，由于女性常成为婚前性行为的受害者，所以大部分学者不赞成在婚前发生性关系。多数女孩婚前对避孕知识缺乏了解，常常弄不清自己的行为是否会造成怀孕，停经后又不敢去正规医院就诊，更不敢询问家长和朋友，往往因为怕丢面子而去一些小诊所堕胎。由于这样的诊所设施有限，极易因为操作不当而引起盆腔炎或盆腔脏器及生殖道的创伤，甚至危及生命安全；加上流产后因害怕别人知道而不能得到充分的休息，极易造成生殖器官的炎症。以上种种因素又会为日后的不孕埋下祸根。不仅如此，如果再遭男友抛弃，还会对身心造成极大的伤害。

但有的女孩认为自己已经长大了，有选择自己生活方式的权利。有这种想法的女孩应该首先考虑以下问题：你对发生性关系后已经不再是处女的事实是否有足够的心理准备？你对避孕知识是否有足够的了解？对未婚先孕的后果你是否有理智的解决办法？

如何刺激阴蒂

许多渴望达到性高潮的女性会问及阴蒂的位置。阴蒂位于外阴前端大阴唇的前会合点、两侧小阴唇之间。阴蒂的唯一生理功能就是激发女性的性欲和快感。由于阴蒂富含对触觉十分敏感的游离神经末梢，因此巧妙地刺激阴蒂往往很容易激发女性的性欲，而且常常能在不需要性交的情况下就能使女性达到性高潮。

那么如何刺激阴蒂才能激发性高潮呢？刺激阴蒂的方式是多样的，可以用手指、阴茎或舌体抚弄。首先出现的反应就是阴道分泌物增多，以起到润滑的作用。阴蒂刺激有直接的方式和间接的方式两种。直接刺激是对阴蒂体或整个阴阜区域进行抚摸和按压，而间接刺激技巧则多种多样，包括对乳房（特别是对乳头）或对阴道的刺激（不触碰阴蒂），对能够引起性感的身体其他敏感区域的爱抚，各种性幻想或视听的刺激，多种不直接触及阴蒂的性交姿势。

一般来说，刺激阴蒂体部比直接刺激阴蒂头部的效果更好。此外，阴蒂往往需要长时间的、持续不断的较强刺激，到临近高潮时更需要用力和大幅度地予以刺激。刺激阴蒂既是调动女性的主观能动性和性欲的方式，也是使女方迅速从兴奋期过渡进入平台期的方式，女方必须积极参与，当好向导和指挥，向男方说明自己最敏感的部位和最喜欢的刺激方式，随时交流以纠正男方刺激手法的偏差与不足，从而达到最大的快感。

当刺激达到一定程度时，女方会产生一种极其美妙的感觉，这种欣快感由阴蒂开始，向整个下腹部放射，同时会感到瞬间的眩晕，失去对周围环境的知觉，会阴部有一种将内部器官"向下推"的强烈欲望。片刻之后，一股热流会从阴部向全身扩散。有些人可以有声带肌肉痉挛的表现，类似呻吟。最后，女方会感到阴部多组肌群同时出现痉挛性收缩，个别女性甚至会有"射精"现象。整个过程历时10秒左右，随后产生疲乏的性满足感。

很多女性头脑里的高潮是"阴道高潮"，而实际上女性的高潮只有阴蒂高潮一种，阴道高潮并不存在。发生阴蒂高潮的时候，全身都有感觉，阴道壁通常也会在高潮期间收缩几次，但是这种收缩不是阴茎在阴道内运动的结果。

性生活时阴道干燥怎么办

不少女性常常抱怨在性生活时阴道干涩，阴茎难以进入，甚至造成性交疼痛。为什么会出现这种情况呢？

当女人的性欲被唤起时，阴道内的腺体就会分泌出一种液体作为润滑剂。如果这一过程遭到破坏，阴道没有被充分润滑，性交过程就会产生疼痛。

　　许多因素都可导致阴道润滑不足。如雌激素水平低而孕激素水平增高就可导致阴道干燥。激素水平会影响阴道组织的血流量、阴道内pH值、阴道上皮细胞的电位等，进而影响分泌物的分泌。如绝经期雌激素水平降低是阴道干燥的最主要原因，及时补充雌激素必然有助于改善此症状。哺乳期女性的雌激素水平也较低，这是产后阴道干燥的主要原因。某些孕激素含量高的口服避孕药也能够减少阴道分泌物，类似的孕酮升高的现象也见于正常育龄女性排卵后的黄体期；相反，在排卵前的分泌期女性会感觉阴道分泌物比较充分。影响阴道分泌物分泌的疾病有糖尿病、干燥综合征、阴道炎（特别是萎缩性、化学性或放射性所致），萎缩性阴道炎可造成阴道外部、内部或插入时的锐痛或轻度疼痛，多见于绝经后、垂体功能低下或尿毒症及未经治疗的特纳氏综合征等雌激素缺乏的情况。另外，一些药物如抗组胺药、抗胆碱药、降压药和镇静剂，以及不充分的性前嬉戏等都能造成阴道干燥。

　　出现阴道干燥症后，首先应向医生咨询，如果确定是激素缺乏的原因，可以考虑采用激素补充治疗，这种疗法可增加阴道的润滑性，给药方式可采用药片、针剂或阴道油膏的形式。如果不宜使用激素替代治疗，可以使用阴道润滑剂。增长性前嬉戏的时间或使用更有效的方法刺激性欲也可使问题得到轻松解决。

　　心理因素也会影响阴道润滑反应。消极心理因素可以影响和干扰阴道下段的充分反应和润滑物的渗出。这些因素包括对性交不适和疼痛的畏惧、害怕怀孕、病后体虚、情感危机、环境干扰、精神压力等，都可以抑制润滑的充分反应。出现这些情况应该找出原因从心理或环境方面加以调整，因为没有正常的心理状态，性反应很难达到理想境界。

为什么会出现性交痛

不少女性诉说性生活不但没有给她们带来快感，反而造成了难以忍受的疼痛。她们常常是在极不情愿的情况下才勉强接受性生活，最终总是以不快结束。这就是所谓的性交疼痛。

性交疼痛是指性交时阴茎向阴道内插入或在阴道内抽动，或在性交之后出现的阴道局部或下腹部疼痛。

表浅性性交疼痛只发生在阴道入口处，除阴道、尿道局部的损伤、炎症和畸形外，大多由阴道干燥所造成。具体原因为：由于炎症状态（如前庭炎）而有阴道口病损；感染（如前庭大腺或管的脓肿）；阴唇汗腺炎症；由于用不适当的或不充分润滑的避孕套而造成的刺激；对避孕泡沫材料及膏或避孕套有过敏反应；女性生殖道畸形（如先天性膈，处女膜坚硬）；皮肤病症（如硬化性苔藓）；等等。

深部疼痛则指在插入很深或抽动过于激烈时才出现。引起这种性交疼痛的原因有很多，生殖器官、直肠、泌尿系统的各种疾病以及先天畸形等都可能引起。子宫后倾，卵巢脱垂或囊肿，子宫内膜炎、盆腔炎等慢性感染，子宫内膜异位症及手术后等造成的盆腔内组织粘连，均可造成阴茎深插入或抽动时的深部疼痛。

还有一种较少见的特殊的器质性性交疼痛是锐性耻骨缘所致，它往往会造成阴茎插入困难，在插入时女方会出现锐痛。妇科检查时可发现女性的耻骨很宽，且有突出边缘伸向阴道之内，相当锐利，如果以指诊的手指向耻骨边缘的中心点略施压力，女性就会感受到性交时体验到的那种疼痛。

有时问题也可能出自男方，如阴茎严重畸形造成的性交疼痛，或男子在女方阴道尚未润滑时就粗暴地插入。

其他原因包括无充分的润滑，往往是继发于不适当或不充分的性交前爱抚，或绝经后黏膜干燥与变薄，还可继发于会阴切开术后的会阴修补术及阴道整形修补术后的阴道口过紧。精神性因素则与那些在女性性欲高潮病症中描述的相似。不适当的刺激或唤起的心理抑制均可造成不充分的阴道润滑，从而导致性交痛。

出现性交痛应该去医院的妇科门诊检查，根据病因做相应治疗，找出病因后性交痛大多可以消除。治疗包括纠正存在的病损与缺陷，例如：过紧的处女膜可在门诊给予扩展，在进行这种扩展治疗前，应先用麻醉油膏（如1%利多卡因）。此外，针对不同情况还可采取以下措施：可于性交前在外阴涂抹一种镇痛的油膏（如1%待布卡因，1%或2%利多卡因）；坐浴也可减轻外阴的痛苦；性交前应用水溶性润滑剂往往能防止疼痛与痉挛；有些人从后面插入可避免对敏感的尿道的压力，从而降低疼痛；局部用的雌激素制剂或口服雌激素替代疗法对绝经后阴道炎的女性也有帮助；对囊肿或脓肿应当切除，感染的阴唇必须保持清洁与干燥；及时治疗外阴阴道炎，如果外阴肿痛，可用稀释的醋酸铝溶液局部湿敷，如果疼痛严重可用止痛药，如可待因30毫克～60毫克口服及对乙酰氨基酚500毫克口服，每4小时1次。

为什么没有性高潮

女性有性欲要求，或确有性快感，但达不到性高潮，医学上称为性高潮缺乏。性高潮缺乏并不是个别现象，据调查，性交中从未达到性高潮、只有很少次达到性高潮的女性占44%，有的女性甚至一生从未有过性高潮。性高潮缺乏的原因可分为以下两个方面。

一、器质性原因

在器质性原因中，首先是指生殖系统的疾病，如外阴、阴道、子宫及附件、膀胱、尿道以及盆腔的炎症，肿瘤、外伤、解剖位置的异常等，由于在性交时会引起疼痛和不适，因而也就抑制了性高潮的出现。此外，全身各系统的疾病，只要有损于健康，都会不同程度地出现抑制的干扰性反应，破坏性高潮的获得。

二、心理性原因

女性性生活时缺乏主动从而影响性高潮的出现；有过创伤性经历，如被强奸等，内心自责或存有报复心理，也可引起性高潮缺乏；外界环境的干扰，如居室不严密，怕被他人看见；床铺不适，出现强光或噪声；工作不顺、经济困难、家务纠纷等，都可以成为性高潮缺乏的原因；夫妻之间缺乏情感交流，互不信任，或对性爱的看法有分歧等，不仅会伤害感情，而且也难以使性生活和谐；有些女性在性生活中唯恐自己的行为有伤大雅，因而过分地注意自己的形象、言语及丈夫的反应，或者担心会怀孕等，这种注意力的分散，能妨碍性周期的发展，阻碍性高潮的出现；丈夫单方面控制性生活过程，妻子不了解自身的解剖结构，对性一无所知，不知道自己喜欢哪种性活动方式，不能在性生活中向丈夫表白自己喜爱的触摸方式、性交姿势、时间长短，都会使性生活难以和谐，不少女性一到性交时就担心自己出现不了高潮，这样越是担心，反而越是出现不了高潮。

那么，患有性高潮缺乏症应该怎么办呢？若有生殖、泌尿系统或全身疾病应积极治疗，如果属于心理因素应排除造成心理压力的种种外界因素。此外，最重要的是，女方应该与丈夫共同探讨性爱技巧，说出自己所喜欢的性交方式和刺激部位、性交时的生理反应、丈夫该用什么样的行动来配合自己以增强刺激等。主动把自己的愿望和要求告诉丈夫，调整丈夫的触摸方式或节奏，在性生活中让丈夫迎合自己的性心理与性喜好，是获得性高潮的重要方法。性高潮是神经肌肉组织兴奋的一种自然生理反应，若能在愉快自然的氛围中过性生活，就会自然地出现性高潮。

西方性治疗学家提出治疗女性性高潮缺乏的最有效方法是手淫，这是因为大多数女性通过刺激阴蒂可达到性高潮。手淫在全无压力的情况下进行，这样很容易达到全身心的放松，在此过程中女性可以充分了解自己的性器官，了解自己喜欢的触摸方式以及自己的性敏感部位，如果达到充分的性兴奋，性高潮就很容易出现。当女性获得第一次性高潮后，再过性生活时就很容易达到性高潮。若手淫无法达到性高潮，可以使用振动器，使用时从最低档的振动强度开始尝试，达到性高潮即止。一个女人一生中只要有过一次性高潮的体验，她一般就不会丧失这种能力。

还可以通过训练耻尾肌来提高控制性高潮的能力。耻尾肌训练也称PC肌训练，可加强耻尾骨肌的随意控制。PC肌即直肠、尿道、阴道括约肌。锻炼时取站立位、平卧或坐姿均可，先调匀呼吸，平心静气，在深吸气的同时，让PC肌收缩，稍屏住呼吸后，呼气放松。如此反复5分钟，每天5~6次即可。2~3个月后，阴道周围的肌肉张力会得到改善，女性控制感觉与性高潮的能力也会提高。

药物治疗主要是采用激素治疗。使用雌激素可增加阴道分泌物，改善阴道润滑度，增加性快感；使用雄激素如甲睾酮，可增加阴蒂的敏感性，但甲睾酮剂量不宜过大，服用时间不宜过长，以免产生不良反应。局部可用刺激药物如古樟脑、薄荷醇或润滑胶冻擦阴蒂等，都具有一定刺激作用。器质性疾病引起的性高潮障碍的治疗，必须先治疗器质性疾病。女性阴蒂包皮过紧，使阴蒂外露困难，可做阴蒂包皮切除术，露出阴蒂可促进性高潮的到来。个别确因阴道壁松弛而影响性快感的性高潮障碍者，可进行阴道及会阴修补整形术，以加强阴道外1/3部分周围的肌肉紧张度。

女人若是一时达不到性高潮，也不必为此烦恼，只要享受到性爱的快乐，没必要在乎某一部位的特殊感受。

女性性欲低下怎么办

女性性欲低下、性冷淡多是因为受到生活、文化背景的影响而对性抱有错误的认识，或者在性生活中体验不到应有的快乐，甚至在性生活中体验到的只是痛苦、伤害，久而久之使性的本能受到了压制，从而表现为性欲低下、性冷淡。

无法体验性生活快乐的女性往往都烦躁易怒或沉默少言。她们的内心深处充满痛苦，渴望早日摆脱性冷淡带来的困境。那么造成性冷淡的原因是什么呢？

1. 精神因素。有过性创伤或害怕怀孕，对性生活抱有错误认识，对环境感到忧虑，还有人是因为夫妻关系不和，从而厌倦了性生活。

2. 功能因素。工作紧张，脑力劳动过度，影响高级神经系统的功能状态；禁欲或纵欲过度，久而久之使脊髓中枢功能紊乱，逐渐厌恶性交，抑制了性欲；有些女性因为月经周期紊乱，造成性生活障碍；功能性子宫出血会造成性激素水平紊乱，使性欲减退，从而影响到性功能。

3. 器质性因素。生殖器官畸形、炎症、肿瘤及创伤均可影响性生活的进行；卵巢功能减退、糖尿病等也可使性功能受损。此外，其他脏器的慢性病都有可能导致性冷淡，其机理主要是影响神经、内分泌系统的功能，降低了血液中的性激素水平。

4. 药物因素。口服某种药物可降低性欲，如抗组胺药、大麻、苯妥英钠、可乐宁、利血平、安体舒通及抗雄激素药类等。

药物治疗主要选用性激素药物和抗抑郁药物。对器质性疾病引起的性冷淡，应针对原发病选择相应的药物治疗。对病后体虚者应待体力恢复后再行房。此外还可用振动器促使性高潮的产生，对性欲低下有一定帮助。催眠疗法主要是以暗示方法对患者进行有关性快乐的诱导，从而提高性兴趣。

在对性冷淡的治疗中，心理治疗极为重要。性冷淡的女性中，大多数没有体验过性高潮，她们在性生活中仅能获得低水平的性快感，很少或很难达到性满足，因此内心缺乏动力去寻求性爱的快乐。正如专家所说的，"性冷淡"源于"心冷淡"，所以应积极地寻找原因所在，寻求解决的方法。首先，夫妻之间要共同学习性方面的知识，经常进行有关性的交流。女性要克服性羞涩感，有些感受、愿望，如果对方无从知晓，就很难达到性生活的和谐。从未体验过性高潮的女性可尝试通过手淫达到性高潮，然后再与丈夫交流切磋性敏感点、刺激技巧等，会大大地提高性反应能力，增加性生活的协调度。另外，性冷淡患者一般情欲调动比较慢，在做爱时要延长性交前嬉戏及敏感区的触摸时间，双方要有足够的耐心。性冷淡的女性生活中还可以多安排些与丈夫亲昵的时间，创造一个良好的浪漫氛围，如与丈夫一起去散散步，看看电影，逛逛街，或坐下来听听音乐，喝喝茶，谈一些双方都感兴趣的话题，然后再悄悄地说些情话，慢慢地进入状态。在夫妻间情感逐步融合的过程中，性冷淡也会在不知不觉中治愈。

该不该为手淫而自责

手淫是性成熟后，为了寻求性快感，用手法、衣物或器具摩擦自身外生殖器或其他性敏感区，以达到性高潮，使性紧张彻底消退的行为。女性手淫多是直接刺激阴蒂、小阴唇或乳房，引起性兴奋和性高潮。医学上也称其为性自慰。

一些女孩子常为自己少年时期养成的手淫习惯而懊悔自责，担心影响日后的性生活，甚至认为有了手淫的经历自己再也不是处女了。那么，手淫到底有没有危害呢？

　　医学专家认为，手淫是女性获得性体验和性高潮的手段。有过手淫经历的女性较少出现性功能障碍，所以手淫也是治疗女性性功能障碍的重要方法。有调查指出，30%的70岁以上的女性仍有性自慰，可见性自慰是一种伴随人类终生的性行为。

　　按照生物学的观点，能量在不断积累后必须及时释放，有节制的手淫可以让其要求得到自我满足，性能量得以释放，性紧张得以解除，这样精神反而舒畅，体力反而充沛，不必由此招致精神上的懊恼与自责。所以，偶尔手淫或未婚女性每月有规律手淫1～2次，是适当的，不会危害身体健康，也不会影响婚后的性功能和生育能力，不必自责和内疚。

　　但是如果从少女时期就养成手淫的习惯而过于频繁地手淫，就不太好了。因为长期频繁的手淫对阴蒂局部摩擦的效应远远强于性交时产生的性刺激，可能会造成婚后性冷淡。长期手淫会使外阴部的性敏感度降低，从而大大提高了性刺激的阈值。女性的性反应本来就较慢，正常性交时男方往往达不到女性手淫时所需的刺激量，不能适应女方迟到的性高潮，如果加上过早射精，会造成女性性高潮的缺失，被激起的欲望只好再次借助手淫得到满足，长此下去形成恶性循环，势必加重夫妻间性生活的不协调。有些女性与丈夫做爱从来没有出现过性高潮，只有在手淫的情况下才能出现性高潮，这些女性之所以性交无高潮，多数是从幼年开始手淫并养成习惯，使性器官的敏感性降低，以至于手淫时的强刺激可激发性兴奋，而一般较手淫刺激强度为弱的正常性交就难以有效地激发性兴奋并达到性高潮。

　　频繁手淫的另一个后果就是可能引发感染。手淫时若仅以手指刺激阴蒂，一般不会造成感染。但是，如果手或会阴不清洁，或手淫动作过于剧烈造成损伤时，感染就难免发生了。如果向阴道内捅入异物，不洁物的刺激或造成阴道擦伤，更增加了感染的机会。过于频繁的手淫还会使盆腔充血、月经过多，出现下腹不适等症状，也会间接引起妇科炎症的发生。未婚女性手淫时若用异物或手指插入阴道还有可能损伤处女膜，造成没有性交就已经损伤处女膜的后果，以致在以后的日子里常常自卑或忐忑不安，所以这种手淫方式在婚前应该尽量避免。

能戒掉手淫吗

一些青春期少女由于过多的手淫常感身体不适，如腰膝酸软、头晕乏力、学习不能专心等。除了这些一般症状外，还可能患上抑郁症、强迫症、精神异常，严重时会损害身心健康。有什么方法能够戒掉手淫吗？

手淫过度就需要防治。青春期少女要妥善安排自己的工作和生活，业余时间多参加一些有益的文体活动和社会活动；不要看黄色、低级庸俗的书画影视；养成有规律的作息时间，按时睡觉，按时起床，睡觉时被褥不宜过暖过重；内裤最好用软质布料，不要太紧太小，并经常换洗，睡觉前应清洗外阴；睡眠不要俯卧位，以靠右侧躺为宜。

处在青春期的少女要多参加社交活动，减少对异性的敏感，避免早恋。如有生殖系统炎症，应该积极治疗，可在医生指导下服用消炎药，消除外阴的不适感。

性欲过强的原因是什么

健康成熟的女性通常在每个月经周期里有两次性欲高峰，一是排卵前的雌激素分泌高峰，二是月经前的雌激素、孕激素分泌高峰。这两个时期女性易表现出迫切的性欲要求，性反应也较平时强烈，应该说这属于正常的生理反应。但如果突然出现频繁而强烈的性要求，不分昼夜一天数次性交仍嫌不够，而且不论场合，每次都要反复长时间的性爱才能得到满足，这就是所谓的性欲亢进。性欲亢进时常伴有思维混乱、精神恍惚、行为异常。

性欲亢进可分为精神性和病源性两种。精神性性欲亢进主要由不正常的性刺激（如淫秽书籍、音像等）以及扭曲的性经历造成。但多数女性性欲亢进是疾病因素造成的，如狂躁忧郁性精神病、肾上腺皮质机能亢进、甲状腺功能亢进、癫痫、脑膜炎、脑损伤及脑瘤等。这些因素可引起体内性激素分泌紊乱而导致性欲异常。如垂体生长激素分泌瘤，早期可反射性引起腺体分泌过多的生长激素，出现性欲亢进；卵泡膜细胞瘤也可使体内性激素的分泌增加，而引起性欲亢进；脑部疾病则会引起大脑皮质的性欲中枢处于持续兴奋状态，从而引发性欲亢进。服用某些性激素类药物也可引起性欲增强。个别人的性欲亢进还与染色体异常有关。

应用镇静类药物可解除病人的性冲动，如安定、舒乐安定、鲁米那或氯丙嗪等；对于脑部疾患或肿瘤引起的性欲亢进，应针对原发病治疗，必要时行手术治疗；对于精神分裂症病人，应接受心理治疗，并配合抗精神失常药物治疗。

中医认为，性欲过强多是由于思欲太过，心火旺盛，耗伤心血，导致肾水不足而出现，可适当服用些知柏地黄丸。戒除烟酒，饮食清淡，慎食辛热助阳之品亦有一定帮助。

还有的女性因为丈夫的性欲特别强而苦恼。性欲过强是否是病，应看其是否有其他表现，若近期性欲突然增强，要注意排除脑部垂体肿瘤、睾丸肿瘤等，做CT、B超等检查即可确诊。如果经检查没有上述疾病，只是性欲高，你感觉这样下去身体受不了，应当将你的感受告诉丈夫，让丈夫多做一些其他活动，转移其对性的注意力，释放其性能量，使你们的性生活达到和谐。

如何消除阴道痉挛

医学上认为，阴道痉挛是一种心理生理综合征，表现为性生活前或性生活时阴道口及阴道外1/3处肌肉不自主地痉挛收缩，使阴茎难以插入；或插入后出现阴道痉挛，阴茎不能拔出，造成性交困难或性交不能，严重影响夫妻生活。

导致阴道痉挛的心理因素多是由于对性生活的恐惧和罪恶感，其他原因还有害怕妊娠、害怕被男子控制等，由于内心抗拒性生活而出现一种保护性反射，从而引发阴道痉挛。大部分女性的阴道痉挛是由性交痛引起的，性交痛多是由外阴或阴道的炎症、肿瘤和畸形引起，而其他原因，如新婚时处女膜坚韧、性交体位不当、性前嬉戏不充分等，也易引起性交痛。即使性交痛的原因已去除，疼痛的记忆仍可能使阴道痉挛持续存在。

阴道痉挛的治疗有三种方法。

对于由疾病引起的，应针对疾病进行积极治疗，处女膜柔韧或阴道畸形者应采取手术矫正；对外阴、阴道的炎症可应用抗生素或抗病毒药物治疗；对肿瘤则采取抗肿瘤治疗或手术切除。

心理治疗包括放松疗法及催眠治疗。放松治疗为绷紧—松弛练习，患者尽可能地紧绷骨盆肌肉，维持3~4秒后放松，这样多次练习后可使骨盆肌肉疲劳而进入相对松弛状态。催眠疗法是使用催眠药物使病人处于安眠状态，然后给予心理暗示，从而减轻局部紧张症状。

第三种是行为治疗，也称阴道扩张疗法。应用充分滑润的有刻度的橡胶或塑料扩张器，自最小号开始插入阴道，并维持10分钟。当扩张器进入阴道内时，嘱病人做绷紧—松弛训练，以帮助病人控制阴道肌肉。扩张治疗至少每周3次，丈夫也要给予协助。当放入直径为4厘米的扩张器无不适时，即可进行性生活。

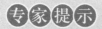

梦到与男朋友性交正常吗

女子在梦中与男子交合，并伴有呼吸窘迫、心率加快、夜寐不实、精神恍惚、腹部胀痛等症状，称梦交。梦交是性生理反应的一个方面，是一种潜意识的性活动，多与精神心理活动有关，又称性梦。性梦是被压抑愿望的变形满足。睡眠中意识松弛，潜意识的本能欲望、情感和意念就会活跃起来，进入梦中，求得发泄，一般常见于青年女子。夫妻共同生活时较少出现性梦，而独身者较多见。梦交从侧面反映了女子的性需求，若偶尔出现一两次可视为正常生理现象，但性梦频做、夜寐不佳可造成精神过度紧张，厌恶夫妻间的性生活，甚至产生严重的心理负担，这时需要寻求医生的治疗。

中外学者一致主张对梦交者进行心理治疗。梦交成疾者应寻求心理医生的指导，以解除思想负担及精神压力。对梦交较重、失眠多梦者，可以口服一些调节神经、镇静安神的药物，如谷维素、维生素B_6和安定。

中医对本病很早就有所认识，在一些古籍中称其为"鬼交"，认为是由于心、肝、肾亏虚，思念不遂，日有邪想，邪气干扰心神所致。单纯以梦交为主要症状者，可服用中药朱砂安神丸或柏子养心丸，每晚临睡前服用1丸即可。若失眠重可服用天王补心丹，若伴有乏力、带下、月经量多者可服用归脾丸。服用方法为每次1丸，每日2次。

口交是否有害健康

关于口交的问题，学术界专家有不同看法；一种观点认为，口交是正常的性行为，可增强性趣，增强阴茎勃起；另一种观点认为，这是不正常的性行为，可传播疾病，如尖锐湿疣、梅毒等都可以通过口交传染。一般认为，如果能注意卫生，口腔和外生殖器是干净、健康的，双方自愿，口交对双方身体无明显影响。

赞同口交的专家认为，经常地变换性生活的方式能提高性趣，保持性生活的活力。口交的优点是作为性前嬉戏和性高潮后的辅助手段，能很好地激发双方的性兴奋，并能让双方（尤其是女性）积聚的性冲动能量充分地释放出来，达到性高潮，享受和谐的性生活。但不提倡只口交，废阴道性交。

并不是所有人都接受口交。常常有女性抱怨，她们对丈夫提出的这类要求非常反感，不知面对这种情况应该怎么办。其实，性爱是双方都从中得到快乐与享受，不是谁对谁尽义务，和谐美满的性爱应该是相互间的奉献，而任何一方觉得受到伤害就失去了性爱的本意。如果丈夫的要求超出了你所能承受的限度，你就应该告诉他，采用你们都能接受的性交方式。

口交时如果遇上射精，有人愿意把精子吃进去，认为这样可以补养身体。实际上，精液中99%都是水，精子只占很少一部分，且精子只是一般的蛋白质，没有什么特别的补养作用。干净的精液中含有胞浆素，对阴道有一定的抗感染作用，但吃精子并无益处。

性生活后乳房胀痛是怎么回事

女性的乳房虽然不是专门的性器官，但它在两性活动中却占有重要位置。它不仅是女性健美的标志，也是性敏感区。男性抚摸或吸吮乳房，可以激发女性的情欲，因为乳房和乳头具有丰富的神经末梢，通过刺激可产生性兴奋。

但有些人性生活后会出现乳房胀痛现象，这是为什么呢？这与性生活时乳房的生理变化有关。性生活时乳房被刺激后发生充血、肿胀等反应，若性欲淡漠或者性生活不和谐，性交后达不到性满足，乳房的充血、胀大就不容易消退，或消退不完全，这种持续性充血就会造成性生活后乳房胀痛。另一个原因就是有些男性性行为粗暴，不是用手轻轻地抚摸乳房，不但使女方感到隐痛不适，而且削弱了性兴奋。过分地抚摸、挤压乳房可引起乳房内部损伤。还有的男子在性交时把整个胸部压在乳房上，较长时间的压迫，影响了乳房的血液循环，性生活以后出现乳房胀痛也就不足为奇了。女性在月经前、怀孕期、哺乳期，由于乳房血液供应增加，本身就有胀痛感，如果用力抚摸或挤压很容易造成内部损伤而引起同房后乳房疼痛。

性交后出血是什么原因

性交后阴道出血一般有以下几种原因。

1.宫颈炎（也称宫颈糜烂）。宫颈炎根据宫颈糜烂的程度分轻、中、重三种。中度以上宫颈糜烂者，性生活时男方阴茎龟头摩擦子宫颈，可引起损伤出血。因为出血量少，不会马上流出来，而是积存在阴道内，血的颜色由新鲜而变为陈旧，故次日流出时，血呈暗红色。

2.宫颈息肉。子宫颈受到慢性炎症的长期刺激，可发生宫颈息肉；在子宫颈口长出单个或多个带蒂的小肉芽组织，看上去像黄豆芽瓣，大者如一节指头；肉质地脆嫩，一碰就出血，所以房事后可有出血。这种出血一般为鲜红色。

3.宫颈癌。性交后的出血是其最早期的症状。由于癌肿病灶处小血管较多，组织较脆弱，因此每当性交后，毛细血管就会由于损伤破裂而出血。如果癌肿进一步发展，就更容易出血。

4.子宫内膜异位症。有的子宫内膜异位生长在子宫颈，呈蓝紫色结节状。房事中如果碰到这种蓝紫色异位结节灶，就会引起出血。出血一般量少，色暗红，房事后还常会出现腹痛。

5.盆腔炎。盆腔的炎症可使盆腔充血。如果子宫内膜充血水肿，性生活可使充血的内膜出血，不过这种可能很小。

6.阴道炎。患滴虫性阴道炎、真菌性阴道炎或者老年性阴道炎的女性，过性生活时有疼痛不适感，常伴有少量出血。原因是炎症使阴道壁和子宫颈处存在水肿，有浅表溃疡和散在性出血点。

7.子宫黏膜下肌瘤。生长在子宫颈里的黏膜下肌瘤也如瓜果一样，有的也有蒂。子宫收缩时，可使肌瘤从子宫颈口脱出到阴道内。性交时肌瘤受到冲击，可加重损伤发生出血。

8.性病。性交后出现少量鲜红色阴道出血，近期有外阴痒，外阴或阴道壁可见小的疣状赘生物，应考虑是否患有尖锐湿疣。

引起男士性交后出血的原因，大多数是包皮太长、太紧或龟头下的包皮系带太短、太紧所引起。此外还有血精症及包皮龟头的疾病。血精症是由前列腺、储精囊的出血而引起，大部分是良性的疾病。而包皮龟头的疾病包括梅毒、不正常白斑、癌症等，这时应停止性生活，要及时治疗，待治愈后再行房。

还有人性交后阴道出血是由于男方动作粗暴引起的。男女任何一方出现性交后出血都应该到医院就医，以便对引起出血的疾病做及时的处理。

怎样延长性交时间

一般来讲，性生活时男方射精较快，性高潮到来的时间明显早于女方，常常导致一些女性的性欲不能满足。如果能推迟男方性高潮的到来，将会促进双方性生活的和谐。那么如何延长性生活的时间呢？

男方要避免劳累、紧张，应注意休息，如果太累或饮酒过多，可以尝试次日清晨醒后过性生活。有些人阴茎比较敏感，性交前应注意不要过多地刺激阴茎，还可以在性交前数小时手淫，甚至在龟头表面涂擦利多卡因等表面麻醉药以降低龟头敏感性。性交时可以采用间歇的方法，抽动几次停一会儿，同时放松、深呼吸，想一些无关的事情分散注意力，然后再继续，这些方法可有效地延长性生活的时间。改变性交体位，如侧卧式、女上式、坐式也可以延长性交时间，原因是男方用力少，肌肉松弛。其他方法如阴茎冷敷、戴避孕套等也可延长性交时间。

由于性兴奋时阴囊和睾丸收缩上举，所以性交过程中由女方向下牵拉阴囊和睾丸也可降低性紧张度而推迟性高潮的到来。另外，性生活时当男方有射精紧迫感时，可将阴茎抽出或暂停抽动，这样可降低性紧张感，然后再根据情况恢复抽动，反复重复这样的动作可明显延长性交的时间。女方还可以帮助男方做这样的训练：性交时当男方有射精紧迫感时立即将阴茎抽出，由女方用食指和中指置于阴茎冠状沟上下，拇指放于对应部位，相对进行捏挤，可使性兴奋性降低，每捏挤3~4秒钟放松一次，如此反复进行可推迟射精。

性满足与丈夫阴茎大小有关吗

常有一些已婚的女性朋友，当性生活不满意或发生性交痛时，总怀疑与丈夫阴茎大小有关。

很久以来，人们就对阴茎的大小和形状给予了特别关注，认为它是性的象征和标志，甚至认为它就是性。从远古时代的石刻图腾，我们能看到对生殖器官的崇拜，雄劲挺拔的阳具分明是神力的展示、雄壮的象征。于是，这种迷信和谬误也随之产生，认为粗大和坚硬的阴茎才是伟大健壮男子的唯一体现与标志。有些人甚至错误地宣传说："身体的某些部位和特征可表示阴茎的大小。"但调查结果证明，鼻梁高矮、下巴长短、手掌大小等均与阴茎形态大小无关。

临床上判定阴茎的大小，不能只用肉眼观察，需要通过科学的测量来确定。其方法是，在室温18℃的条件下，呈直立姿势，用一把直尺，前端顶在阴茎上方的耻骨部位，把阴茎提起与身体成90°（垂直位），测耻骨联合处到阴茎头顶端的长度。我国男子（18~45岁）的阴茎长度若在4.5厘米~8.8厘米为正常，平均为6.5厘米，横径平均为2.5厘米，阴茎中部周径约为8厘米。

勃起阴茎长度的测量，可以用牵拉阴茎测量法，取站立位，用手捏住阴茎头，用力向前方拉长阴茎，牵拉到不能延长为止，测量牵拉的阴茎长度，牵拉后的长度与勃起后的长度基本相同。用此方法测量阴茎勃起长度，只要在8厘米以上，就不会影响性生活，更不用担心阴茎太小了。需要提醒的是，有些人较胖，或是正在渐渐变胖的人，感觉自己的阴茎小或是变小了，实际上是因为小腹部脂肪过多，致使一部分阴茎埋在了脂肪里。

阴茎疲软时自耻骨到阴茎头的长度小于5厘米称为阴茎短小。医学上的所谓小阴茎是一种疾病，它不单纯指阴茎的短小，而且还有一系列内分泌与性征方面的异常变化，如睾丸很小，而且质地很软，同时伴有第二性征发育不良，如无胡须、腋毛和阴毛，还有皮肤细嫩、音调尖亢、无喉结等女性特征，其他还有体形改变、乳房发育、肥胖、臀部增大、侏儒等；性功能低下或性能力丧失，精液量少而稀薄，精液中常常无精子。目前小阴茎的治疗，以睾酮治疗为主。下丘脑或脑垂体有问题者，也可配合使用绒毛膜促性腺激素治疗。

阴茎增大多见于青春期性早熟、先天性肾上腺皮质增生等，若经医院检查无上述疾病，则属个体差异，不需多虑，也不要设法使阴茎缩小，以免发生其他问题。

那么，阴茎大小是否决定性生活质量？专家认为男女双方的性和谐与阴茎大小无关。女性阴道外1/3处是对性刺激最敏感的部位，而阴茎插入过深并不会提高性快感。一般成年男性的阴茎在勃起后达到正常长度即可满足性生活要求，粗大的阴茎并不是达到性满足的关键，阴茎的硬度才是性生活中最重要的要素。

性生活时难为情怎么办

男女双方的性欲、性兴趣、性偏好往往不尽相同。女子的唇部、乳房部、外阴部都是性敏感区，如果男方接触、抚摸这些部位，会使女方产生性兴奋。可是，有少数女性却十分厌恶丈夫抚摸她的乳房和阴部。又如，性交有不同的体位，有人比较喜欢这几种体位，而有人却喜欢那几种体位。再如，有些女子喜欢丈夫的性交动作温柔些，但也有女子喜欢粗犷些。性的偏爱不一，正如吃饭口味不同，是不能强求的。

既然存在种种差异，就应该及时让配偶了解自己喜欢怎样，不喜欢怎样，以求性生活和谐。对于性的偏爱，有些夫妻是通过长期的共同生活而积累经验，逐步体会到的；有些夫妻则由于缺乏这种了解而造成误会，甚至产生矛盾。有些女人认为性是难为情的事，甚至是污秽不洁的，对丈夫说自己喜欢这样那样，很不好意思，甚至有"淫荡"之嫌，其实这种顾虑是完全没必要的。如果一对夫妇在几十年的性生活中始终重复同样的方式，就会使双方都感到性生活的单调、乏味，甚至出现厌烦情绪。如果把性生活看作一个游戏，那么夫妻双方在性生活中扮演的只是不同的角色而已，无所谓谁对谁错。不断变换性交方式，有助于唤起双方的激情，增加性生活的新鲜感。聪明的妻子应当理解丈夫的性偏爱，对于无法接受的性行为，妻子可以温柔地告诉丈夫。在不断的沟通与理解中，性生活会变得乐趣无穷，同时夫妻感情也会不断加深。

阴道排气是怎么回事

一种少有的阴道症状常常令女性困惑不已，那就是阴道经常有气排出，状如放屁，自己无法控制，严重时簌簌有声，连续不断。这种症状称阴道排气。造成阴道排气的原因是阴道壁和骨盆底组织松弛；或者因为绝经后皮下组织松弛、萎缩，造成阴道前后壁贴接不严、封闭不紧，以致空气入内，阴道一收缩，入内之气即排出；也有的是夫妻同房时空气进入阴道造成的。对于房事时排气声响的女性，可锻炼阴道肌肉的收缩功能，方法是做阴道和肛门肌肉的收缩、放松运动。同房前先上厕所，用力排出阴道内的空气。

阴道排气的疾病原因多见于直肠阴道瘘、会阴Ⅰ度裂伤、某些阴道炎细菌发酵产生的气体以及神经官能症等，多见于有生育史的女性。

有阴道排气的女性平时需注意休息，增加营养，多做运动，增强体质。如果患阴道炎症或发生直肠阴道瘘管，需及时治疗。为防止阴道排气，分娩时要防止会阴部裂伤，一旦发生裂伤，应及时修补。原发病治愈后阴道排气是可以消除的。

中医将阴道排气称为"阴吹"。中医认为，引起阴吹的病理主要是脾胃功能失常，造成清气不升，浊阴不降，气机逆乱，胃气下泄，不循常道，逼走前阴而致阴吹。常发生于身体虚弱、精神抑郁、气机不畅的经产妇。根据中医辨证，分为气虚、肠燥、肝郁三种类型给予治疗。气虚型表现为阴吹时断时续，时轻时重，伴神疲乏力，面色无华，饮食减少。这是由于脾胃虚弱，中气不足，运行无力所致，治宜益气健脾，可服用补中益气丸或人参健脾丸。肠燥型表现为阴吹较剧，连续不断，伴大便秘结，口渴烦热，下腹胀满。这是由于热结胃肠，腑气不通，胃气下泄所致，宜润肠通便，可服用麻仁润肠丸或其他润便的药物。肝郁型表现为阴吹作响，伴胸闷腹满，两肋胀痛，心烦易怒。这是由于情志郁结，气机不畅所致，治宜疏肝解郁，可选用柴胡疏肝丸或加味逍遥丸。中医治疗的同时每天要坚持锻炼耻骨尾骨肌，大多数人的阴吹是可以治愈的。

怀孕了还可以有性生活吗

中医认为，孕期女性要集中身体精血育养胎元，而房事最易耗散阴精，若不善养生摄精，房劳过多，则所生婴儿多疾易夭。因此，女性孕期除了要预防疾病外，在性生活方面也应格外注意。

怀孕初期由于早孕反应且容易流产，性交次数应尽可能减少，程度以第二天不感到疲劳即可。到了妊娠末期，由于可能有妊娠高血压、尿蛋白及严重的水肿等症，性交次数要相应减少，离预产期越近越要避免性交。妊娠中期性生活也应有所节制，要调顺气血，以利胎儿健康成长。孕期性交过多可引起子宫收缩，使孕妇感到腹痛，有可能会引起流产、早产、胎盘早期剥离和胎膜早破等情况，从而危及母婴健康。但是，出现流产倾向及其他异常，或者怀孕中期如有子宫口松弛的颈管不合症，以及怀孕末期有妊娠中毒症、出血、破水等情况时均应禁止性交。

孕期性交姿势宜采用后侧位，两人均侧卧，男性向着女性后背，这个体位结合度较浅。性交时一旦发生腹痛，应立即停止。

产后什么时候开始性生活

中医认为产后百脉空虚，体质虚弱，抵抗力低下，需要较长时间的补养调理，才能恢复健康。同时由于产褥期恶露不净，若再行房事，更伤精血，邪气乘虚而入易引起多种疾病。因此产后女性不宜过早有性行为。

女性分娩之后，需要6～8周的时间恢复生殖器官。因为女性在生育期间会有明显的身体变化，如子宫增大、阴道松弛等，这些变化通常会在产后6周逐渐复原。这期间子宫在逐渐恢复中，阴道壁也在慢慢地恢复到以前的状态，如果过早有性生活，很容易引起细菌感染，导致出血、子宫内膜炎、附件炎。如果产妇做会阴切或剖宫产，这期间性交太用力会引起不适。

在哺乳期内，女性喂养婴儿需要大量气血转化成营养价值高的母乳，如果因为房劳损伤使气血生化之源不足，则会影响乳汁的产生，这样不仅会影响婴儿的正常发育，还可能引起婴儿软骨病、疳积、贫血等。所以在哺乳期更应节制房事，安和五脏，保证婴儿的健康成长。一般而言，性生活应从产后两个月左右开始较为适宜。

有人把产后的第一次性生活称为第二个初夜。初夜是美好的，但做丈夫的要温柔行事。产后第一次性生活很容易出血，这是因为产后的阴道壁虽已恢复原状，但较激烈的动作很容易造成阴道裂痕引起大出血，医学上称为性交损伤。另外，若会阴有缝合瘢痕，性交时会有疼痛或痉挛。所以产后初次性生活应该量力而行，结合较深的体位

（屈曲位、跨骑位）或特殊的体位也应避免。母乳喂养的女性，性交前需充分地抚摸，待阴道内充分润滑后再继续，因为雌激素受到哺乳的影响，分泌受到抑制，易引起阴道萎缩和干燥。

产后第一次性交时需避孕，母乳喂养的产妇不要吃避孕药。

有些人产后会出现性冷淡，这主要是由于担心感染、阴道分泌物少、性交时不适及害怕怀孕等原因造成的。另外，经常被小宝宝打断，也会影响兴致。除了许多心理上的因素外，身体因素如伤口未复原、睡眠不足没有力气、喂奶的产妇因泌乳不方便行房以及产后抑郁症等，都会成为产后性生活的障碍。出现这种情况时产妇要注意多多休息，增加营养，同时与丈夫好好沟通，说出自己的感受，让丈夫多多体谅，由丈夫或老人承担一些家务，待身体和心理逐步适应后再过性生活。

更年期女性如何安排性生活

对于更年期女性来说，和谐持久的性生活是必需的，它不仅能延缓衰老、改善精神状态，而且能增强女性的自信，改变"生育力丧失会伴随性欲消失"和"老夫老妻性生活不必要了"等错误想法，重新唤起对性的渴求、对生活的希望。

由于更年期以后雌激素水平降低，外阴和阴道功能减退，会出现阴道干涩、阴道黏膜变薄、分泌物减少等，这些可能会导致性生活困难或性交疼痛而影响性欲，使性抚爱的要求减少，性兴奋强度下降和兴奋时间减慢。因此，夫妻要了解一些性科学知识，根据具体情况采取一些必要的措施，探讨性生活的技巧，重视非性交性行为的应用，提高双方对性的欲念，以获得更多、更好的性满足。

更年期女性的性交体位一般易采用侧卧位或坐位。侧卧位是最省力的体位，双方不必负担对方的体重，比较有利于保持呼吸的平稳。而通常所用的男上位或女上位会使位于下方的伴侣呼吸困难，另外由于老年人肌力差，位于上方的伴侣自己负重时间较长也不容易坚持下来。

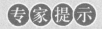

妇科手术后多久可以同房

是手术就会有出血、有创伤，一些妇科小手术之后，为了防止感染，医生都会嘱咐术后短时间内不可同房。那么术后多久才能恢复性生活呢？

1.子宫颈息肉。手术前3天及术后2周应禁止同房，否则可能会引起上行性感染，导致子宫内膜炎。

2.子宫颈活组织检查。一般手术后2周内禁止同房。若2周后仍有出血，则应在流血停止后1～2周才能性交。

3.子宫颈糜烂。一般选用电熨、激光烧灼或做锥形切除术，术后2个月内应禁止房事，以避免痂膜脱落，造成出血过多。

4.巴氏腺囊肿，又称为前庭大腺囊肿。术后3～4周内应禁止房事，以利于伤口早日愈合，避免再次感染。

5.子宫输卵管碘油造影术。在造影前3天及术后1个月内应禁房事，以防止发生附件炎。

6.诊断性刮宫术。在做诊刮术前3天和其后1个月内，均应禁止同房，预防宫腔感染。

7.引产。引产后可以在恢复一次正常月经后有性生活。

什么是女性性器官整形术

随着人们性观念的改变，关心性器官整形术的人越来越多。目前开展较多的有阴唇、阴蒂整形术，阴道紧缩术以及处女膜修复术。此类手术方法简单、时间短、创伤小，在医院门诊即可进行，手术时间选择在月经干净后至月经前10天之内较为合适。手术前通常要进行妇科检查，如果有阴道炎或外阴炎，需治愈后才能手术。

一、小阴唇整形术

女性的小阴唇形态多样，长4厘米～5厘米，宽0.5厘米～1.0厘米，曲线自然美观。有一些女性的小阴唇过度肥大，除外观卷曲丑陋，缺乏美感外，还可造成一些局部的不适感觉，如影响排尿，走路或骑自行车时肥大的小阴唇与内裤摩擦造成阴部疼痛，性交时被带入阴道内造成不便或疼痛等。此外，小阴唇粘连、畸形或明显不对称等都需进行外科整形。小阴唇整形术一般只需在局部麻醉下切除过大的部分小阴唇组织，使切口线位于小阴唇外侧缝合即可。对于基底肥厚的病例，也可采用单蒂黏膜瓣法来修复。目前还有利用药物或文刺进行阴唇漂红的技术。

二、阴蒂整形术

正常女性阴蒂仅有部分被包皮所覆盖，阴蒂头外露6毫米～8毫米，富含神经末梢，当受到刺激时，可勃起并感受刺激而引起兴奋，与女性的性反应能力有着密切关系。在某些异常情况下，如阴蒂发生粘连，并被包皮遮盖时，不能勃起，便不能被刺激而引起兴奋，也就不容易出现性高潮。许多人认为阴蒂粘连是导致女性性冷淡的一个重要原因。阴蒂粘连矫正术是在局部麻醉下，切除包在阴蒂外多余的包皮，松解阴蒂与包皮或小阴唇的粘连，使阴蒂头充分显露。女性若阴蒂肥大，类似男性的小阴茎，外形很不雅观，可行阴蒂切除术或阴蒂阴唇成形术，前者由于阴蒂的神经、血管及大部分海绵体均已被切除，术后对性刺激反应敏感度明显降低，会影响性快感；后者不仅可形成正常形态的阴蒂，而且保留了阴蒂头，对性的敏感度影响较小，术后效果较为满意。

三、处女膜修复术

主要包括处女膜修补及处女膜伞的整复手术。尽管处女膜修补手术近年来备受争议，但中国几千年的封建意识，在人们心里埋下了深深的处女情结，各种原因造成的处女膜破裂可能会给女性造成严重的心理创伤，而处女膜修补术可在一定程度上恢复女性的自信和尊严。手术方法并不复杂，修剪处女膜破裂边缘后，可采用直接缝合、瓦合式缝合或阴道黏膜瓣修补处女膜。已婚女性的处女膜修复主要是针对生育后形成的处女膜伞的修复。由于分娩后阴道比较松弛，处女膜残留较多，形成不规则的"伞"状，不仅影响美观，还可成为尿道口的障碍，影响排尿，也影响性生活的进行。手术在局麻下进行，将过多的处女膜修剪成形即可。

四、阴道紧缩术

此手术是将阴道后壁的筋膜肌肉左右相对缝合，将松弛的阴道缩窄至合适宽度，加强阴道的张力。年轻或阴道口完整的女性，可采用不损伤阴道黏膜的紧缩术，不去除阴道黏膜，直接缩紧阴道的肌肉。阴道紧缩术后，阴道内填塞纱布以防血肿形成。术后要卧床12~24小时，口服抗生素预防感染；同时用1：5000的高锰酸钾液坐浴，每天两次，共7~10天；术后6周内禁止性生活；一般在术后1~2周可恢复工作。适合做阴道紧缩术的情况有：经阴道分娩后发生的陈旧性会阴撕裂，会阴侧切后伤口愈合差造成的阴道松弛，导致性生活不满意者，都可考虑阴道紧缩术。许多女性因为上述原因引起阴道括约肌功能减弱，黏膜皱襞变少变浅，性交和运动时空气出入阴道失去控制，经常发出异常声响，影响正常活动及性生活和谐，可考虑阴道紧缩术。老年女性由于卵巢分泌的雌激素减少，阴道松弛，收缩功能减弱，也可以做阴道紧缩手术加以改善。手术可能发生的并发症包括血肿、感染和对麻醉的反应。

五、阴道口狭窄整形术

产伤或外伤后的瘢痕挛缩可造成阴道口狭窄，导致性交困难或经血排出不畅。轻者只需应用模具扩张。对较严重的挛缩，可采用"Z"成形术、阴道口纵切横缝法或小阴唇皮瓣转移等方法来扩大阴道口。术后也需使用模具3~6个月。更严重者需行阴道再造术。

以上各种手术后，会阴部的伤口容易被大小便污染，同时阴道的潮湿环境也利于细菌的繁殖，因此性器官整形术后的护理格外重要。术后除应注意保持外阴部清洁干燥外，每天可用1∶5000的高锰酸钾液清洗外阴部，局部涂抗生素软膏，口服抗生素等。

赞同做女性性器官整形的医学专家认为，手术不仅能改善性器官存在的缺陷与不足，增加外生殖器的美感及其生理功能，而且能纠正因生理及解剖上的缺陷导致的双方心理上的排斥，促进性生活的和谐。不过，一些心理学家和性学专家对此持有不同看法。他们认为，尽管女性性器官整形术可以改善性器官的某些形态，但不能解决由心理或其他原因造成的性生活问题。许多女性希望做性器官整形术的原因是由于在她们的潜意识中，把自己作为性生活的"奉献者"，一旦出现性生活不和谐，便自揽其责，担心自己性魅力下降，失去丈夫的宠爱。调查显示，男性在性生活中其实更在乎自己的心情和身体的感受，而不是环境或性伴侣的表现。也即男性并不会特别在意妻子身体上的变化，有些夫妻性生活不满意往往是他们之间的感情沟通方面出了问题。事实上，性其实是一种"关系"，是两个人的事，尽管药物和手术在某些方面是有效的，但不一定会产生令人满意的性关系，而只有通过夫妻间良好的沟通与配合，才能共同解决好性生活的问题。对于中老年女性来说，夫妻关系更多的时候是一种血浓于水的亲情，而不单纯是由性而生的感情。

▶ 避孕的方法与问题

怎样避孕

避孕的基础条件，在某种意义上，也是怀孕的基础条件。女性受孕必须具备以下几个条件。

1.必须有精子，并能够进入阴道。

2.进入阴道的精子必须具有相当的活力，能够顺利通过宫颈并游进输卵管与卵子相遇。

3.女性必须能够排出卵子，并进入输卵管与精子会合。

4.子宫腔内的环境必须适合胚胎的生长发育。

由此可见，整个受孕的过程都发生在女性的生殖道里，而女性的生殖道就像一条幽长的通道，从阴道、子宫颈、子宫腔、输卵管到卵巢依次排开，是精子和卵子受精、着床和生长发育的基础条件。受孕过程中的任何一个环节遇到障碍、出现问题，都将导致受孕失败。所以，避孕就是采用不伤害人体健康的方法，包括机械物理方法和化学药物方法，阻止、破坏怀孕中的任何一个环节，以达到避孕的目的。避孕的原理正在于此。

为什么要避孕

避孕的目的之一是有计划地怀孕。

按照自己的意愿控制生育、安排生育，是人类繁衍的一大优势，在我国也是贯彻计划生育政策的重要措施之一。随着科学的进步与医学的发展，多种多样的避孕措施越来越科学、安全、有效。尽管现在避孕已经不再是难事，但是如果避孕方法不科学，会造成一些不良后果，如避孕失败、避孕药物带来的胚胎伤害、月经失调等。

到目前为止，任何一种避孕方法都不是十全十美的，避孕的效果也不能达到100%。对任何夫妻来说，避孕需要维持几十年，确实是较为困难的一件事情，需要根据自身的健康状况、经济条件等选择合适的避孕方法，以达到既有和谐的性生活，又能够安排生育时机的目的。

口服避孕药物

就目前的医疗水平而言，安全、有效的避孕方法包括物理方法和化学方法两种。物理方法有避孕工具和手术两种方式，化学方法有各种类型的避孕药品。育龄女性和已婚家庭，应根据自己的身体健康状况、经济承受能力、家庭生育计划以及工作和学习的安排等因素，科学、合理地选择适合自己的避孕方法。

一、短效口服避孕药

药物的避孕作用可维持的时间较短，所以想要避孕就需要每天服用化学合成的避孕药。短效避孕药是通过抑制卵巢排卵、阻止精子通过子宫颈进入子宫及阻止受精卵在子宫种植来达到避孕的目的。

短效避孕药的服用方法是：从月经周期的第1~5天开始，每日1片，连续服用21~28片，可以避孕1个月，停药后等待下次月经的来临，每个月经周期循环服用。28天一盒的需要连续用药，不需要停药，来月经也服药。

短效避孕药避孕效果可靠，服用方便，比较适合于生活、工作比较规律的人，应该在每天的固定时间服用，如每天临睡前服用效果会比较好，也容易养成服药习惯，防止漏服。一旦发现漏服，应在12小时内加服1次。

目前常用的短效避孕药有复方炔诺酮片、复方18-甲基炔诺酮片、口服避孕片0号、口服避孕片1号、口服避孕片2号、三相避孕片、妈富隆、达英-35、优思明、优思悦等。

短效避孕药的使用禁忌为：药物过期，产后6个月内或孕前6个月内，患慢性病如肝肾疾病、心血管疾病、内分泌失调，曾患乳腺癌、静脉血栓疾病等。

服用短效避孕药也会有不良反应，可能会出现的异常情况有：

1.月经量减少或闭经，不必紧张，可以咨询医生，排除妊娠后，可以继续服药。

2.少数人可能会体重增加，但停药后体重可以恢复。

3.少数人皮肤上可能会出现褐斑、红斑或疱疹，应考虑停止用药。

服药初期有人会出现恶心等类似早孕的反应，也有人会出现轻度抑郁、头昏、乏力和性欲减退等症状，这些症状的出现可以随着用药时间的延长而消失；若症状一直持续可停止用药，改用其他避孕药物或方法。

二、长效避孕药

长效避孕药是相对于短效避孕药而言的，不同类型的长效避孕药，药效持续的时间是不同的，有的用药一次避孕1个月，有的用药一次药效可持续3~6个月。长效避孕药是通过抑制脑垂体的功能和抑制卵巢排卵来达到避孕的目的。

长效避孕药因品种不同，其具体服用时间需要仔细阅读药品使用说明书，严格按照说明要求服用。

延伸阅读

长效避孕针，如醋酸甲孕酮，是月经来潮的第5天注射一针，以后每3个月注射一次；而复方甲地孕酮第一次是在月经的第5天和第10~12天注射一次，以后在每次月经的第10天注射一次。

皮下埋植避孕是较为新型的避孕方法，方便长期避孕的人使用，解决了长效避孕药使用麻烦的弊病，具体使用方法是将避孕药放在硅胶囊管中，然后埋藏在皮肤下面，可以达到缓慢释放激素、长期避孕的目的，一般埋植一次，其避孕作用可持续5年。

出现下列情况时，不能服用长效避孕药：

1.患有急慢性肝肾疾病。

2.患有子宫、卵巢、乳腺和全身各部位肿瘤时。

3.患有静脉曲张和血栓栓塞性疾病。

4.产后或流产后未来月经（需有了正常月经后再开始服用）。

5.患有重症高血压。

服用长效避孕药可能出现的不良反应有：

1.类似早孕反应。可以在午饭后服用，以减轻症状。

2.出现月经周期延长，月经量减少或者闭经。可服用中药调理月经，或者停止用药，改用其他避孕方法。

三、紧急避孕药

紧急避孕是在本不想妊娠的前提下，发现避孕措施可能失败而不得不采用的避孕补救法，也有人称为事后避孕法。现在很多年轻夫妇经常会采用这种方法避孕。推荐使用短效口服避孕药，不推荐使用紧急避孕药。紧急避孕药的副作用更大，容易导致月经紊乱。紧急避孕药主要作用原理是通过干扰受精卵的着床达到避孕的目的。

常用紧急避孕药物种类有：

1.毓婷：尽管是一种新药，但应用十分普遍，在同房后72小时内服用第一片，隔12小时再服第二片。现在又有了金毓婷，同房后的72小时内只需服用1片即可。

2.53号避孕片。较传统的避孕药，要求同房后12小时内立即服用1片，次日早晚各服1片，以后的3天每日1片，一共需服6片。

3.米非司酮。同房后72小时内服用150毫克～200毫克。米非司酮是处方药，只能经医生同意后才能服用。

4.探亲避孕药：适用于两地分居的夫妇，如果探亲时间较长应该改用其他避孕药。探亲避孕药于房事后立即服用，一般不受月经周期的限制。如53号避孕片、探亲片1号。

紧急避孕药是不能作为常规的避孕药来服用的，经常服用有可能影响女性内分泌功能，会造成月经紊乱。

外用避孕工具

一、避孕套

避孕套是最常用的外用避孕工具，也被称为安全套，是男用的避孕工具，它是通过物理阻隔来达到避孕效果的。有些避孕套内可能会涂有一层能杀灭精子的药物，以提高避孕效果。

使用避孕套避孕具有如下优点。

1.不影响女性的内分泌功能，不干扰女性正常的排卵功能，具有较高的安全性。

2.清洁、卫生，能够防止某些疾病在夫妇或性伴侣间交叉感染，如乙型肝炎、艾滋病、梅毒及淋病等。

3.降低女性患生殖道炎症的可能性，如宫颈炎、盆腔炎及宫颈癌。

使用避孕套也存在下列不足之处：

1.由于避孕套的材质多为人工合成的硅胶类物质，有些人可能会产生局部皮肤过敏，一旦发生局部皮肤的红肿痛痒就要停止使用，或改用其他品牌避孕套。

2.有些人感觉使用不方便，使用前后还需检查有无破损，故一些男性不愿使用。

3.有些人因避孕套的型号不合适，或因其他原因在使用时会感觉不舒服而不愿使用。

使用避孕套的注意事项有：

1.选择型号合适的避孕套，过大容易在使用时滑落，影响避孕效果；而过小则不易佩戴或戴上后不舒服。

2.注意选择质量好的避孕套，注意避孕套的使用期限，不合格的避孕套不仅影响避孕效果，还容易发生生殖道感染或局部皮肤过敏反应。

3.避免利器刺破避孕套，最好用手撕的方法打开包装。

4.使用前用吹气方法检查有无漏气，使用后也应检查有无破漏。要从阴茎勃起后、性交开始前及时戴上，不应等到快射精时才戴避孕套。

5.使用后如发现避孕套有破损，应该采用紧急避孕措施，防止避孕失败。

6.同房后立即摘下并扔掉，避孕套是一次性避孕用品，不可重复使用。

二、宫内节育器（避孕环）

这是一种放置在子宫腔内的避孕器。在子宫内放置异物达到避孕目的，其历史悠久，可以一直追溯到古罗马时代，当时曾有人把小石子放入骆驼的子宫内，以防止其在沙漠旅途中怀孕。宫内节育器俗称避孕环，这种方法很有效。

传统的宫内避孕器是圆环形的，随着对宫内避孕器的研究深入，不仅形状变换多样，有了"T"形环、1字形环、麻花形环和子宫腔形环等，避孕环的材质也不再是单纯的不锈钢了，有的材质本身可以释放出激素和消炎素，使避孕环更加持久和耐用。

宫内节育器的不断改进，可以提高避孕的成功率，同时也可减小由避孕器所带来的出血、腹痛和炎症等不良反应。

避孕环放置于子宫腔对受精卵的着床能起到阻止作用，它的好处在于干扰受孕发挥的作用只是在子宫的局部，对身体的内分泌及其他功能不产生作用，而且避孕有效率达95%以上。

避孕环只有使用正确才能更好地发挥避孕的作用，避孕失败往往是由于选择的时机不对或有些人不适宜使用避孕环。在选用避孕环之前一定要做身体检查，消除子宫及附件的炎症，确认没有怀孕。一般上环时间是在正常月经干净后的3～7天内为宜，因此时尚未排卵，实际受孕的可能性很小，可防止受孕后放环，另外也可以减少手术引起的出血量多和炎症。

避孕环的适用范围很广泛，只要子宫形态正常、有规律的月经周期、没有子宫和附件炎症及近期内无生育要求的女性都可以使用。

那么，哪些人不宜放置宫内避孕器？

1.哺乳期女性。由于哺乳期子宫尚未复原，放置避孕环后容易脱落。

2.患有子宫附件炎症。上环后会引起子宫局部的非细菌性炎性反应，从而起到避孕作用，在本身就有的炎症状态下上环会加剧炎症反应，造成出血量增加和腹痛等不适。

3.子宫形态异常。如子宫肌瘤造成的子宫腔形态改变，会使避孕环扭曲、变形、脱落，还会造成月经量增加。

最后要强调的是，使用避孕环后应注意下面这些问题。

1.需要进行定期检查，检查环的形态，防止因环变形造成的避孕失败和对子宫的伤害。建议每年检查一次。

2.注意避孕环的有效期，现在的宫内节育环有效期为5年。

3.会有短期的月经量增多，一般3个月左右可以恢复。如上环后月经量增加明显，腹痛明显，并出现了贫血等不良反应，应该及时将环取出。换用含有孕激素的宫内节育系统（曼月乐），反而可显著减少月经量、预防贫血。

4.如有出血、月经错后或闭经等现象，应及时到医院就诊；上环后少数人仍可能受孕，或引起宫外孕。

安全期避孕法

许多人比较喜欢用安全期避孕法，它是利用自然月经周期，避开排卵日期同房，以达到避孕的目的。安全期避孕的好处是不必使用任何药物和工具，既可以避孕，又可以放心享受性生活。

那么，利用安全期避孕法如何确定安全期呢？

1.日历节律法。根据月经周期天数，预计下次月经来潮日，并前推14天，以这一天为基点，前5天和后5天之间的10天均为可能排卵日，也称作受孕的危险期；而其余的，除去月经期的那些天就是安全期。例如，一位女性的规律月经周期是28天，末次月经是1月1日，那么下次月经的可能日期就是1月29日，29日减14天就是1月15日，那么1月的10～19日就是受孕危险期。

2.体温法。使用此方法的女性朋友必须每天测量基础体温，并制作坐标曲线图，用画线的方法找出可能的排卵日期，体温升高的那几天就是排卵日。这种方法尽管有道理，但很不实用，体温极易受到种种因素的干扰而不准确，可操作性不强，不建议使用此法。

3. 宫颈黏液法。正常女性都会有这样的发现，在一个月经周期内，总会有几天白带量大且呈白色透明蛋清样，可以有很长的拉丝。这是因为白带会随着女性身体激素水平的变化而呈现出不同的性状，蛋清样白带的出现预示着排卵日即将到来。此时的白带呈微弱碱性，由于白带稀薄，有利于精子通过，对精子的成活很有益处。在此时同房很容易受孕。当白带量减少，并变得黏稠时则说明排卵已经完成。所以根据白带的变化，有意躲避这段时间同房，也可以防止受孕。

安全期避孕应该综合以上3种方法进行，才可能达到较好的避孕效果。

安全期避孕的缺点是"安全期不一定安全"。许多女性都有这样的经验，月经的节律并非一成不变，这种规律的节律很容易受到干扰。疾病可以改变月经时间；生活环境的改变，哪怕只是一次外出旅游和出差也可能使月经提前或错后；吃了某种食物或药品也可能改变月经规律……月经周期一旦改变，安全期就会变得捉摸不定，单纯依靠安全期来避孕就不那么靠谱了，所以妇科医生经常告诫女性朋友的一句话是："安全期不安全。"

安全期不安全的另一因素是额外排卵。在某种特殊的心理和情绪环境下，卵巢有时会自己打破规律，悄悄地排出一个卵子，而使人受孕。这种情况多见于夫妻两地分居，长时间未行房事，在一起后容易出现性高潮或性兴奋，尽管处于女性的安全期，也有可能排出卵子。有人说这是大脑高级神经活动分泌促卵泡激素的结果。人体的额外排卵也给安全期避孕的方法打了折扣。

在实施安全期避孕时，女性朋友除了应该对自己的生理周期有很清楚的了解外，还需具备一定的生理知识，应该清醒地认识到什么时候是自己的排卵期，才有可能正确地实施。所以从这一点来看，安全期避孕法是具有一定难度的，不是每一个人都能够掌握的，稍有操作偏差就会导致避孕失败。

手术避孕——绝育术

绝育术是用人工的方法达到永久避孕的目的。绝育手术分女性绝育术和男性绝育术，手术简单易行，有效而且安全，对身体和性生活无不良影响，必要时还可以恢复生育功能。

绝育手术适用于那些已经完成生育计划，不想再生育，希望永久性避孕又厌烦其他避孕方法的夫妇。

一、女性绝育——输卵管结扎术

女性生殖器官的输卵管是精子和卵子相遇并受精的地方，对女性的输卵管进行结扎或堵塞手术，使精卵不能结合，可以达到永久避孕的目的。

哪些人不能做绝育手术呢？凡是身体患有较严重的疾病，如严重心脏病、重度高血压、生殖器官存在感染、身体虚弱不能耐受手术及精神情绪不稳定，均不宜实施绝育术。

绝育手术尽管避孕效果最好，成功率最高，但也不是万无一失的，总会有极个别再次受孕者，这从另一个方面也说明了人体具有强大的自行修复能力和顽强的生育力。

二、男性绝育——输精管结扎术

通过手术途径切断并结扎输精管，或用人工方法将输精管阻塞，使排出的精液中不含精子，从而达到节育的目的。

男性绝育手术与女性绝育手术相比更为简便。但我国目前的男性绝育术开展得并不是很普遍，这可能与传统的认知观念有很大关系。

此外，人工流产也可以避孕，但严格来说它并不是一种避孕方法，只是避孕失败的补救措施。

手术人工流产的疼痛问题现在已经得到了很好的解决，有了减痛的方法和无痛的方法，减痛即是使用少量麻醉药物，使手术过程的疼痛感得到减轻，使多数人能够接受，而无痛的方法则是在手术的过程中完全不会疼痛。

人工手术流产与药物流产

应该说大多数人都适用于这两种人工流产方法。

手术人流的好处在于术后出血时间很短，干净利索，没有药物在体内的代谢过程；弊端在于有轻度疼痛感（但疼痛感已经有了很好的解决办法），手术的操作不当还可能带来术后生殖道炎症。

对于已经有了生育经验的朋友，不妨选择手术人工流产，而且它也是最经济的人流方法。

药物人流的最大好处在于不用上手术台，没有手术造成的疼痛感；但弊端是人流后的出血时间较长，有人会持续出血1～2周，这是因为药物作用于子宫，主要部分清除后，还会不断排出微量的积血和组织，清除胚物的力度当然不如手术清理得干净利索，另外药物在体内的代谢可能增加肝肾的负担。药物流产后如果胚物清理不净可能还需再行清宫术。

对于年轻的尚未生育过的女性，很多人会选择药物流产，但药流后还应该控制活动量，配合服用一些促进子宫恢复的中药，这样可以缩短阴道出血的时间。有些十分恐惧手术人流的朋友也可选用药物人流。

哺乳期还用避孕吗

回答是肯定的，哺乳期也应该避孕。哺乳期或产后半年内应该采用外用避孕的方法，最好使用安全套避孕。在哺乳期，卵巢功能可能在恢复当中，有时会出现不规则的排卵，所以哺乳期间并非绝对不能妊娠。哺乳期应采用避孕措施，可以采用外用避孕法，减少口服避孕药的用量。

什么避孕方法最好

避孕方法的好与不好完全因人而异，适合于自己的就是最好的。为什么这么说呢？因为避孕对每对夫妇来说都是非常私密的事情，如何避孕完全可根据个人需要而定，外人其实是不应干涉的。具体来说，由于每对夫妇年龄不同，身体状况不同，生育计划不同，工作生活环境不同，避孕方式没有统一模式。

从避孕成功率的角度来看，近年来推荐LARC（Long-Acting Reversible Contraception）避孕法，不依赖人为使用方法而降低避孕效果，如宫内节育器、皮埋、绝育等。口服避孕药物、宫内节育器及使用避孕套都是成功率很高的避孕方法，成功率可达95%以上，都是目前使用非常普遍的避孕措施。而安全期避孕的效果由于容易受到种种因素的影响，所以不是提倡的避孕方法。

从医学安全的角度来看，当然是使用宫内节育器（上环）和安全套，这些都属于物理性的避孕方法，一般不会影响内分泌功能，所以较为安全。口服避孕药是使用雌激素、孕激素来调整女性下丘脑-垂体-卵巢轴，以抑制排卵为主，配合对子宫内膜的影响，排除禁忌证后，是一种很好的避孕方法，并有许多额外的非避孕用途，如减少月经量、控制痛经、减轻痤疮、缓解经前期综合征等。

从操作方便的角度来看，宫内节育器较为方便，只是要经历一次小手术，而平时就不必总是想着什么时间排卵，不必总是害怕忘记吃避孕药而避孕失败。事后避孕药也应该算是比较简单的避孕措施，但不鼓励经常使用，鼓励做好日常的避孕。

总之，各种避孕方法都是各有利弊，可以咨询医生，选择最适合自己的避孕方法。

人工流产后如何避孕

子宫在遭受强行终止妊娠后，必须有一个休养的过程，不仅女性内分泌系统需要重新调整恢复常态，卵巢的排卵功能有时也会变得一过性无序，子宫内膜更是需要重新生长修复，需要激素的周期性滋润。如果在短期内频繁地反复妊娠，对女性生殖器官可以说是一种毁灭性的摧残，不仅可以造成女性生殖能力的减弱甚至丧失，还会导致内分泌功能失调，甚至卵巢功能早衰。所以人工流产后子宫的恢复非常重要，不仅要防止感染的发生，更要防止短期内再次妊娠。目前主张在刮宫术后当天就可以使用短效口服避孕药，效果良好，不仅可以预防非意愿性妊娠，也有助于子宫内膜的修复，减少宫腔粘连的发生。

一般人工流产后至少要有4个月经周期的恢复时间，所以在这段时间内就要采取避孕措施。

当人流术后出血未净时不能同房；人工流产后的一个月内最好不同房或少同房，一旦同房也需使用安全套，既可以避孕，又可以防止细菌感染；人工流产后的几个月中最好使用安全套避孕，也可以口服避孕药。

患病期间怎样避孕

疾病的急性发作期间以不同房为好，特别是心脏病患者，有利于疾病的恢复。

疾病治疗期间，由于服药量很多，所以最好使用避孕套，不建议用口服避孕药，因为药量过大会增加肝脏和肾脏的负担，容易造成肝肾功能损伤。

患妇科疾病的女性，建议使用避孕套。如月经周期不规律，很难确定排卵日期，则不能用安全期避孕。妇科炎症用避孕套可防止细菌的传播。

月经过少或闭经时不建议口服避孕药，会加重病情。

患性传播疾病的女性，如患梅毒、淋病或者艾滋病等，如果要同房必须使对方知晓自己的病情并使用避孕套，这不仅是为了自身的安全，也是为了他人的安全。

妊娠多长时间可以做人工流产

一般妊娠12周以内都可以选择手术人工流产，人工流产的最佳时间为妊娠第6～9周。

胚胎过小时做人流手术，胚胎容易被遗落在子宫内，造成漏吸，导致胚胎残留，有时甚至需要做二次清宫手术。而且胚胎的宫内残留容易导致子宫内膜发炎、宫腔粘连，影响以后的生育。

而过大的胚胎会使手术难度增加，易导致术中出血量增加，造成生殖器官创伤，术后身体的恢复时间较长，也会增加手术不良后遗症的发生机会。

妊娠时间的计算是从最后一次月经的第一天开始计算，如末次月经是1月1日，那么到2月10日没有来月经，并发现怀孕了，再加上1月份是大月，有31天，此时妊娠的时间就应该是41天了。许多朋友错把排卵日期当成妊娠的第一天，以致算错了妊娠天数而错过最佳人工流产手术时机。

9周以后的人工流产是大月份人流，尽管可以做人工流产，但是风险会大些，需要医生采取更加谨慎的手术方式，有时需要住院治疗。

体外排精避孕可靠吗

可以肯定地回答：不可靠。有些夫妻为了图省事，采用体外排精的方式来避孕。从道理上讲似乎是说得过去的，只要精子不进入体内就不会受孕。但实际操作时可不会如此简单，一旦排精时机掌握有误，极少量的精液进入阴道内也可能妊娠，哪怕只进去几个精子。一个强壮的精子可以在女性生殖道中存活5～7天，很有可能进入输卵管。

所以要想避孕，就不要用体外排精的方式来避孕。

药物流产应注意哪些问题

药物流产之前需做认真的准备，要完全按照人工流产术做准备。药物流产成功率不是100%，有些人实施药物流产后，由于胚胎不能彻底排尽，或者胚胎不能排出，出血量会较多，仍需要做清宫手术。

药物流产之后，要控制活动量，要休息好，以帮助子宫恢复元气，以缩短药流后的出血时间。有些年轻人，术后不休息，或工作比较辛苦，流产后出血时间很长，导致下腹疼痛，甚至引起月经不调。这都是由于身体状况欠佳，再加上休息不足而导致的炎症和内分泌异常的表现。

有些人顺利做过一次药物流产后，认为药流小事一桩，身体不会受到什么不良影响，从而把它当成了惯常的避孕方法，这是千万要不得的想法。子宫内膜每经历一次妊娠都会留下痕迹，受精卵曾经种植过的子宫内膜部位，就不易再种植胚胎了，反复多次的妊娠，会造成受精卵无处种植，其后果一是易造成终生不孕，二是容易造成子宫外妊娠。

停服避孕药多长时间可以妊娠

停服避孕药后多长时间可以妊娠？较理想的是停用避孕药后最少来一次月经后再妊娠，但这又与用药的时间长短有关，现在很多人都采用事后避孕药来避孕，如果只是用药1～2次，那么停药后来一次月经再妊娠比较安全；如果是服用短效避孕药，现在临床使用的短效避孕药多能很快被排出体外，只要停药是可以考虑马上妊娠的。

由于人的个体差异，用药时间、方法及药物的种类也不一样，往往需要一对一的处理。也就是说，最好有针对性地做优生咨询后再做决定。

怎样正确服用避孕药

是药物就有具体的用药方法。避孕药与女性的月经周期关系密切，更要注意用药方法。事后避孕药要求在同房后的72小时内服用，当然用药越及时，避孕的效果就会越好，用药前要仔细阅读用药说明书。不同的避孕药，在服用方法上会有差异，小小的错误用药，就会造成避孕失败，所以用药时一定要注意。

选择药物还要注意药物的有效期，千万不能服用过期药物。

此外，服用避孕药应注意以下问题。

1.使用时机要把握好。特别是紧急避孕药，作为特殊情况下的特殊处理，如果提前使用或推迟太长时间使用都不会起到避孕作用。有些人随意地在某一段时间吃一次，就认为可以无节制地进行性生活了，实际上，紧急避孕药在体内的作用时间只有3天，过了这段时间就失效了。

2.身体有一些特殊情况时也会影响避孕药的效果，如感冒、发热、腹泻等都会使避孕药的药效下降，特别是刚服过药后又呕吐的话，应该加服一次。

3.一些药物与避孕药同时服用会产生相互作用，或者出现作用相互抵消，或者出现毒性作用，从而出现明显的不良反应，所以服用避孕药之前必须仔细阅读使用说明，防止出现服药后的不良作用。

服用短效避孕药应注意哪些问题

服用短效避孕药，每日服用的时间应相对固定，最好在晚饭后或睡前服，这样可以减轻恶心、头晕等反应。

如有漏服，在12小时内需加服1片。

哺乳期女性应该在分娩后6个月开始服用，或流产手术后第二天服用。

服药期间发生阴道少量出血，应该加服1片。

35岁以上、长期吸烟、肥胖的女性不建议服用短效避孕药。

服药期间要定期做妇科检查和乳房检查。

抗磷脂抗体阳性的SLE患者，高血压、糖尿病控制不满意的女性，本人曾患过静脉血栓、乳腺癌的女性，均不能使用短效口服避孕药。

▶ 乳房保健知识

成人乳房的结构

乳房外形各异，但大多呈半球形；未育者多为圆锥形，而产后经常下垂。乳房由皮肤、皮下组织和乳腺组织三部分组成。乳腺组织包括腺体和间质。腺体分为15～20个小叶，通过输乳管放射状会聚到乳头。其中5～10个主乳管开口于乳头，而另5～10个乳管在乳头上则是盲端。乳腺间质和皮下组织包括脂肪、结缔组织、血管、神经和淋巴组织。乳房的皮肤纤薄，含有毛囊、皮脂腺和外分泌腺。乳头含有丰富的感觉神经末梢、皮脂腺和汗腺，但没有毛囊。乳晕呈圆形，有色素沉着。而蒙氏腺结节位于乳晕的外周部分，是蒙氏腺导管开口处隆突而成。蒙氏腺是能够分泌乳汁的大皮脂腺，代表了汗腺和乳腺的中间阶段；经常在孕期突起明显，容易被误认为皮肤结节从而引起恐慌。

乳房的保健

一、饮食习惯

1.雌激素在产生美的同时也会提高乳腺癌的发生率。乳腺组织是雌激素的"靶"组织，乳腺的发育、丰满需要雌激素的刺激。但如果身体内雌激素水平过高，雌激素与孕激素的平衡失调，就可能会提高乳腺癌的发生率。我们每天的食物中肯定会包含雌激素成分或类似雌激素的成分，各种不合格的营养品、化妆品中也可能含有雌激素类的添加剂。也就是说，我们每天都在不知不觉地摄入这些雌激素成分。而这些雌激素成分会被吸收进入血液，并由血液循环带到全身，包括乳腺组织。大量进入乳腺组织的雌激素就会在乳腺组织中引起各种反应，其中就包括使乳腺组织增生，还有可能导致乳腺癌的发生。

2.高纤维素食物的摄入少也可能导致乳腺癌。高纤维食物的摄入可促进肠蠕动，加快有毒物质的代谢，如帮助女性排出体内过多的雌激素，从而降低乳腺癌的发病率。

3.高脂饮食、甜食也是引起乳腺癌的危险因素。脂肪摄入过多的女性相对易患乳腺癌，这些脂肪主要来自牛、羊肉和其他肉类，特别是油炸食品和某些洋快餐。动物肉食中的饱和脂肪酸会导致乳腺癌的发病风险增加，长期大量摄取脂肪，会产生大量类雌激素及前列腺素样物质，这些都是刺激癌肿增长的"杀手"。而吃糖过多容易导致肥胖，进而增加患乳腺癌的风险。

4.过量饮酒与乳腺癌的发病风险相关。喝酒越多，患乳腺癌的概率就越高。加拿大以及欧洲的一些试验数据已经证实了这个结论。目前认为，酒精可刺激脑垂体前叶催乳素的分泌，而催乳素又与乳腺癌有关。因此，女性尤其是绝经前后的女性，应戒酒或少饮酒。

5.少喝咖啡。咖啡中含有大量的咖啡因，虽然目前还没有明确的证据证实咖啡因是否会直接导致乳腺疾病，但许多有乳房痛及其他良性乳房疾病的女性在戒除咖啡后，其症状均有明显的改善。

6.高盐饮食容易增加乳房不适。盐和其他钠元素含量高的食物，会让女性体内保持更多的体液，增加乳房不适。因此，女性应尽量吃一些含盐量较低的食品，少吃罐头和较咸的熟食品。另外，外卖和快餐食品往往含盐也较高。需要指出的是，快餐中的油炸食物含热量极高，会加速体内雌激素生成，使乳腺增生更严重，也应当尽量少吃。

二、正确佩戴胸罩

"挤挤总是有的"可能是很多女性朋友选择胸罩的一个标准。胸罩的作用主要是防止乳房的下垂、减轻活动时乳房的晃动带来的不适感，此外还有美观的作用。基于此，佩戴胸罩一般是在立位或坐位时，而睡觉时佩戴胸罩就显得多余，而且对胸背部的过多束缚会造成不良影响。睡觉时佩戴胸罩不仅会因为胸部束缚的不适感影响睡眠质量，还可能因为过长时间的压迫局部造成血液和淋巴回流差、肩背酸坠感，尤其是当胸罩过紧时。

首先，选择胸罩时不能一味强调它的束身效果，是否有钢托、是什么款式不重要，关键要松紧适度、穿着舒适。

其次，选用棉质的胸罩可能会减少皮肤过敏现象的发生，尤其是对于皮肤容易过敏的女士，由于化学纤维类胸罩透气性稍差，夏天多汗时更容易出现过敏及不适。

再次，胸罩的佩戴要十分注意清洁问题。因为乳头是大导管聚集的部位，可能会有部分分泌物泌出，所以有些女性会发现乳头部位黏附着极少量黏稠的油脂样、牙膏样物，如果不及时清洗胸罩会看到乳头对应的胸罩部位有油性污渍，这会构成一种炎性刺激，虽然和乳腺的急慢性炎症发生没有直接相关性，但还是会对炎性疾病的发生有促进作用，所以能做到每日清洗是最好的。

最后，有一些商家提出不同的年龄段要选择不同款式的胸罩，其实没有那么复杂，就是"合适"二字。

最后还要再强调一次，晚上睡觉时建议把胸罩取下来，以保证睡眠时呼吸顺畅，血液循环顺畅。8小时香甜的睡眠能给乳房8小时血液畅通的机会，是对束缚了一天的乳房的最基本养护。周末在家时，也可以不戴胸罩。专家建议每周至少裸胸一天，对乳房健康有益。

对女性来说，不佩戴胸罩一般不会产生太大的影响，相反，如果胸罩佩戴方法不当反而会带来一系列问题。例如，有些女孩乳房发育较早，因害羞选用过小的或较为紧身的胸罩以起束身的效果，这种做法是错误的，因为乳房的正常发育并不会因此而停止，反而会导致乳房发育畸形。如果在乳房发育初期长时间佩戴紧身内衣，容易导致乳房发育成熟后的位置比正常人低2厘米～3厘米，严重地影响美观。

有些人认为副乳的出现是由于穿戴胸罩过紧，长时间对胸部造成挤压的结果。其实副乳是一种先天性疾病，是由遗传因素导致的，并非文胸长期挤压的结果。

另外，目前市场上出现的各种功能性胸罩，都没有经过证实是有效、安全的。从医学的角度来讲，不建议使用。

三、科学用药

1.慎用性激素类药物。激素对调理女性内分泌具有十分重要的作用，它在一定程度上能增添女性的魅力，所以有不少女性对它情有独钟。有的女性为了使乳房丰满自己服用性激素类药物，或者外用一些含性激素的丰乳药膏，结果导致内分泌紊乱。值得注意的是，长期不恰当地使用雌激素类药物会增加乳腺癌的发生率。

2.偶尔小剂量服用避孕药对乳腺癌的发病危险影响不明显。口服避孕药的主要成分是雌激素和孕激素，工作原理是通过改变体内的一种或两种激素水平，控制排卵的周期，从而达到避孕的目的。之前，有关研究已经表明乳腺长期暴露于雌激素和孕激素周期性交替变化的作用下，有可能导致乳腺癌发生的危险性增高或引起雌激素代谢平衡失调间接引发乳腺癌。因此，目前认为，长期大剂量应用口服避孕药可能会增加患乳腺癌的风险，但是偶尔小剂量服用对乳腺癌的发病危险影响不明显。

3.绝经后的女性激素补充治疗谨遵医嘱。对于绝经后女性，不建议常规应用HRT。但如果绝经后潮热、盗汗、易怒、骨质疏松等症状严重时，HRT就是必需的。目前有研究表明，应用雌激素和孕激素连续联合补充治疗4年以上，乳腺癌风险会有所增加；然而一旦停药，这种风险就消失了。所以，绝经后症状严重的女性朋友，可以在医生的指导下应用性激素补充治疗；同时，要密切关注乳房的变化。

四、稳定情绪

工作压力大、情绪紧张，这些因素可能引起我们的内分泌系统和免疫系统的功能紊乱，使乳腺导管上皮细胞发生癌变，并且突破免疫系统的监视作用而发展生长起来，从而导致了乳腺癌的发生。许多研究也证实，精神压力大是乳腺癌发病的高危因素。所以，应该学会调节自己的情绪，凡事不要过于计较，时刻保持一个积极乐观的心态，于人于己都有好处。

五、科学的运动习惯

1.运动能使人体体温升高，可以阻止癌细胞的生成并能将癌细胞处以"死刑"。据测定，运动时肌肉产热比安静时增加10～15倍，使人体体温暂时性升高，如长跑时可以上升到39.5℃，剧烈运动时可上升至40℃以上。科学家发现，癌细胞对热的承受力远不如正常细胞，尤其在有丝分裂期和脱氧核糖核酸合成期更容易被杀伤。

2.运动能使人体吸入比平常多几倍至几十倍的氧气。有学者认为，一个人每天获得的氧气量比平时多8倍以上，可以预防癌症，即使得了癌症也能延长生命过程。运动时可使吸氧量增加，气体的频繁交换可以使体内的一些致癌物质排出体外。

3.运动能提高人体制造细胞的能力。科学研究表明：运动会刺激体内某些激素的分泌；加快骨髓生成白细胞的速度，使白细胞数量增多，存活时间延长，增强吞噬细胞的能力。这样，一旦体内出现少量的癌细胞，很快就会被众多的白细胞围攻歼灭。

4.运动能使人体大量出汗。汗水可以把体内的一些致癌物质，如锶、铅、铍等及时排出体外，大大减少患癌症的可能性。

5.运动能使人体血液循环加快加大。在血液循环加速的情况下，体内出现少量癌细胞就像急流中的小沙砾一样，无法在某个内脏器官站稳脚跟。

6.运动能改善人的情绪，消除忧愁烦恼。临床发现，患癌症的人，有3/5是由于情绪受到压抑或精神受到创伤而发病的。美国一位著名肿瘤专家指出："癌症是免疫功能的失败，而免疫功能的失败则是在精神平衡被破坏后产生的。"运动可以使人心情愉快，忘却烦恼。科学研究发现，运动时，大脑会产生能引起人体身心愉快的物质——内啡肽，可以消除忧愁和烦恼，抵制不良情绪的侵蚀。

7.运动能增强体质，增进健康，为预防癌症和治疗提供物质基础。此外，运动还能锻炼人的意志和应付各种不良刺激的能力，提高战胜癌症的勇气和信心。

所以，建议女性每天至少运动1小时，以减少乳腺癌及其他疾病发生的风险。

至于选择何种类型的运动方式能够起到预防乳腺癌的作用并无定论。有调查显示，跑步可以预防乳腺癌。有研究人员发现，那些患乳腺癌概率低的女性往往都爱运动，平均每周运动时间为3小时15分钟，运动方式以跑步为主。12～22岁是女性运动效果最佳的时间段，专家建议女性锻炼时采取跑步、走路等多种方式。如果女孩自发育阶段（12岁）起多运动，能有效预防成年后乳腺癌的发生，这是最新的一项关于乳腺癌的研究成果。研究人员的数据显示，如果女性在青春期及刚成年后多运动，她们在更年期患乳腺癌的概率比那些久坐不爱运动的女性要低23%。

美国杂志《乳腺癌研究》上的一项新研究显示，体重正常的绝经女性多进行大运动量锻炼，可使其患乳腺癌的风险降低约30%。这是美国国家癌症研究所的科研人员在对3万多名绝经妇女进行11年跟踪研究后得出的结论。研究人员说，大运动量锻炼既包括快走、打网球、跳健美操、在野外骑自行车和跳舞等体育活动，也包括擦洗地板和擦窗户等家务活儿。此外，"非大运动量锻炼"对预防乳腺癌没有效果，其中包括使用吸尘器、洗衣服、散步、远足、慢跑和打保龄球等。研究人员认为，大运动量锻炼能提高人的身体机能，增强身体免疫力，减少致癌因素并避免慢性炎症，从而降低患乳腺癌的风险。

2004年美国的《肿瘤研究》杂志上的一项关于绝经后女性运动效果的研究显示：为期12个月、每周5天、每天45分钟的中等强度的体育运动能够降低绝经后女性体内的雌激素水平，这在一定程度上解释了运动预防乳腺癌的原理。

六、科学的性生活习惯

和谐的性生活能调节女性内分泌，刺激孕激素分泌，增加对乳腺的保护力度和修复力度。性高潮刺激还能加速血液循环，避免乳房因气血运行不畅而出现增生等。因此，女性应保持一定频度的性生活，提高性生活的满意度。这不仅是维系夫妻间感情长久不褪色的秘诀，同时也是保持乳房健美的一种特殊运动方式。

七、遵循自然规律

在乳腺癌患者中，高龄未婚、高龄初产、孀居者的比率明显高于其他人群，因为这类人群体内的激素水平很难维持正常。妊娠可以使女性孕激素分泌充足，充足的孕激素能有效保护、修复乳腺；哺乳能使乳腺充分发育，并在断奶后进行良好的退化。所以，育龄女性应该在最佳的年龄生育（最好别超过35岁）并坚持母乳喂养。有些女性因为各种原因反复流产，极有可能在造成复发性流产或不孕症的同时，也为乳腺癌的发生埋下隐患。

所以，在现代化的生活环境中，女性更要调节好自身的健康节奏，遵循自然规律，适时生育、积极哺乳，不仅有益于宝宝的健康，还能有效防止乳腺疾病的发生。

坚持母乳喂养

一、母乳喂养对婴儿的好处

婴儿出生后，吸吮妈妈乳房时，首先接触到的是妈妈乳头上需要氧气才能生存的需氧菌，继之是乳管内的不需要氧气也能存活的厌氧菌，然后才能吸吮到乳汁。生理母乳喂养是先喂细菌再喂乳汁的过程，这个过程能够促进婴儿肠道正常菌群的建立，不仅利于母乳的消化吸收，而且能够促进免疫系统成熟，预防过敏的发生。

1.母乳喂养有利于婴儿健康成长，母乳中特别是初乳，含有婴儿所需要的丰富营养，是任何乳制品都不可替代的优质乳。婴儿能吮吸到母乳，对婴儿的健康成长十分有益，可谓百益无害。

2.母乳喂养有利于增强婴儿抵抗力、免疫力。母乳中，尤其是初乳含有大量婴儿需要的抗生素，能抗感染。因此，婴儿吮吸了母乳，就增强了婴儿的抵抗力、免疫力，让婴儿少生病或不生病。

3.母乳喂养有利于婴儿消化和健康发育。由于母乳具有多方面的优点，且营养均衡、配比最佳，是其他食品不具有或不完全具有的优点。因此，采用母乳喂养法，有利于婴儿的消化，有利于促进婴儿健康发育，健康成长。

4.母乳干净、安全。母乳无可非议是喂养婴儿的最佳食品。它安全、干净、无毒，无任何副作用。

5.母乳喂养可减少婴儿过敏现象。由于母乳干净、安全、无毒，无任何副作用，且拥有天然的抗生素、抗病毒素等，故用母乳喂养，可大大降低和减少婴儿的各种过敏现象的发生。如果使用其他替代品喂养，就难免产生各式各样的过敏现象，导致婴儿吃不香、睡不安，影响婴儿健康成长。

二、母乳喂养对于母亲的好处

母乳喂养有利于产妇恢复身体健康。通过生产，新妈妈身体、精神都发生了变化，如果产后采用母乳喂养，能帮助产妇的子宫恢复、减少阴道流血，预防产后贫血，促进身体康复。同时，还有助于推迟新妈妈再妊期等。

母乳喂养可降低女性患卵巢癌、乳腺癌的概率。已有科学家经过调查、统计和分析发现，将母乳喂养和非母乳喂养的女性进行比对，凡母乳喂养的女性患卵巢癌、乳腺癌的概率要大大低于非母乳喂养的女性。研究表明，累计母乳喂养7年或者更长时间的女性，其乳腺癌的发病危险至少降低50%。最近对30个国家近50个研究的荟萃分析结果显示，所有经产的女性，每增加12个月的母乳喂养时间，其乳腺癌总体发病危险降低4%。

如何进行乳房自检

对于育龄期妇女，建议在月经周期中乳房既不充血、也不疼痛时做一次乳房自检；绝经后女性则可以考虑每个月固定一天作为自检的时间。自检最好在洗澡时进行，因为当手和乳房都湿的时候更容易感觉到肿块。自检的方法可以分为视和触。首先，可以站在镜子前，分别于双上肢下垂体侧和双上肢上举时检视乳房，观察乳房有无乳头内陷、皮肤局部水肿、皮肤红肿、皮肤凹陷、皮肤橘皮样改变和乳头湿疹样改变等。然后，可取仰卧位，待检侧肩下垫小枕。用左手手指平面触诊整个右侧乳房和腋窝区，反之亦然，切忌演变成龙抓手，那样会把自身乳腺的腺体误认为团块。触诊的目的是发现乳房有无肿块、有无乳头溢液、腋窝有无肿大淋巴结等。我们常说，如果腺体的触摸感像比萨饼、疙疙瘩瘩的，往往没事；如果发现饼上面放了一个"小西红柿"，那就应该去找专科大夫帮忙了。但如果自检发现肿块或者任何可疑的症状，请先别过度紧张，因为你是非专业的，你的顾虑往往没有根据。你应该积极地去门诊找专科大夫进一步确认并给出专业的意见。

那么，在医院通常应该对乳腺进行何种检查？

我们一般建议年龄小于30岁的年轻女性，可以每个月自检；如果没什么不适或异常发现，可以每2年左右找专科大夫检查并行彩超等检查。年龄在30~35岁，可以考虑每年找专科大夫检查并行彩超等检查。年龄大于35岁，可以考虑每半年找专科大夫检查并行彩超等检查，每1~2年可酌情行乳腺钼靶检查。

去医院检查的最佳时间是月经干净后的3~7天，或者至少在乳房既不明显充血又无明显疼痛的时候去检查最好。这样大夫能相对容易地发现病变。

如果检查结果单纯是乳腺增生，甚至是单纯性的乳腺囊肿，不用太在意，也没必要一定用药物治疗，因为乳腺增生和单纯的乳腺囊肿往往不会增加乳腺癌的发生率，注意定期复查就可以了。如果检查出肿块等，可通过乳腺彩超、乳腺钼靶摄片、乳腺MRI等给出一个基本的判断：是良性还是恶性。当然，最后的诊断有待于组织活检的结果。

乳腺良性病变

乳腺良性疾病包括乳腺炎症、乳腺增生性疾病及乳腺良性肿瘤等，通常分为三类，即非增生性病变、无不典型增生的增生病变和不典型增生。通常认为，非增生性病变不增加乳腺癌的风险，单纯性增生性病变增加1.5~2.0倍风险，而不典型增生则将乳腺癌的风险增至4.0~6.0倍。

非增生性乳腺良性疾病，包括乳腺囊肿、乳腺炎、导管扩张等，通常认为其并不增加乳腺癌风险。以乳腺囊肿为例，多起源于终末乳腺导管，大小为从显微镜下可见至数厘米不等；组织学构成包括两层细胞，内层的上皮细胞及外层的表皮细胞。单纯乳腺囊肿，囊内无分隔，无实性成分者，绝大多数为良性，仅在产生临床症状时需要进一步处理。

无不典型增生的增生病变，包括纤维腺瘤、导管内乳头状瘤等。纤维腺瘤是年轻女性乳腺肿物的常见病因，通常起源于终末乳腺导管—小叶复合体的表皮及基质成分。其典型表现为，1厘米~2厘米大小的光滑、界限清楚的可移动性肿物，往往和乳腺囊肿难以鉴别，二者在乳腺钼靶摄片上表现相近，可通过B超检查区别。导管内乳头状瘤是另一大类无不典型增生的增生性病变，通常表现为乳头溢液或可触及性肿块；临床上可将其分为单发中心型及多发外周型两类，后者往往较少出现乳头溢液，而且发病年龄较小，容易累及双侧，发生乳腺癌的概率较高。

不典型增生是指乳腺导管上皮增生并具有细胞不典型性，在乳腺肿物患者中占2%~4%，影像学提示微钙化者中占12%~17%，其诊断需依靠病理检查。不典型增生与乳腺癌发病风险显著相关，有报道称患不典型增生患者乳腺癌发病率增加6倍，因此需积极治疗及密切随访。

乳腺的炎症性疾病

乳腺炎主要包括哺乳期急性乳腺炎和浆细胞性乳腺炎。

急性乳腺炎是指乳腺的急性化脓性感染，是产褥期的常见病，最常见于哺乳妇女，尤其是初产妇。哺乳期的任何时间均可发生，而哺乳的开始阶段最为常见。其主要成因有二：

1. 乳汁的淤积。乳汁淤积有利于入侵细菌的生长繁殖。

2. 细菌的侵入。乳头内陷时婴儿吸乳困难，易造成乳头周围的破损，是细菌沿淋巴管入侵造成感染的主要途径。另外，婴儿经常含乳头入睡，也可使婴儿口腔内炎症直接侵入蔓延至乳管，继而扩散至乳腺间质引起化脓性感染。其致病菌以金黄色葡萄球菌为常见。

炎症初期婴儿可以继续哺乳，但喂奶前后应清洁乳头、婴儿的口腔及乳头周围，这样可以疏通乳管，防止乳汁淤积。如感染严重，导致高热，则需要抗生素治疗。如果进展到乳腺脓肿阶段，临床表现为触诊波动感，则通常需要切开或穿刺引流。所以，急性乳腺炎应以预防为主，并尽早处理。

乳腺炎还包括浆细胞性乳腺炎，这是容易被许多医生误诊误治的。

浆细胞性乳腺炎，又叫导管扩张症、导管瘘等，其实这是疾病发展的不同阶段。

浆乳不是细菌感染所致，而是导管内的脂肪性物质堆积、外溢，引起导管周围的化学性刺激和免疫性反应，导致大量浆细胞浸润，故称浆细胞性乳腺炎。此病反复发作，破溃后一旦形成瘘管，可以继发细菌感染，长久不愈。所以说这是一种特殊的乳腺炎症。

浆细胞性乳腺炎发生与乳头发育不良有关，像乳头内翻、乳头分裂等。内翻的乳头易成为藏污纳垢的地方，常有粉刺样东西，有时还会有异味。乳头畸形也必然会造成导管的扭曲、变形。此种情况下，导管就很容易堵塞，导管内容物为脂性物质，侵蚀管壁造成外溢，引起化学性炎症，大量淋巴细胞、浆细胞反应，形成小的炎性包块。

浆细胞性乳腺炎保守治疗多无效，经常出现用抗生素后能稍微控制病情，停用后病情继续发展的棘手情况。当出现窦道或瘘管时，如果手术仅仅切除窦道和瘘管，也是无法根治的，通常一段时间后就会复发。浆细胞性乳腺炎的治疗依赖手术彻底切除病变组织，术中需要进行仔细观察，将病变累及的部分彻底切除。切除得越彻底，复发的可能性就越小。早期的浆细胞性乳腺炎经过彻底手术治疗和换药后，可以达到根治，乳房外形通常也较好。晚期浆细胞性乳腺炎彻底手术切除十分困难，常常需要将绝大部分乳房切除，严重时会出现皮肤切除过多而缝合困难、乳房外形难看，甚至完全失去乳房外形。总之，越早切除越好，切除得越彻底越好。

什么是乳腺增生

乳房是个非均质器官，正常的非哺乳期乳房通常主要是由非均匀分布的脂肪和纤维组织构成，这种分布的不均一性导致生理学的非均质性、不规则和多块性，而且随着月经周期等造成分布的进一步不均匀，从而形成所谓的乳腺小叶增生或其他称谓。而其中多块区域的活检往往表现为主要是纤维组织和乳腺上皮。

乳腺小叶增生是育龄期女性的多发现象之一，常见于25~40岁，近年来年龄区域有扩大的趋势。临床多表现为乳腺钝痛、胀痛、触痛和乳腺团块；乳腺疼痛程度不一，轻者不能引起病人重视，重者影响学习和工作。疼痛的特点是多具有周期性，常发生或加重于月经前期；或与情绪、劳累、紧张等有关。疼痛的周期性虽是本病的典型症状，但亦可表现为非周期性、不规则性胀痛。团块可为单发性或多发性，可见于一侧或双侧，可局限于乳腺的一部分或分散于整个乳腺；团块呈结节状，大小不一，质韧而不硬，与皮肤和深部组织之间并无粘连而可移动，但与周围乳腺组织的分界并不清楚，肿块在经期后可能有所缩小或变软。

对于乳腺小叶增生与乳腺癌的关系是有争论的，但是大多数学者认为：90%以上的小叶增生是由内分泌不平衡所致的生理性改变，其本质既非炎症，也不是肿瘤，更不是癌前期的病变。国外有些研究显示，在尸检中发现有乳腺癌的乳房中，镜下乳腺增生病变的发生率并不比没有乳腺癌的乳房的乳腺增生的发生率更高。

然而有一个现象值得关注，那就是有的乳腺癌会被误诊为小叶增生，没引起重视，没有一查到底，结果延误了早期治疗的大好时机。因此，对于乳房扪及的肿块千万不能自下判断，而应该去专业性强的大医院接受医生的正规检查，以做出正确诊断。

对于确诊为小叶增生的女性，如果没有疼痛等症状，可以不用药物治疗。如果疼痛影响患者的正常生活和工作等，则可以考虑用些活血化瘀类的中药进行调理，严重的甚至可以考虑用些雌激素阻断剂等来缓解疼痛。一般不建议手术治疗，除非是增生团块不能排除恶变的时候。

乳房疼痛

乳房疼痛是乳腺外科门诊中最常见的主诉症状。乳痛症多数是由乳腺增生引起，极少数是由乳腺肿瘤引起。

乳腺增生引起的疼痛多数表现为胀痛或针刺样痛，痛点不是很明确，疼痛可轻可重，可牵涉到肩部及背部，疼痛多数在月经期前明显，少部分也会持续性疼痛，和月经周期没有明显关系。乳腺增生本身和乳腺癌没有明确关系，只有不典型增生和乳腺癌有明确关系。而不典型增生是一种在显微镜下才能判别的疾病名称，和乳腺是否疼痛以及疼痛程度都没有关系。所以对乳腺增生引起的疼痛不必惊慌，放松情绪应该是最好的缓解方法，如果疼痛确实明显影响到日常的工作和生活，可以短期服用一些治疗增生的药物帮助缓解症状，但不宜长期服用。

除了乳腺增生，乳腺的一些肿瘤也可能会引起乳房疼痛。良性肿瘤中最常见的是乳腺纤维腺瘤，多数发生在青春期女性，肿瘤像个乒乓球来回滚动。乳腺纤维腺瘤有一部分会导致疼痛，尤其是在按压时。此外，乳腺长了恶性肿瘤（也就是乳腺癌）的时候也有极少数会感觉到疼痛，往往是因为生长过快造成的；疼痛为针刺样，不是很剧烈。但是需要注意的是，乳腺癌导致疼痛的情况非常少，绝大多数是不疼的。

可见，乳腺疼痛和患乳腺癌没有关系，甚至可以说乳腺疼痛反倒说明良性病变的可能更大。但是，女性朋友也不能就此推论说乳腺疼痛就不用就医了，因为还有一部分疼痛跟肿瘤有关。所以要采取科学的就医态度，不过分紧张，也不能讳疾忌医。

什么是乳腺囊肿

常见的乳腺囊肿有单纯囊肿、积乳囊肿等。单纯囊肿在乳腺囊肿中最为多见，主要是由于内分泌紊乱引起导管上皮增生，管内细胞增多，致使导管延伸、迂曲、折叠，折叠处管壁因缺血而发生坏死，形成囊肿。积乳囊肿又称乳汁潴留样囊肿，较单纯囊肿少见，主要是由于泌乳期某一导管阻塞，引起乳汁淤积而形成囊肿。

对于乳腺囊肿，最明确的诊断方法是做乳腺彩超。彩超可以告诉我们病变是否为无回声结节、囊内是否有附壁肿瘤、囊壁有无不规则和丰富血流等。

　　囊肿出现恶变的机会很小，大部分囊肿可以随诊观察，定期复查彩超对比。如果囊肿很大且有压迫症状，或彩超提示囊壁局部变厚、有丰富血供，或囊内有附壁肿瘤，或患者精神压力很大，则可以考虑行手术治疗。手术治疗分为开放手术或微创手术。对于年轻患者在经济条件允许的情况下，可以考虑行微创手术。麦默通切除作为主要的微创切除手段，一方面可以切除大部分囊壁，防止再形成囊肿；另一方面可以基本忽略手术瘢痕。有些地方还在用针抽吸的方法治疗囊肿，这是不可取的。因为囊壁有分泌功能，光抽吸囊液，不破坏囊壁，囊肿很快就会再长，而且反复抽吸容易形成感染和囊肿分隔。

什么是乳腺纤维腺瘤

　　乳腺纤维腺瘤是最常见的乳腺良性肿瘤，常见于年轻女性，偶尔见于青春期女性。乳腺纤维腺瘤最早表现为质韧、无痛的活动肿块，有时可以长得很大，特别在青春期女性中。乳腺纤维腺瘤14%~25%为多发或双侧的。

　　乳腺纤维腺瘤一旦形成，药物是没法让肿瘤消失的，手术是唯一的解决办法。然而，对于乳腺纤维腺瘤的治疗方法是有争议的，特别是对于年轻女性而言。治疗方案应由患者和医师共同确定，因为乳房外形和手术的必要性是个相对的问题。对于乳腺肿块的患者，癌变和死亡可能是其最焦虑的事。但其实大部分良性病变是不需要立即手术的，可以通过规律的临床乳腺检查和影像学检查来监测其变化。

　　我们认为，对于可触及的肿瘤或者肿瘤伴危险信号（如血流信号、边界不清、伴钙化等）的时候是建议手术的。

手术的方式包括开放手术和微创手术。

开放手术：对于大部分肿瘤，可以选择乳晕切口行肿块切除术，因为切口选在乳晕周边黑白交界的地方，相对瘢痕不明显，很好地解决了女性对肿瘤的恐惧和对外观的要求之间的矛盾。部分肿瘤位于腺体周边，通过乳晕切口不可触及，或者位于乳腺下象限，可以通过腋窝皮纹切口、放射状切口等手术切除。

微创手术：包括麦默通、海扶刀等，都是借助仪器，通过皮肤的微小切口（一般小于0.5厘米甚至更小），进行肿瘤的切除。微创手术对肿瘤的大小是有限制的，一般建议小于2厘米，对小于1.5厘米的肿瘤切除效果更好。如果肿瘤比较大，相对容易有残留，而导致近期复发。

延伸阅读

乳腺出现怎样的变化提示恶性可能，应该立即就医？

1.肿块。常常是单发、质硬、边界不清的肿块，少数为多发，部分肿块可以较光滑、活动、质软（如髓样癌等）。有些肿块长期没变化，如果近期出现迅速长大的迹象，应该重视。

2.皮肤改变。常见表现为酒窝征、橘皮样征和浅表静脉怒张皮肤等。炎性乳癌患者可变现为胸部皮肤大片红肿。晚期乳癌可向浅表溃破，形成溃疡或菜花状新生物。

3.乳头乳晕改变。往往为近期内出现的乳头凹陷、牵拉等。

4.乳头溢液。常常表现为单侧单孔血性乳头溢液，少数为双侧、多孔、浆液性等溢液；大多数为导管内乳头状瘤的症状，大约15%可为乳腺癌的表现，伴或不伴肿块。

5.腋窝淋巴结肿大。多数为乳腺癌进展的表现，少数可作为乳腺癌首发症状（如隐匿型乳腺癌）。一般为质硬肿大的淋巴结，较固定，可融合。

6.疼痛。晚期乳癌肿瘤直接侵犯神经所致，早期的少见。

7.不可触及乳腺癌。部分早期的乳腺癌仅在影像学检查时才可发现异常改变：如彩超提示肿块边界不清、血供丰富等；钼靶提示簇状钙化等。在临床上并不可触及肿块，也没有溢液、淋巴结肿大和皮肤改变等。这种病变，往往依赖定期检查彩超、钼靶才能发现。

乳腺癌的高危因素

乳腺癌高危因素可以分为可改变的高危因素和不可改变的高危因素。如果你有不可改变的高危因素，那么就像接受自己任何方面的缺憾一样接受它好了，定期到医院做检查就好，如果出现任何乳腺问题，那就积极面对；而对于可改变的乳腺癌高危因素，应该立即做出改变。

可改变的乳腺癌高危因素：生育史、初次足月分娩年龄、哺乳史及哺乳时间、口服避孕药、化学药品接触史、放射线接触史、情绪不佳、生活压力大、工作压力大、绝经后激素替代治疗、吸烟、饮酒、肥胖，等等。

不可改变的乳腺癌高危因素：年龄、初潮年龄早、绝经年龄晚、未婚、未生育、未哺乳、乳腺癌家族史、乳腺良性疾病史，等等。

其实，有时可改变的和不可改变的乳腺癌高危因素之间，并没有明显的界限。例如，对于一位25岁的未生育女性来讲，初次足月分娩年龄是一个可改变的高危因素；而对于一位52岁的未生育女性来讲，初次足月分娩年龄就是一个不可改变的高危因素。

年龄与乳腺癌的关系

尽管绝大多数的乳腺癌发生在绝经后，但仍有相当数量的年轻乳腺癌患者。国外报道乳腺癌患者年龄最低可达14岁，而我国患者年龄最低可达16岁。目前国内外多数研究中心将年龄小于35岁患乳腺癌的人群定义为年轻乳腺癌患者，这部分患者占乳腺癌患者的2.5%～9.5%，而且其比例呈逐年上升趋势，而我国每年新发病例中年轻乳腺癌患者所占比例更是高达10%～15%。

年轻女性由于乳腺组织比较致密，导致自查及体检发现肿瘤难度较大，乳腺钼靶X线摄片也会由于腺体致密而掩盖病灶；而B超检查虽然肿物检出率较高，但易误诊为乳腺纤维瘤及囊性增生等良性疾病，故必要时可考虑尽早行乳腺组织针吸细胞学活检或切取活检以明确诊断。同时，应注重乳腺癌的遗传因素，近亲家族中有两人或两人以上患乳腺癌者，应警惕家族性乳腺癌的可能，更需要早期筛查，早期诊断治疗。

年轻乳腺癌患者之所以引起越来越多的关注，关键在于其患病后预后较差，易造成极为不良的经济、社会影响。越来越多的文献报道，年龄已成为乳腺癌预后判断的独立危险因素，年轻乳腺癌患者的疗效较老年患者更差。年轻乳腺癌患者的肿瘤体积较大并多伴有淋巴结转移，病理学表现往往有高度侵袭性，如高分裂期细胞比例、雌激素受体阴性比例较高、高组织学分级以及大量淋巴管侵犯等，这些特征均为乳腺癌的快速进展及早期转移埋下了伏笔。

在治疗方案选择上，年轻乳腺癌患者亦有其特殊性。从手术治疗角度来说，多数年轻乳腺癌患者基于美观及生活质量的考虑均有保乳的愿望，增加了手术难度，更重要的是，保乳手术往往带来局部复发率增加的风险。而由于年轻人患乳腺癌具有高侵袭性，多数患者应更积极地采用化疗，主要副作用包括卵巢早衰、闭经、骨髓抑制等，多数与化疗周期及剂量相关。此外，内分泌治疗也有着重要的地位，由于年轻乳腺癌患者多数尚未绝经，使用三苯氧胺有助于改善预后，提高生存率。

综上所述，乳腺癌发病的年轻化已成为国际趋势，早期诊断、早期治疗是改善预后的关键，辅以个体化的治疗方案有助于提高患者的生存率及生活质量。

烟酒与乳腺癌的关系

很多人有吸烟、饮酒的习惯，或者被动吸烟。

吸烟与乳腺癌之间的关系尚不明确。无论是主动吸烟还是被动吸烟，都没有证据表明其增加患乳腺癌的危险性。近年来普遍认为青春期暴露于危险因素，能增加成年后发生乳腺癌的危险性，但对早年有被动吸烟史的人群进行随访研究，尚未得出有统计学意义的结论。但当过氧化锰歧化酶存在突变的情况下，就会对吸烟、饮酒格外敏感，吸烟、饮酒大大增加了存在基因突变的个体发生乳腺癌的危险性。

饮酒与乳腺癌之间的关系已经明确，即使是少量到中量饮酒也会显著增加发生乳腺癌的危险性。加拿大进行的一项病例对照研究指出，在罹患乳腺癌以后，饮酒可以显著增加发生对侧乳腺癌的危险性；而且饮酒时间越长，危险性就越显著。研究者利用欧洲调查肿瘤与营养成分之间关系的前瞻性调查资料，比较了近期饮酒和一生中曾经饮酒这两个因素在导致乳腺癌危险性上的差异，发现近期饮酒明显增加罹患乳腺癌的风险。因此，对于饮酒的健康人或者乳腺癌患者，如果能够戒酒，可以降低发生乳腺癌或对侧乳腺癌的危险性。

肥胖与乳腺癌的关系

众所周知，乳腺癌的发生、发展与雌激素有关，女性体内雌激素的来源主要为卵巢和脂肪组织，而体内较高的雌激素水平又与月经初潮时间提前及行经延长等乳腺癌危险因素相关，因此肥胖患者具有较高的乳腺癌发病率。美国癌症学会研究人员在跟踪调查4.4万名成年女性后发现，成年后体重增加27千克以上的女性患导管型和小叶型乳腺癌的概率分别是成年后体重增加10千克左右的女性的近2倍和1.5倍。我国上海市曾对537名正常人与病人进行对照研究，发现摄入脂肪多者患乳腺癌的相对危险性增高2.72倍。特别是绝经期后的肥胖女性，风险增加尤其显著；而腹部肥胖相比较于臀部及大腿肥胖的妇女，患乳腺癌的风险更高。除雌激素外，脂肪细胞分泌的多种脂肪细胞因子（如VEGF、HGF、脂联素等）均与乳腺癌的发生发展密切相关。体外试验已证实，脂肪细胞与乳腺癌细胞共同培养，可促进乳腺癌生长；而脂肪组织分泌的脂联素也与乳腺癌细胞增殖及血管生成有密切联系。

月经、生育、哺乳与乳腺癌的关系

一、月经初潮与乳腺癌的关系

月经是女性开始成熟的标志，从此女性进行每月一次规律的雌激素和孕激素的分泌，以及在激素作用下乳腺和子宫内膜的增殖与分化。许多研究都表明，较早的初潮年龄意味着女性在快速生长发育的敏感时期就要受雌激素刺激作用的影响，可以导致乳腺癌发病率增高。统计发现，12岁之前和13岁之后初潮的女性发生乳腺癌的风险会相差4倍；初潮年龄每推迟1年，患乳腺癌的危险就可以降低20%。大部分的研究都提示初潮年龄早与围绝经期乳腺癌的发病有关。

二、月经的周期特征与乳腺癌的关系

　　尽管不是所有的研究都支持月经的周期特征与乳腺癌的相关性，但的确有一些研究表明，较短的月经周期可能是乳腺癌的高危因素。较短的月经周期意味着月经次数的增加以及更多时间暴露于卵巢的黄体期。前者容易理解，后者可能需要先了解一下卵巢激素分泌的规律。卵巢的周期性变化是月经周期形成的基础。卵巢与子宫的周期性变化又是在下丘脑-腺垂体-卵巢轴调控下完成的。习惯上将卵巢周期分为卵泡期和黄体期两个阶段，两者以排卵为界。卵泡期指月经开始至排卵的阶段，约14天。在卵泡期开始时，由于血中雌激素、孕激素均处于低水平，一方面造成子宫内膜因缺乏足够的雌激素、孕激素而坏死、脱落出血，即月经来潮；另一方面，也解除了对腺垂体卵泡刺激素（FSH）、黄体生成素（LH）分泌的反馈抑制，FSH、LH分泌增多，使卵泡逐渐发育成熟，并分泌雌激素，造成子宫内膜增生变厚，进入增生期。当卵泡发育成熟时，雌激素的分泌达到顶峰，作用于下丘脑产生正反馈，触发LH的分泌高峰而导致排卵。黄体期是指排卵后，在LH和FSH的作用下残余卵泡发育成黄体，并分泌大量孕激素和雌激素，一方面使子宫内膜进一步增生，并出现分泌期变化，进入分泌期；另一方面，反馈抑制LH、FSH的分泌使之减少。若不受孕，黄体只有12~15天的寿命。黄体退化，孕激素、雌激素分泌减少，子宫内膜再次坏死、出血，进入下一月经周期的月经期。一般来说，月经周期中的黄体期是基本固定的，而卵泡期则长短变化很大，也是导致月经周期长短不同的主要因素。因此，月经周期短，就意味着卵泡期短，而黄体期相对卵泡期的时间就长，乳腺癌就会有更多的时间暴露于黄体期的高水平雌激素和孕激素水平下，从而增加乳腺癌的发病危险。而周期长、不规则的月经则会降低乳腺癌发病危险。

三、绝经年龄与乳腺癌的关系

绝经是月经的结束，从此女性体内的雌激素和孕激素进入一个持续低水平状态。绝经年龄大也是乳腺癌的危险因素，45岁之前绝经比55岁以后绝经患乳腺癌的危险要低50%。平均起来，绝经年龄每推迟1年，乳腺癌的发病危险约增高3%。较早绝经女性乳腺癌发病危险的降低可能是由于随着月经周期的终止，内源性激素水平下降，乳腺细胞分裂次数减少所致。

四、生育与乳腺癌的关系

独身、初产年龄大（>30岁）或者不生育都是乳腺癌的危险因素。生育次数越多，乳腺癌的发病风险越低，在第一次怀孕之外的每一次怀孕都会减少乳腺癌发病的长期危险。除了生育次数的保护作用外，目前许多研究显示，两次生育之间的时间间隔短也与乳腺癌的发病风险降低有关。这可能是由于反复怀孕能使乳腺导管细胞获得更好的分化，从而减少癌变的风险。

五、哺乳与乳腺癌的关系

早在20世纪60年代，就有人提出未哺乳的乳腺更有可能癌变的观点。国际上多个流行病学研究发现，在那些母乳喂养并且持续时间较长的人群中乳腺癌的发病风险较低。最有力的证据是，累计母乳喂养7年或者更长时间的妇女，其乳腺癌的发病危险至少降低50%。最近对30个国家近50项研究的荟萃分析结果显示，所有经产的妇女，每增加12个月的母乳喂养时间，其乳腺癌总体发病危险降低4%。

总而言之，内源性雌激素水平持续升高是目前最明确的乳腺癌发病因素，很多其他因素可能都是通过直接或间接影响雌激素而起作用的。孕激素是另一个不容忽视的因素，已经有研究提示，孕激素本身可能也会增加乳腺癌的危险，但这方面目前还有争议。绝经前雌激素和孕激素水平会发生周期性的变化，这种周期性变化本身对乳腺癌是否有额外的刺激作用目前还没有明确。我们知道，孕激素在排卵后才会大量产生，因此一生中雌激素和孕激素的总刺激量与月经初潮早、绝经晚、行经时间长和规则性排卵的次数都有关系。哺乳之所以有保护作用，很可能是因为它可以抑制排卵。雌激素对乳腺癌的刺激作用不仅可以不断累加，而且从存在刺激到发生或者发现乳腺癌必然还会有一个很长的时间过程。月经初潮早等因素虽然使女孩过早地受到高水平雌激素的刺激，但这并不会马上表现出乳腺癌发病率的升高，而是表现为若干年后乳腺癌发病危险会增高。

口服避孕药与乳腺癌的关系

自从口服避孕药在19世纪60年代问世以来，已经得到了广泛的使用。在全世界范围内，有1亿名以上的女性在使用口服避孕药。对于口服避孕药是否会增加乳腺癌的发病危险目前还有争议。美国疾病控制与预防中心的研究人员在对9200多名35～64岁的美国妇女进行研究后证实，口服避孕药不会增加妇女患乳腺癌的风险，正在或者曾经使用口服避孕药的女性乳腺癌的发病率并不高于那些不使用这类药物的女性。但是，2005年由世界卫生组织（WHO）所属国际癌症研究中心的专题工作组，对10项队列研究和60项病例对照研究进行全面分析和评估，调查了6万余名女性。结果显示，在复方口服避孕药当前使用者和新近使用者中，患乳腺癌危险可轻度增高。但是若停用复方口服避孕药的时间足够长（>10年），则其患乳腺癌的危险与从未使用复方口服避孕药者没有差异。

卵巢疾病、甲状腺疾病与乳腺癌有关吗

有些卵巢癌患者，尤其是有家族遗传倾向的卵巢癌患者，常伴有BRCA1和BRCA2基因突变。正常生理状况下，BRCA1和BRCA2基因编码蛋白抑制肿瘤的生长，BRCA1或BRCA2基因发生突变，就有可能发生乳腺癌或卵巢癌。已经有大量的研究发现，这两个基因的突变明显增加了发生乳腺癌和卵巢癌的风险。国内已经开展BRCA1和BRCA2的检测，对于高危患者，在与患者及家属充分沟通后，可以考虑进行预防性乳腺切除。但这种相对"激进"的方法，在我国的临床实践中采用较少。

对于甲状腺癌等其他恶性肿瘤，目前还没有明确的证据提示与乳腺癌的相关性，但是也应该定期进行体检。

吃中药能预防并治疗乳腺癌吗

乳腺增生严格地说并不能称为一种疾病，更应该称为一种状态，是像子宫每个月经周期会内膜剥落出血一样的乳腺的周期性变化。女性体内的激素水平在每个月内都会波动，这造成了月经周期的出现，同样也造成了乳腺组织在月经前期的腺体增厚、肿胀充血，行经结束后增厚的腺体复原、肿胀消退。但如果腺体不能一致地恢复到原状，仍然增厚的部分就是增生的部分，也就是说增生是乳腺组织中不能完全复旧的部分，这些部分可以在下一个周期恢复的时候和周围的组织一起复旧。然而，也许这部分总也不能完全复旧，会成为"顽固分子"留存下来，医生用手摸上去就是一片增厚的腺体组织。这样的增厚腺体和乳腺癌的发生是没有明确关系的。和乳腺癌有关系的是不典型增生，不典型增生才是一种疾病，而且是一种癌前病变，也就是说

得了不典型增生或早或晚都会发展成乳腺癌。不典型增生和乳腺增生完全是两个概念，不典型增生往往是在做乳腺手术时发现的，而乳腺增生是不需要手术的。乳腺增生主要靠情绪调节，因为情绪的平稳带来了激素水平的相对平稳，对乳腺的刺激减少，腺体复旧就更好。如果疼痛非常明显，需要服用中药帮助缓解症状，也是仅能从减轻肿胀充血的方面缓解，所以不建议长期服用药物。既然乳腺增生和乳腺癌没有明确关系，那吃中药也只能是缓解疼痛症状，完全无法预防乳腺癌的发生。乳腺癌真正的病因还不清楚，这是一个全世界共同面对的课题。任何宣传可以预防乳腺癌的产品都是不能轻信的，倒是积极乐观的生活态度对预防乳腺疾病才更可取、更有效。

乳腺癌的治疗方法

随着对乳腺癌生物学行为认识的不断深入，以及治疗理念的转变与更新，乳腺癌的治疗进入综合治疗时代，形成了乳腺癌局部治疗与全身治疗并重的治疗模式。医生会根据肿瘤的分期和患者的身体状况，酌情采用手术、放疗、化疗、内分泌治疗、生物靶向治疗等多种手段。外科手术在乳腺癌的诊断、分期和综合治疗中发挥着重要作用。放疗是利用放射线破坏癌细胞的生长、繁殖，达到控制和消灭癌细胞的作用。手术、放疗均属于局部治疗。化学治疗是一种应用抗癌药物抑制癌细胞分裂，破坏癌细胞的治疗方法，简称化疗。内分泌治疗是采用药物或去除内分泌腺体的方法来调节机体内分泌功能，减少内分泌激素的分泌量，从而达到治疗乳腺癌的目的。生物靶向治疗是近年来最为活跃的研究领域之一，与化疗药物相比，是具有多环节作用机制的新型抗肿瘤治疗药。

乳腺癌的常用手术方式有哪些

乳腺癌常见的手术方式有改良根治术、保乳改良根治术、改良根治加一期再造术、乳房单纯切除加前哨淋巴结活检术、局部扩大切除术等。因为乳腺这个器官对于女性美观的重要性，所以在安全的前提下，根据患者不同的疾病情况以及个人意愿，患者可以选用不同的手术方式。

改良根治术是目前最常用的手术方式，它是在20世纪60年代随着人们对疾病认识的不断变化出现的，之前还存在过根治术以及扩大根治术等手术方式。改良根治术的切除范围包括患侧乳房及腋窝淋巴结组织，手术范围相对较大，适用于大部分的乳癌患者，切除的彻底性较好，且经过了长时间的经验积累和检验。但由于切除了乳房及腋窝淋巴结组织，造成患侧外形不佳，在腋窝清扫经验偏少的医院，可能会带来一些并发症，比如患侧神经损伤、患侧淋巴水肿等。

保乳改良根治术又叫局部扩大切除加腋窝淋巴结清扫术。它是在切除肿瘤后，再扩大切除部分瘤周乳腺正常组织后进行病理检查，如果病理切缘阴性，则认为乳腺处理完成，腋窝也需要进行清扫。对于那些对外形比较看重、非常注重美观的患者来说，如果符合保乳的条件，可以选择保乳改良根治术。但是由于患侧乳腺组织的保留，术后必须进行放疗，且局部复发率较改良根治术稍高；其腋窝并发症与改良根治术相同。大宗的研究资料表明，保乳患者一旦出现局部复发，再进行乳房全切，远期寿命和直接行改良根治术的患者没有显著性差别。那么保乳的条件是什么呢？目前一般的看法是：患者有保留乳房的强烈意愿，肿瘤不太大，肿瘤距乳晕不太近，剩余组织能够保持乳房的外形，术中扩大切除后切缘病理阴性。保乳手术的禁忌证包括：肿瘤过大或距离乳晕太近，多中心病灶或范围弥散的病灶，术中扩大切除切缘阳性，存在放疗禁忌（如乳腺区域既往放疗史、患有胶原血管性疾病者）或不能保证可获得有效、充分的放疗，妊娠期乳腺癌。

改良根治加一期再造术，是指在行改良根治术后，运用自体肌皮瓣以及假体等整形外科手段，对患侧进行乳房的再造。对外形要求强烈、但不具备保乳条件的患者，可以选择此类手术。它相对应的风险包括皮瓣坏死、假体包膜挛缩以及再造外形不满意等整形外科风险。

乳房单纯切除加前哨淋巴结活检术，是指在患者临床腋窝淋巴结阴性，并且腋窝淋巴结转移可能较小的情况下，在乳房切除的同时，利用示踪技术找到患侧腋窝的前哨淋巴结进行病理检查。若病理提示没有转移，则不再行腋窝淋巴结清扫术。前哨淋巴结活检并发症较腋窝淋巴结清扫为低，但其各种原因导致的假阴性率问题依然存在，使得一些本应行腋窝淋巴结清扫的患者被遗漏。

局部扩大切除术是指切除肿瘤及其周围的部分正常组织，不再行乳房全切及腋窝淋巴结清扫。由于各种原因无法耐受更大范围手术的患者，可选择此类手术。局部扩大切除术大部分在局麻下就可以完成，麻醉及手术风险小，但彻底性稍差。

乳腺癌术后的并发症有哪些

对于手术后短期可能出现的出血、皮下积液、皮瓣坏死等，患者不必过度恐惧，经过适当的外科对症处理，基本都能够得到解决。出院后日常生活中遇到的并发症，主要是患侧上肢感觉运动障碍以及淋巴水肿。因为手术对一些细小神经及皮神经的损伤，患者可能会出现患侧肢体部分区域的麻木或感觉异常，对此无须紧张，随着时间的推移，可以部分缓解或适应；由于患侧腋窝清扫后的术后瘢痕愈合，患侧上肢的功能会受到影响，患者需要及早进行患侧上肢的上举、外展功能锻炼，促进上肢功能的尽早恢复；因为腋窝清扫会导致区域淋巴系统的破坏，导致患侧上肢淋巴回流不畅，患者需通过早活动，不输液，减少重体力活动等手段减少患侧上肢水肿的发生。有很多患者因为手术后怕疼，或者认为手术后患侧肢体就残废了，而没有尽早地进行患侧肢体的功能锻炼，导致上肢活动功能受限；还有的患者上肢功能恢复很好，但活动量过大导致了淋巴水肿。需要说明的是，只要坚强和自信，并且科学地加以注意和预防，就能够减少甚至避免术后并发症的发生。

乳腺癌术后能怀孕、哺乳吗

乳腺癌患者术后治疗时，最好先不要怀孕，待治疗结束后，病情平稳，至少2年后（具体时间的长短取决于肿瘤的分期、激素受体的情况、所接受的治疗以及患者的年龄）征求医生的意见后再行怀孕。主要的理由是大部分的乳腺癌复发转移出现在术后2～3年内，且部分乳腺癌是依赖激素生长的。妊娠期间，体内激素水平变化可促进肿瘤的生长，增加转移的机会，带来严重后果。对于妊娠早期乳腺癌患者，应终止妊娠，先治疗乳腺癌；如果是哺乳期乳腺癌患者，应终止哺乳，马上进行治疗。

那么2～5年后再怀孕会不会增加乳腺癌复发的机会呢？

回顾性的研究显示，怀孕并不会增加乳腺癌复发的机会。研究分析了两组分期相同的乳腺癌患者，一组在完成肿瘤治疗、疾病稳定的情况下怀孕，另一组没有怀孕。最终的结果显示，怀孕组的复发转移率与未怀孕组没有差别，远期的生存也没有受到影响。所以当乳腺癌患者有怀孕的想法时请及时告知医生，由医生来判断时机是否成熟。

　　他莫昔芬、托瑞米芬常用于雌激素和孕激素受体阳性的绝经前（也就是有生育能力）乳腺癌患者，这两种药物对怀孕的影响尚不清楚。有一些患者在服用他莫昔芬的情况下怀孕，其中极个别出现胎儿异常，在动物试验中也发现有副作用，所以在准备怀孕及怀孕期间大部分的医生会建议患者停止使用他莫昔芬、托瑞米芬。

　　一旦成功怀孕，新的问题就会出现：乳腺癌患者可以哺乳吗？哺乳安全吗？答案是：可以！只要你还拥有一个乳房，你就可以放心哺乳。当然前提是你已经结束乳腺癌相关的治疗，包括内分泌治疗。如果你接受的是乳房全切术，那么健侧乳房可以像正常人一样哺乳。如果你接受的是保乳手术，那么因为患侧乳房接受过放疗，怀孕期间患侧乳房的增大没有健侧乳房那么明显，而且患侧乳房可能也会有奶水，只是奶水比较少，很可能喂过几周就没有了。一般情况下健侧乳房会产生足够的奶水来哺育你的宝宝，而且这些奶水中不会含有对你的宝宝有害的成分。

PART 4

女性日常生活养护常识

▶ 科学解决皮肤问题

皮肤为什么总过敏

有些人皮肤特别容易过敏，在受到外界刺激时，皮肤会出现红肿、发痒、脱皮等异常现象。皮肤易过敏的主要原因有：特异体质；随着年龄增长，皮肤分泌功能退化；长期暴露在阳光或空气污染的环境中；使用劣质化妆品或用药不当；生理因素，如内分泌失调等。那么，这种特殊类型的皮肤应该怎样护理呢？

处在过敏时期应停用所有化妆品，避免对皮肤造成新的刺激。在这期间，不要用太热的水洗脸，更不能使用肥皂和香皂，因为肥皂和香皂中的碱性成分会加重皮肤过敏的症状。可以用比较温和的洗面奶或洁面露在脸部轻轻揉拭，以清洗皮肤表面的污垢，然后用温水将脸洗净，并用干毛巾吸干脸上的水分。如果平时就使用低敏性护肤品，这时可继续使用；如果对所使用的护肤品不放心，可暂停使用，用清水洗脸即可；无论是否使用护肤品，晚上洗脸后最好不要涂抹。

如果过敏较严重，可用棉花或纱布蘸注射用的生理盐水敷在脸上过敏的部位，以促进水肿吸收，几天后红肿便会消除。有些人喜欢到药店购买激素类软膏使用，这是伤害皮肤的做法，因为它只是暂时抑制炎症，长时间使用会产生不良反应而伤害皮肤。这个时期还要保证充足的睡眠，注意情绪稳定，合理饮食，避免食入刺激性食物。轻微的过敏只要处置得当，很快就会恢复，严重时则要去医院治疗。

敏感性皮肤如何预防过敏现象的发生呢？敏感性皮肤的表皮薄弱，对紫外线缺少防御能力，所以平时要避免日光伤害；晚上可用营养化妆水补充皮肤的水分。适当外用氧化锌软膏，也可以改善皮肤过敏情况。磨砂膏等去角质剂则一定不能使用。若要使用新的化妆品，应先做皮肤试验，方法是将要使用的化妆品涂抹在手腕内侧皮肤比较细嫩的地方，留置一晚或两天，观察反应，若是出现异常，如发炎、红色斑疹等，就避免使用该化妆品。

在饮食上，要多食新鲜的水果、蔬菜，避免吃鱼、虾、蟹等易引起过敏的食物。平时避免接触有可能导致过敏的物质，在春秋季花粉飞扬的时节，尽量减少外出，避免引起花粉性皮炎。

出现"桃花癣"怎么办

在桃花盛开的季节，许多人脸上会出现"桃花癣"，此种现象医学上称颜面单纯糠疹，又称寄生性浅色斑，中医称虫斑或风癣。它是一种颜面白色糠状鳞屑斑，斑片大小不等，直径1厘米至数厘米，呈淡白色或淡红色，边界清楚，边缘可微高起，上覆少量鳞屑。部分病人可有轻度瘙痒。经数日或更长一些时间斑片可自行消退。本病属过敏性皮炎，主要是由于空气中的花粉、灰尘等物质飘落在皮肤上，被皮肤吸收而发生变态反应，日晒常可使病情加重。另外，患有卵巢功能障碍、复发性便秘、自主神经功能紊乱、消化不良、维生素缺乏以及肠道寄生虫感染等也可诱发此病。

"桃花癣"可进行局部治疗，可选用硼酸软膏、2.5%～5%白降汞软膏、0.5%金霉素软膏，涂在白色鳞屑斑上即可。

在面部出现"桃花癣"期间，外出后要马上清洗面部，将脸上的花粉、灰尘等过敏性物质除去；洗脸时注意不要用碱性肥皂；外出活动时，应尽量避免风吹日晒；发病时不吃辣椒、生葱、生蒜等刺激性食物，亦不要饮酒。有便秘、消化不良、肠道寄生虫感染、卵巢功能障碍及自主神经功能紊乱等疾病者，则应积极治疗，从根本上预防"桃花癣"的发生。

皮肤上的红点是怎么回事

不经意间你会发现，皮肤上不知什么时候出现了很多红色的小点点，这些红点是什么原因引起的呢？是否对身体有危害？这是许多女性关心的问题。

最常见的红点，小如针尖、大至芝麻，有的略微高出皮肤表面，被称为红痣。这是由于体内雌激素储存于皮下脂肪引起的小血管破裂，中年以后逐渐增多，它们对健康没什么影响，一般不需要治疗。

有一种中心部位稍稍高出皮肤表面，四周有许多毛细血管向外伸展的红痣，称为蜘蛛痣，主要见于患有肝病的病人，应该针对病因治疗。

另一类皮肤上的红点是皮下出血的表现，初起时鲜红，两三天后渐渐变成紫色，进而变成黄褐色，最终消失不留痕迹。皮下出血细如针尖的，称为瘀点，大的称为紫癜，直径在0.5厘米以上的，称为瘀斑。皮下出血的病因可归结于血管因素和血小板因素两种。血管因素引起的紫癜，可能是血管损伤引起的。如果没有外伤，应考虑是过敏引起的，医学上称为过敏性紫癜，例如，有人对鱼、虾、牛奶、鸡蛋等食物中的蛋白质过敏，细菌、病毒、寄生虫感染可引起过敏，某些药物、花粉甚至寒冷的刺激也可引起身体过敏，这些都可能使皮下毛细血管扩张、血管壁的通透性增加，导致一些血液成分渗透出来，引起皮下出血。过敏性紫癜主要见于四肢、臀部，往往在身体左右两侧对称分布，并成批、反复出现，在出现紫癜的部位可有瘙痒感。过敏性紫癜的病人应查出对什么物质过敏，并避免接触这种物质。异丙嗪、维生素 C、葡萄糖酸钙等药物对这种紫癜有治疗作用。重症的可用肾上腺皮质激素治疗。血小板因素引起的紫癜，自然是以血小板减少为特征的。血小板减少可见于再生障碍性贫血、白血病、脾功能亢进、尿毒症等疾病，应查明病因，有针对性地进行治疗。还有些年轻的女性皮肤很容易产生瘀斑，称为单纯性紫癜。此类病因目前尚不十分清楚，这类情况可用维生素 C 等治疗。

你身上的红点属于哪一类，还应该仔细辨别。如果红点或红斑呈片状，而且消失后反复出现，近期又无外伤史，就应该去医院做相应检查，针对病因采取治疗措施。

皮肤为什么像鸡皮疙瘩

许多青春期少女手臂外侧面、大小腿前面，长满了像鸡皮疙瘩一样的小点点，看上去很像粉刺或发炎的痘痘，她们因此不敢穿露肩的上衣，也不好意思穿短裙。在追求美感的花样年华，这种皮肤上的小毛病不能不说是一种苦恼。

其实，这是一种常见的疾病，即毛囊角化症，具有遗传性，为常染色体显性遗传性皮肤病，也有人认为与光过敏和维生素 A 缺乏有一定关系。它是由于毛囊口角化，影响了毳毛的生长，形成小丘疹，使皮肤表面摸起来不光滑，像鸡皮疙瘩，而在每个小丘疹中都有一根卷曲的毛发。该病通常从青春期开始明显，到三四十岁会越来越轻，直至消失，一般来说也不会留下后遗症。

这种疾病目前还没有根治的方法，适当应用一些药物可以改善病情。外用皮肤角质软化剂或角质溶解剂，可以减轻症状，使皮肤表面变得比较光滑，如外用维A酸软膏、水杨酸药膏及皮质类固醇激素乳剂等。维A酸的应用应该从低浓度开始，如从0.05%到0.1%，以避免对皮肤产生刺激。利用维A酸可控制病情，使症状变得不明显，但由于维A酸会有光敏感反应，所以只能在晚上涂抹，并同时要有日常的防晒措施。如果毛囊皮损互相融合，形成肥厚性斑片，可行激光、冷冻或手术切除。中医认为此病是脾虚生湿、肌肤失养所致，可服用中药除湿丸加润肤丸。中药外用方法有：五倍子15克，白芷10克，黄檗6克，分别研细和匀，用麻油调和，敷于患处，每日1次。

有此烦恼的女孩在生活中应注意对皮肤的保护，如尽量用清水洗浴，不要用碱性较强的肥皂，更不要用搓澡巾用力摩擦患病部位，以减少对皮肤的刺激；还可选择穿真丝内衣或睡衣，能有效地保护皮肤。口服维生素A或多吃富含维生素A的食物，对本病也有一定帮助。要记住，千万不要用手去挤患部，这样做只能使皮肤变得更粗糙。

如何让皮肤变白

肤色过深的女孩常常希望找到一种让皮肤变白的方法。其实，肤色与体内色素分泌有关，而色素分泌的多少是由遗传因素决定的，可以说用自然方法改善肤色是很困难的。

如果你的肤色过深，要看看是面部普遍色黑还是有色斑影响。如果并未出现色斑，整个面部皮肤普遍色深，平时应避免日晒；如果肤色深的同时伴有皮肤粗糙，就需要经常做面膜改善肤质，有痤疮也要及时治疗。

虽然用自然方法改善肤色比较困难，但也有一些方法可以尝试。

一、面膜

1.用鸡蛋清调羊胫骨粉末，每天晚上敷面，第二天早上用淘米水洗去，10天后面部皮肤会变白、变嫩。

2.把天门冬捣烂，和蜂蜜放入洗脸水中洗脸，坚持一段时间，肤色也能得到改善。

3.去皮的冬瓜切成小片，加入比例为1∶1水和黄酒，煮烂熬成膏，每天晚上涂在脸上，第二天早上用水洗去，能使黑色素沉着的状况得以改善。

4.白丁香、白僵蚕、白牵牛、白蒺藜、白芨各3份，白芷、白附子、白茯苓各1份。以上药物研成末后用白蜜加水调成糊状，敷于面部，20分钟后用温水洗净，每周2次，可有效改善肤色。

二、饮食

1.少摄入富含酪氨酸的食物。因为酪氨酸是黑色素的基础物质，黑色素是由酪氨酸经酪氨酸酶的作用转化而来的。如果酪氨酸摄入少了，那么合成黑色素的基础物质也就少了，皮肤就可以变白了。

2.多摄入富含维生素C的食物。化学实验证明，黑色素形成的一系列反应多为氧化反应，但当加入维生素C时，则可阻断黑色素的形成。因此，多吃富含维生素C的食物，如酸枣、鲜枣、西红柿、刺梨、柑橘、新鲜绿叶蔬菜等，它们对皮肤变白有帮助。

3.多摄入富含维生素E的食物。现代科学研究证明，维生素E在人体内是一种抗氧化剂，特别是脂肪中的抗氧化剂，能抑制不饱和脂肪酸及其他一些不稳定化合物的过氧化。人体内的脂褐素是不饱和脂肪酸的过氧化物，维生素E具有抑制它们过氧化的作用，从而有效地抵制脂褐素在皮肤上的沉积，使皮肤保持白皙。同时维生素E还具有抗衰老作用。富含维生素E的食物有卷心菜、菜花、芝麻、芝麻油、葵花子、葵花子油、菜籽油等。

4.少摄入高盐食物。盐与美容密切相关，多吃无益。过多的盐分可抑制人体内碘、硒等微量元素的活力，破坏皮肤胶质，减少激素的分泌，会导致皮肤变黑或干燥。

如何去掉扁平疣和寻常疣

扁平疣和寻常疣都是人乳头瘤病毒引起的皮肤上突出的病变。你知道该怎样区别它们吗？

扁平疣多见于青少年，皮疹特点为粟粒或高粱米大小，呈圆形、椭圆形或多角形，边界清楚，表面光滑，呈淡褐色、黄褐色或正常肤色，偶感轻度瘙痒。常对称发生于颜面、手背、前臂等部位，呈散在或密集分布，可因搔抓而发生自身接种，也可传染他人。

寻常疣俗称瘊子，初起为针尖大小的丘疹，逐渐增大增多，大者可达2厘米～3厘米，偶见融合成片，略硬，数目不一，挤之疼痛，伤之出血。好发于四肢及面部，有的长于足底，行走及站立均感疼痛。

有上述情况者，可以采用下列方法治疗。

一、药物治疗

1.抗病毒药：聚肌胞、板蓝根肌肉注射或内服左旋咪唑、乌洛托品等。

2.激光、冷冻、手术刮除等。

3.外用疣必治等。

西医治疗只能解决单发或数目较少的，对多发又找不到母疣者就难以下手，如不彻底清除基底部则易复发，皮肤损伤过深、过大又易留下永久性瘢痕。目前有医生尝试用链霉素治疗寻常疣，方法是：链霉素1.0克，溶解于3毫升的生理盐水中，局部注射治疗寻常疣，效果显著，注射后大部分疣体结痂脱落。

二、中医验方

中医食疗对这类疾病有显著效果。可食用薏米粥，或用板蓝根30克，荆芥6克，水煎代茶饮。还可取鸡爪（取膝下部分，新鲜者最好）15对，食用米醋3碗（约900毫升），文火煎取一碗（约300毫升），去渣，顿服。此为成人量，小儿酌减。每日1次，一般连服3次即可。服后常有患处痒感，乃正常反应。其后5～15天，赘疣陆续脱落。但消化道溃疡患者不宜采用此方法。

还可取中药外用。采集新鲜的旱莲草250克左右，洗净切碎，放冰箱保鲜备用（可存放1周）。用时取少许外擦患处5～10分钟，每日2～3次，感觉有点痛为宜。疣体小的3～4天、大的7～10天即愈。旱莲草生长期在每年5～11月，可在市郊或公园采集到（如果担心摘错，可请专业人士辨认）。还可选用鸦胆子30克，剥去壳，取仁捣碎，外敷疣体，不要碰及正常皮肤，以免发生凹痕，包扎3～5天换药1次。可用于扁平疣、寻常疣。

扁平疣和寻常疣是可以预防的。首先，平时要养成良好的卫生习惯，不用他人的脸盆、毛巾。其次，饮食以清淡为宜，不吃辛辣刺激性食物，多吃新鲜蔬菜和水果。疣主要通过直接接触传染，因此要注意避免接触患疣的病人。已患疣的病人，应避免搔抓，以免引起自体接种。

面部发红、毛细血管破裂是怎么回事

有些女孩子面颊部皮肤总是红红的，肉眼能见到丝状的毛细血管，同时伴有红色或紫红色斑状、点状或星状损害的现象。这是由于毛细血管壁的弹性降低、脆性增加，导致血管扩张甚至破裂造成的，医学上称为毛细血管扩张症，可分为原发性和继发性两类。

原发性毛细血管扩张症常有家族史，多并发于某些遗传病，如毛细血管性母斑、血管瘤、遗传性出血性毛细血管扩张、蜘蛛状毛细血管扩张等，均属遗传所致，出生时即出现毛细血管扩张。

继发性毛细血管扩张是由于某些外界因素或自身疾病造成的毛细血管扩张。最常见的病因有：

1.高原性气候：如西藏、青海高原等地空气稀薄，皮肤缺氧，导致红细胞数增多，血管代偿性扩张，久而久之，血管收缩功能出现障碍，引起永久性毛细血管扩张。

2.激素依赖性毛细血管扩张：激素类药膏有抗过敏、消炎等作用，但长期应用会降低毛细血管的弹性，增加毛细血管的脆性，导致毛细血管扩张、色素沉着等。

3.物理因素刺激：长期在野外工作，风吹日晒、高温、冻疮的刺激使毛细血管的耐受性超过了正常范围，引起毛细血管扩张破裂，造成面色红或紫红色。见于长期接触日光而引起的慢性光线性皮炎，或长期接触风、冷、热的海员、炊事员、农民和运动员等。

4.局部或全身疾病引起的并发症：如酒渣鼻、瘢痕疙瘩、放射性皮炎、肝炎、肝硬化、二尖瓣狭窄及关闭不全、肺心病、甲亢、糖尿病、高血压、动脉硬化以及静脉曲张等均可引起毛细血管扩张。

5.换肤不当引起的后遗症：换肤常用的苯甲酸和果酸，可对皮肤表层进行腐蚀，使斑脱落。酸既可腐蚀皮肤，也会破坏毛细血管弹性，使毛细血管扩张或破裂。

6.生活习惯：饮酒过度、慢性便秘、月经不调、辛辣食物刺激、长期使用刺激性化妆品均可致面部血管扩张。女性内分泌失调，B族维生素、维生素E不足也可导致面部血管扩张。

得了痤疮如何护肤

青春期是皮肤的特殊时期，由于性激素的影响，皮脂腺分泌旺盛，当面部不洁、毛囊孔堵塞时，很容易产生痤疮。用手挤压痤疮可感染成脓或留下瘢痕，很难补救。

痤疮护理的关键是保持面部清洁，使毛囊孔通畅。痤疮患者平时应从日常护理和特殊护理两方面做起。

日常护理包括洗面和爽肤。洗面应选用刺激性小、清洁力强的清洁剂，弱酸性香皂和添加植物成分的洗面奶最适合痤疮患者。洗面奶的使用方法是：先用温水将面部浸湿，再将洗面奶涂于面部，做打圈按摩，然后用温水冲净洗面奶，最后做爽肤护理。爽肤即是将收缩水涂于面部再轻轻拍打，可收缩毛孔，中和过多的油脂，在面部形成一层保护膜。涂收缩水时，应重点涂在前额、鼻、下巴这些易出现痤疮的部位。收缩水可留于面部待睡前洗掉。

痤疮的特殊护理是对面部进行深层清洁，使过多的油脂排出，消除炎症，达到预防和消除痤疮的目的。护理内容包括磨砂护理、按摩、敷面膜等。

磨砂护理前，将面部洗净，再将磨砂膏涂在面部，像洗脸那样做打圈按摩动作。油脂多的部位（前额、鼻、下巴）可重点做。磨砂膏分粗、细两种，女士应选用细砂。若痤疮发展为脓包时，则不宜做磨砂。磨砂后用暗疮膏在面部进行按摩。按摩后在易出现痤疮的部位做提捏，提捏时动作要轻，不要强行将皮肤捏起。提捏结束后用面巾纸将面部擦净。如果按摩、提捏后再做面膜，对消除痤疮更有帮助。适合痤疮患者使用的面膜有暗疮面膜、冷冻面膜，亦可选用适合油性皮肤的其他面膜。做面膜的方法很简单：将面膜涂于面部，15分钟后用清水洗净即可。下面再教大家一些自制面膜的方法。

1.蛋白面膜：取少量鸡蛋清，打匀，涂于面部，待其干燥，15分钟后用清水洗去。

2.蔬菜面膜：黄瓜、土豆、柠檬、西瓜、西红柿等任选一种，切片后敷面，15分钟后洗去。

3.中药面膜：黄芩15克、菊花10克、连翘15克、黄檗15克，水煎20分钟后凉温，与优质淀粉搅拌成糊状，避开发际、眼、唇，敷于面部，20分钟后洗去。最后，涂收缩水并拍打面部。

上述特殊护理的程序可概括为：洗面—磨砂—按摩—提捏—敷面膜—爽肤。每周做一两次。

当面部出现痤疮时不要强行挤压，否则容易将毛囊损坏，形成瘢痕。这里介绍一种挑治痤疮的方法：准备一根粉刺针，消毒备用。用75%酒精消毒皮肤后用粉刺针将痤疮表皮刺破，再用粉刺针另一头的铁圈顺毛囊方向在痤疮上轻轻推动，直到内里分泌物全部排出。最后用酒精棉球在上面敷几分钟。几小时后痤疮部位便会结痂，结痂后令其自行脱落。如果挑治后仍有分泌物可再做一次。总之，挑治痤疮的要领是"逆挑顺推"。如果方法正确，挑治后不会出血，也不会留下瘢痕。如果你对上述护理不得要领，最好上医院美容科或美容院，由专业医师或美容师操作。

痤疮病人的饮食要清淡。平时多吃新鲜蔬菜、水果，保持大便通畅；少吃脂肪类，糖类，辛辣、煎炸食物，忌饮酒等刺激性饮品；尽量少用化妆品，尤其不要用油脂多的护肤用品和粉底霜；不要擅自使用外用药物，如氟轻松、肤乐乳膏、恩肤霜等类固醇激素的外用药膏，否则会引起类固醇激互性痤疮；保证每天8小时的睡眠，给皮肤自我修复的时间。

中医在治疗痤疮方面有很好的疗效，只是服用汤药比较麻烦。现在很多医院都有煎药业务，为患者提供方便，也有粉末样中药，可直接冲服。若在服用中药的同时配合针灸治疗，效果更佳。如果寻常痤疮演变为脓包，有渗出等严重感染症状，那就一定要去医院治疗，等病情好转后再做皮肤护理。

治疗痤疮有哪些新方法

治疗痤疮目前临床上尚无特效药物，随着临床药理学研究的不断发展，医生发现许多老药对痤疮有较好疗效，现介绍如下。

有医生尝试用红霉素治疗痤疮，取得了较满意的效果。这是由于红霉素能抑制细胞脂肪酶和白细胞趋化，同时具有抗感染作用。方法是：将1克红霉素加入100毫升中5%浓度的酒精，每日外涂2次，3周后可以见效。在外用的同时按常规用量口服红霉素，效果更好。

西咪替丁有抗雄激素作用，可尝试使用。用法：西咪替丁每次0.2克，每日3次，口服，4周为1个疗程。

烟酸肌醇能抑制儿茶酚胺、糖皮质激素和茶碱，分解脂肪为脂肪酸，从而降低血浆脂肪酸水平，因而对痤疮有效。用法：烟酸肌醇每次0.4克，每日3次，口服，1个月为1个疗程，一般治疗3个疗程。

螺内酯每次20毫克，每日2次，口服，10～15天为1个疗程。螺内酯治疗痤疮的机理可能与其抗雄激素作用有关。

酮康唑是一种抗真菌药，能有效地抑制睾酮的合成，故有抗雄激素作用。用法：酮康唑每次300毫克，每日2次，2个月为1个疗程。或采用2%酮康唑霜剂，外涂，每日3次。

2%硫酸锌溶液口服，每次10毫升，每日3次，4周为1个疗程。一般服1～3个疗程，最多为6个疗程。

γ－月见草油丸每次3粒，每日口服2次。

口服避孕药也是很好的治疗方法，推荐使用的避孕药有达英-35、优思明等。

如何清除黑头

堵塞毛孔的皮脂表层暴露在外，与空气接触后发生氧化，出现黑色斑点，便形成了黑头。此外，药物过敏、内分泌失调、精神压力、环境污染等也可使皮肤加重负担，产生黑头。

清除黑头目前有以下几种方法：使用鼻贴可通过黏力将黑头去除，这种方法可将浅表的黑头清除，但对深层黑头的清洁不够彻底。吸管吸除法力度大，能将黑头清理得较为干净，但反复使用易使毛孔粗大。可以在每一次做完彻底清洁后，用收敛水收缩毛孔，这样就不会使毛孔变粗了。粉刺针清除法能将黑头清除得较为彻底，但容易造成囊壁破裂，使皮脂角质素及细菌侵入真皮，导致丘疹出现，可以到美容院找专业人员做，千万不要盲目操作。

油性皮肤的人或混合性皮肤的油性地带，由于油脂分泌过多，不易清洁，很容易受到污染形成黑头。所以预防黑头必须从平日清洁入手，使用洗面奶、细磨砂膏或净化清洁水重点清洗鼻部，经常敷用净化面膜；选择能够有效隔离空气污染的防护型护肤品；还要少食油性煎炸食物。长期坚持，才会使你的鼻部干净而润泽，防止黑头的发生。

螨虫为何易致面部皮肤病

许多过敏性疾病，如哮喘、酒渣鼻、皮肤湿疹、痤疮、过敏性鼻炎等，大多与一种叫螨虫的过敏原有关。螨虫是一种很小的节肢动物，它身上长满细密的皮纹，背面有一个狭长的盾牌状的壳，像蜘蛛一样有4对足。螨虫虫体非常小，在一个火柴头大小的地方就可容纳上千只螨虫，再加上它的身体是白色的，因此，人的肉眼不容易发现它们。

螨虫靠吃人体脱落的皮屑为生，一个人每天会脱落1克左右皮屑，它们往往黏附于被褥等床上用品上，这是螨虫生存与繁殖最快的地方。螨虫不像有些病原生物那样，以活体进入人的身体内而导致生病，它的代谢产物，如蜕皮、分泌物、粪便等才是真正的过敏原，往往造成过敏性疾病。

螨虫喜欢生存在温暖潮湿的地方，如果床上的被单、被罩、被褥、枕头等用品不经常清洗和晾晒，螨虫就会迅速滋生繁衍。

对螨虫引起的疾病，目前仍无理想的治疗办法，主要是对症治疗，但难以根除，容易复发。因此，对螨虫引起的疾病要以预防为主，重要的是从搞好居室卫生，特别是床上用品卫生做起。蠕形螨离开人体后，在20℃左右的潮湿环境中可存活好几天，如果在阳光下它们会很快死亡；在洗衣液中螨虫也会很快死亡。所以被褥、枕头要勤洗勤晒。

人们在睡觉时，身体皮肤与床上用品直接接触，因而，床上卫生状况对人的健康有着重要影响。认识到这一点，就要搞好床上卫生，达到整洁美观、防病健身的目的。

怎样去掉痤疮留下的瘢痕

许多人为青春期留下的瘢痕苦恼，希望除掉它们。目前医院的皮肤科或美容科采用磨削术、化学脱皮术治疗，它们的效果究竟怎样？

皮肤磨削术是一种利用机械性磨损来治疗皮肤病的方法。皮肤磨削术并不是任何人都适宜的，其首选适应证包括痤疮、天花、水痘、带状疱疹、湿疹、外伤或手术后遗留的浅表瘢痕，以及虫蚀状皮肤萎缩；相对适应证则包括雀斑、咖啡斑、色素症、太田痣、面部毛细血管扩张、酒渣鼻、皮肤淀粉样变以及面部皱纹或口角放射纹等。不宜做皮肤磨削术的人有：血友病或出血异常者；乙型肝炎表面抗原阳性者；有严重或复发性单纯疱疹史者；患有活动性脓皮病者；有瘢痕体质或增生性瘢痕者；放射性皮炎或半年内曾接受过放射治疗的患者；烧伤瘢痕患者；有精神病症状及情绪不稳定者。磨削术有时也会出现并发症，术前应当有所了解，做好心理准备。手术后个别人可能会留下持久性红斑、色素沉着或因护理不当引起换肤部位感染、换肤部位结疤、疱疹等。

如果你是瘢痕体质，易感染，皮肤恢复能力较差，上述方法就属于绝对禁忌。所以在治疗之前首先要弄清楚你是不是瘢痕体质。

采用保守方法也可治疗痤疮瘢痕。用中药制成的面膜具有活血化瘀、软化瘢痕的功效。当然，面膜最好由有经验的医生帮助你选择。

面部划伤会留瘢痕吗

女孩子面部意外划伤且需要缝针时，最担心的是日后会不会留下瘢痕，如果留下瘢痕该怎么去掉？

面部划伤首先要看伤口的深度，如果破损未达真皮层则不会留下瘢痕，可能留有色素沉着，但会逐渐消退；反之，伤口越深瘢痕越明显。其次要看伤口方向如何，如果是横的，与皮肤纹理方向一致，伤口恢复会较好，将来不会留下明显瘢痕；如果伤口是竖的或斜的，瘢痕就会明显一些。若受伤时年龄尚小，即使暂时有瘢痕，也会随着年龄的增长而越来越浅。如果你是瘢痕体质，即使是极轻微的损伤，也可能形成较大瘢痕。

面部受伤的女孩子要注意的是别让伤口感染，洗脸时防止水流进伤处，遵医嘱按时换药、拆线。如果拆线以后瘢痕增生比较明显，就应及时去医院的皮肤科或美容外科诊治。

如何判断自己是否属于瘢痕体质

瘢痕体质，是指一个人的皮肤受伤之后，在伤口愈合处会长成瘢痕疙瘩。这种疙瘩起初为淡红色，逐渐突出皮肤表面并超出原来受损的范围，形成硬而有弹性的斑块。几个月后，斑块颜色变淡，表面光滑发亮、无毛发，可见扩张的毛细血管，并有发痒、刺痛或灼痛。

一个人是否属于瘢痕体质，目前尚无客观、科学的检测手段。但是，凭借一些特殊表现，有助于判断是否属于瘢痕体质。其一是年龄，即是否是青壮年；其二是肤色，是否较深，且皮肤分泌油脂很旺盛；其三要看瘢痕出现的位置，是否属前胸上中部、肩、上臂及耳区等；其四是瘢痕的起因，是否受伤轻微；其五是瘢痕的发展，是否异常急速，且伴奇痒难忍的症状；其六是瘢痕的表现，是否明显高出皮肤，呈结节状、蛋形或瘤样生长，或者形状虽扁平，却向四周皮肤以浸润状蔓延、边界欠清的方式生长。

如果具有上述表现，应十分注意瘢痕体质的可能，在进行治疗时对方法的选择应十分小心谨慎，特别不宜轻易施术，如手术治疗、激光治疗等，否则后果往往会事与愿违。

对瘢痕体质病人的瘢痕尚无确实有效的治疗手段。瘢痕体质可遗传，多数交叉遗传，也有同性遗传，但不传染。有瘢痕体质的人平时注意防止创伤、烧伤、烫伤、打耳孔和文眉（眼线）等，也不能接受美容手术，以免损伤真皮后出血形成瘢痕，特别是免疫功能差的部位，如胸前、背后等。

▶ 正确进行美容护理

坦然面对雀斑

雀斑与遗传有关，往往有家族史，多从幼年开始出现，青春期前后加重。雀斑表现为点状、圆形或卵圆形，一般直径在0.2厘米以下，比较小，且斑点互相不融合。

由于雀斑与遗传因素有关，所以治疗比较棘手，目前没有根治的方法。但雀斑发生的数目和颜色深浅与日晒有关。冬季减轻后，注意来年防晒，如用防晒霜、外出遮阳等，可以减轻症状。另外，雀斑在青春期达到高峰，以后随着年龄的增长，会逐渐减轻。患者也可以试用冷冻、激光、皮肤磨削术等治疗方法。但因为此类方法稍有不慎极易伤及真皮层而留下瘢痕，故宜慎用。使用上述方法治疗后，过一段时间雀斑又会长出来，只有个别人例外。

有些长有雀斑的女孩有很强的自卑感，其实这是不必要的。中国传统文化向来推崇人的精神美，认为精神美胜于形体美。庄子就说过："德有所长而形有所忘。"意即当一个人具有高尚的美德时，他的外形会被人们忽略，而他将以精神之美吸引人的注意。既然如此，长了一点儿雀斑又算什么呢？劝告那些有雀斑苦恼的女孩振作起来，只要你充满自信，主动和别人接近，多关心他人，大家会因为喜欢你而完全忽视你面部斑点的存在，甚至没有人把那小小雀斑当成你的缺点。

怎样治疗黄褐斑

黄褐斑皮损面积较大，往往融合为斑片，大小不定，多对称分布于颧颊、额、鼻周、眼眶周围，常见于成年女性，与遗传无关。黄褐斑妨碍美观，所以患有黄褐斑的病人都很苦恼。从中医整体观念来看，面部色素沉积往往是内脏疾病的反应。现代医学也发现黄褐斑与肝脏、胃肠等消化系统以及妇科疾病如附件炎、月经不调等密切相关。因此积极治疗原发病、调理脏腑在治疗中尤为重要。由于皮肤色素的改变是一个缓慢的过程，故无论是用药物治疗还是美容护肤，都不会很快见效，需要长期的治疗，所以治疗时要有耐心。

中医治疗黄褐斑需要辨证治疗，若皮损为灰黑色斑片，对称分布于鼻翼、前额，四周边界模糊，自边缘向中央逐渐加深，伴乏力气短及消化系统症状，属脾虚证，治宜健脾益气，可服用补中益气丸、香砂六君子丸。若皮损为褐色斑片，形状不规则，多以鼻为中心，对称分布于颜面，伴头晕耳鸣、五心烦热，属于肝肾阴虚证，治宜滋阴降火，可服用六味地黄丸、知柏地黄丸。如果皮损为浅褐色或深褐色，边缘不整齐，对称分布于眼周、颜面，伴肋胀胸痞、烦躁易怒、两乳胀满及妇科疾病，属于肝气郁结证，治宜疏肝解郁，用加味逍遥丸或柴胡舒肝丸，也可用消褐斑口服液。若用中药汤剂调理则因人而异，针对性更强。

针灸治疗多采用耳压法。取耳穴肝、肾、内分泌、神门、脾、枕、面颊穴，每天按揉3次，有补益肝肾、理气活血、养颜祛斑之功效。在背部沿督脉和膀胱经脉按摩、拔罐也有很好的疗效，但必须坚持3个月以上方能奏效。

西药治疗可口服维生素C，每次300毫克~1000毫克，每日3次。维生素C具有氧化还原作用，可使颜色较深的氧化型色素还原为色浅的还原型色素，抑制黑色素的形成。

目前治疗黄褐斑的方法还有激光、美容面膜等，医院的美容科和美容院可做。

患有黄褐斑的病人，在日常生活中自我护理非常重要。平时应避免日晒，保持心情舒畅。不要熬夜，尤其在晚上10点到夜里2点之间，是皮肤新陈代谢最旺盛、进行自我休整的一段时间，这段时间若未能入睡，会严重影响皮肤的状况，皮肤长期疲劳，得不到很好的休整，自然会出现问题。在饮食方面，应多食含维生素C丰富的新鲜蔬菜，以及山楂、橘子、鲜枣等水果；富含维生素E的食物，如卷心菜、菜花、白芝麻等，同样对皮肤有益。

患有多毛症如何脱毛

女性体表任何部位（包括唇上部、颈部、前胸、上腹部、四肢等）的汗毛密度增加、变长、变粗、变黑，超出正常界限，都叫作多毛症。

一、常见的多毛原因

1.多囊卵巢综合征。由于内分泌失调，卵巢雌激素形成障碍而使雄激素水平增高，这种病人常伴有月经稀少、闭经和不孕。此外，还有卵巢肿瘤，因肿瘤细胞分泌雄激素过高引起多毛。

2.遗传。这是最多见的原因，10%~50%的病人有家族史，10%~20%伴男性化体征。患者雄性激素水平偏高，常伴有青春痘、月经稀少或不来的症状。可以通过检测雄激素水平查出。

3.肾上腺皮质增生症。由于皮质细胞过多分泌雄激素而引起，常发生在青春期后。

4.垂体性肿瘤。可因肿瘤细胞分泌过多的促肾上腺皮质激素刺激肾上腺引起，但这种病较少见。

5.精神性因素。个别人在高度紧张、极度忧伤后体毛增多，发病机制尚不十分清楚。

6.服用药物。如某种产后抑乳的药物及某些口服避孕药、苯妥英钠等。

多毛症通常只是一种症状，而不是疾病，应找出原因，经治疗后方可改善。

二、脱毛方法

目前常用的脱毛方法有：

1.物理性脱毛。剃毛是最简便的脱毛方法，但经常剃毛不能达到永久脱毛的目的。如果是通过物理作用将毛发粘下，但是导致毛囊生长的毛乳头还存在，而且这样会对毛囊产生刺激，从而缩短毛发再生的周期，很快长出新的毛发，且比原有的更浓密，所以无法达到永久性脱毛的目的。

2.化学性脱毛。对于皮肤有一定的刺激作用，使用不当会灼伤皮肤，留下瘢痕。此外，由于它无法作用于皮肤深层的毛囊，因此以后还会长出毛发。

3.激光。激光治疗多毛症，是应用红宝石激光脱毛机完成，通过黑色素对此激光选择性吸收进行脱毛。由于此种激光的能量有15%～20%能穿透整个皮肤的真皮层，因此对于表皮及更深层的具有黑色素的毛囊都有选择性的热破坏作用，使毛囊变性、萎缩，达到永久的脱毛效果。腋毛、腿毛或是女性嘴角较显眼的汗毛，都适合激光除毛。但需要说明的是，激光只能对正在生长且看得见的毛发产生作用，而过一段时间下面的毛发还会再长出来。所以，除毛需要多次治疗，大概每3个月治疗1次。多次治疗方能达到永久脱毛。

嘴唇干裂脱皮怎么办

在北方寒冷干燥的季节里，常常会看到一些为嘴唇干裂、爆皮而苦恼的患者。唇部痛痒、表皮脱落令人痛苦不堪。

其实，唇部护理并不困难，每天花上一两分钟的时间，就能把双唇护理得周到、妥帖。

口唇干裂的女性最好能经常按摩嘴唇。按摩唇部的方法很简单，也无须特别花时间，只要每天早上及晚上临睡前，在搽润肤霜时，也搽一层在嘴唇上，然后用手指轻轻按摩，最后搽一层无色润唇膏，嘴唇立刻会变得光滑滋润。

如果有干裂，可以用蜂蜜抹在嘴唇上，每天早、中（午饭后）、晚（睡觉前）涂抹3次，几天后裂痕就可愈合。对于干裂严重的患者，选用五倍子适量，入锅炒黄，研成细末，用香油调成稀糊状涂患处，效果不错。轻者一次可愈，重者两三次即可痊愈。局部红肿反应严重者可用10%金银花溶液湿敷。

如有脱皮，千万不要用手或钳去撕扯翘起的皮肤，这样容易导致疼痛和流血，可用剪刀仔细剪去唇上翘起的薄皮。另外，舔嘴唇也不可取，这是因为唾液内含淀粉等物质，水分蒸发后淀粉就会吸收唇内的水分，使唇部干裂得更厉害。

日常膳食中增加些含维生素A的食物，如胡萝卜、红薯、韭菜、菠菜以及蛋类、猪肝等，能增强局部皮肤的抵抗力，防止裂口发生。还可以服用一些维生素B_2、维生素E以及复合维生素片等。

另外，在擦涂口红的人中有少数人出现嘴唇干裂、肿胀、发痒、表皮剥落、轻微疼痛等口唇过敏症状，这种症状称为口红病。由于口红中含有油脂、蜡脂、染料、香精等成分，再加上唾液的溶解，黏附在口唇黏膜上的有害物质、病菌就会乘机进入唇内，尤其是通过吃东西、喝水时直接进入体内导致疾病。口红病是可以预防的，平时尽量少涂口红，吃东西、睡觉以前应彻底清除口红。如果有发痒及异常感觉时，应立即停止使用口红。医生可以采用消炎、脱敏的药物治疗。中医认为口唇疾病与脾虚湿盛有关，可以服用二妙丸、除湿丸或参苓白术丸治疗。

如果你的嘴唇对唇膏过敏而经常发生起皮、痒痛，也可采用耳针治疗。找专业医生采用耳穴压豆治疗，用王不留行子贴压神门、枕、肺、脾、口、内分泌、肾上腺、过敏点等穴位，三天一换，可取得不错的效果。

除皱术是怎么回事

人到中年，常常为面颈部逐渐出现的皱纹而烦恼，最常见的是抬头纹、鱼尾纹、颈部皱纹等。传统的除皱方法是通过手术提紧皮肤及相应的组织，或利用胶原蛋白及非生物材料进行填充，手术相对复杂，而且损伤大，恢复过程较长。近年来，A型肉毒杆菌毒素局部注射除皱，带给我们一个全新的除皱理念。

肉毒杆菌毒素注入肌肉内，会使肌肉张力下降，说白了就是让肌肉瘫痪麻痹，如同我们见过的面瘫病人，但这种手术是让双侧同时瘫痪，而且用药物控制其程度，使之不完全失去功能，而皱纹也随之消失。此种手术可去除额纹（抬头纹）、眉间纹、鱼尾纹，而且操作简单，几乎无痛苦、无肿胀瘀血、见效快，被许多人所接受。

皮肤除皱术就是在皱纹的局部选择几个点，通过微量注射器，将适量的肉毒杆菌毒素分别注入每点的肌肉内，随后肌肉的活动减弱，24小时后肌肉停止运动，皱纹也随之而消失，4个月以后可重复注射，1年后每年可注射2次。值得注意的是，在注射后4小时之内，不要做局部按摩，以免药液扩散入眼内，造成眼肌麻痹，不要剧烈运动，不要躺卧或弯腰，应保持身体直立位。注射后1小时内，每15分钟可主动做肌肉运动（抬眉、皱眉等），有利于药液达到更好的效果。

肉毒杆菌毒素注射除皱与其他的操作治疗一样，也有禁忌证：重症肌无力患者，患有神经肌肉病者，过敏体质者，在一周内饮酒者（包括啤酒），两周内使用与肉毒杆菌毒素有相互作用的药物如氨基糖甙类抗生素（庆大霉素、卡那霉素、新霉素、链霉素）、青霉胺、奎宁、钙离子传导阻滞剂等（它们会提高肉毒杆菌毒素的毒性）的人群，妊娠和哺乳期妇女也不能用。

就像其他美容方法一样，除皱术也有不利的一面。首先，肉毒杆菌毒素除皱是以破坏或减弱人体某些正常生理功能为代价，从而达到除皱的目的。例如，抬头纹在注射后完全消除，但是从此就没有了抬眉功能，因为起抬眉作用的额肌此时已麻痹了。其次，此种方法除皱是暂时的，一般除皱作用时间为4个月左右，4个月后如果患者要求，还要反复注射，但如果长期反复注射，就有可能造成永久性的肌肉瘫痪。再者，用此法除额纹，会加重眉下垂，加重衰老外观，甚至造成眼睑松垂下坠，遮盖视野，故准备接受这种方法除皱者，应找专科医生确定是适应证后再行注射，以免造成不必要的并发症。

肉毒杆菌毒素属于剧毒药，使用不当有生命危险，因此选择时应慎重，建议去正规医院进行注射。